音乐治疗
临床应用及案例

滕 健 　　著

[奥] 沃尔夫冈·马斯特纳克

中国轻工业出版社

图书在版编目（CIP）数据

音乐治疗临床应用及案例/滕健，（奥）沃尔夫冈·马斯特
纳克著 .—北京：中国轻工业出版社，2024.6
ISBN 978-7-5184-4395-6

Ⅰ.①音…　Ⅱ.①滕…　②沃…　Ⅲ.①音乐疗法—研
究　Ⅳ.①R454.3

中国国家版本馆 CIP 数据核字（2023）第 049859 号

责任编辑：付　佳　　责任终审：张乃东　　封面设计：滕　健
版式设计：砚祥志远　　责任校对：吴大朋　　责任监印：张京华

出版发行：中国轻工业出版社（北京鲁谷东街 5 号，邮编：100040）
印　　刷：北京君升印刷有限公司
经　　销：各地新华书店
版　　次：2024 年 6 月第 1 版第 2 次印刷
开　　本：710×1000　1/16　印张：17
字　　数：260 千字
书　　号：ISBN 978-7-5184-4395-6　定价：48.00 元
邮购电话：010-85119873
发行电话：010-85119832　010-85119912
网　　址：http://www.chlip.com.cn
Email：club@ chlip.com.cn
版权所有　侵权必究
如发现图书残缺请与我社邮购联系调换
240985S2C102HBW

前　言

欢迎你翻阅《音乐治疗临床应用及案例》。

在世界许多国家，音乐治疗已经成为临床领域和公共卫生中重要且不可或缺的手段。在精神病学中，音乐治疗有助于缓解抑郁症状，并支持慢性精神分裂症患者区分创造力和幻觉，从而过上富有创造力且与社会兼容的生活。音乐的神经生理作用被广泛应用于神经康复，例如用于脑卒中等后天脑损伤患者，以加速和改善语言和运动技能的康复。在神经老年病学中，音乐治疗可以减轻阿尔茨海默病的症状，甚至有助于恢复患者的沟通能力和记忆力，同时提高生活质量，减轻照顾者的负担。

音乐治疗的应用领域非常广泛，还包括可能导致情感疲劳、焦虑和身份丧失以及工作能力严重下降的复杂综合征，音乐治疗可以帮助患有自闭症谱系障碍的儿童提高社交技能，而不破坏他们非常特殊的个性。此外，还能帮助患有注意力缺陷障碍或注意力缺陷多动障碍的儿童发挥他们经常被忽视的才能。在心理肿瘤学中帮助患者接受他们的病症并重新发现生命的意义。音乐治疗还可以帮助减轻怀孕期间的焦虑和压力，并支持胎儿的大脑发育。似乎音乐治疗是无限的，其前景也是无限的。

总体来说，音乐治疗已经成为一个需要跨学科合作和与尖端医学和系统公共卫生相兼容的领域。然而，这也给我们带来了三重挑战：第一，音乐治疗需要一个有科学依据的理论框架，而许多音乐治疗方法更像是合理的想法或主观意见；第二，理论的可靠性和适用性问题，这涉及真理论和认识论的问题，也涉及抽象的一般理论如何适用于真实个体的关键问题；第三，虽然科学理论对于音乐治疗至关重要且不可或缺，但实际的临床实践是与独特的个体相关联，因此深入分析案例和案例系列研究是音乐治疗的重要内容。

正因为这些挑战和音乐的巨大治疗潜力，我们决定编写此书，旨在协助读者更全面地理解音乐治疗，并根据理论机制不断改进其临床实践。我们也希望本书能为促进中国临床音乐治疗的科学研究提供有益的思路和启发。

● 音乐的治疗潜力

音乐治疗拥有悠久而多彩的历史背景。在中国，它与道教中的美学与和谐理念相呼应。而在西方，其根源可追溯至古希腊，这涵盖了音乐治疗的实践和理论。《圣经》中记载用音乐治愈受到"邪灵扰乱"导致忧郁症（即抑郁症）的扫罗国王。在伊斯兰世界中，在 1200 年前就已经实践并记录了音乐的治疗效果。

在西方，区分了音乐医学和音乐治疗之间的不同。音乐医学通常被理解为在没有进一步人为干预的情况下使用音乐，就像一种可发声药物，而音乐治疗则是需要音乐治疗师参与的干预活动。例如，仅通过听音乐来缓解透析期间的压力的研究属于音乐医学，而鼓励患者通过音乐表达、挖掘深藏的创伤则是音乐治疗的范畴。尽管如此，从跨学科的角度来看，这种区分看起来过于简单化，因此我们提出以下更为细致的分类方法，虽然其中有所交叉。

首先，是音乐的临床应用。在此领域，我们重点探讨的是音乐本身的治疗潜力。国际神经科学研究已证实，音乐能极大地促进神经可塑性，对于脑卒中后的神经康复或阿尔茨海默病等神经退行性疾病的音乐治疗有着至关重要的作用。这里，是音乐本身的天然属性发挥了治疗作用，而非治疗师的介入。基于自我管理的音乐聆听用以减少主观心理压力，也可能属于这一领域。

其次，是临床音乐治疗。在这里，需要有明确的音乐治疗环境、经过培训的音乐治疗师，以及明确的治疗模式和原则。例如，在中国的音乐心理肿瘤学运用中，当患者亲临现场聆听、演奏或进行创造性的艺术互动时，不仅能够使他们找回内心的平静，还能重新认识到生命的意义以及死亡和存在的神秘转化，以帮助患者克服疾病带来的负面影响。

第三，是综合艺术疗法及其与其他治疗的交互作用。这涉及如舞蹈、戏剧、美术、书法和电影等其他艺术媒介。例如，在音乐创作中结合了音乐和文字两种媒介。在结合治疗抑郁症和丧亲支持中，通过创作自己的诗歌、书法和情感丰富的歌唱，可以帮助人们走出个人的痛苦，并与去世的亲人建立新的联结。此外，音乐治疗还有助于促进精神分析疗法在以前拒绝交流、沉默不语的患者中的应用。需要注意的是，与药物的相互作用也需要加以考虑。因此，我们应该将治疗干预和内源性动力学视为一个整体系统，从而改善治疗结果并降低风险。

第四，是鼓励在临床实践中的跨学科合作。考虑到所有的治疗手段，如药物、物理治疗、心理咨询、社会工作和音乐治疗等，都会共同影响一个人的整体健康，因此，临床团队的交流与合作显得尤为重要。这也意味着，在临床 MDT（多学科协作）中，治疗计划、治疗效果和治疗评估都是不可或缺的环节。仅仅将音乐治疗视为一个附加治疗，并不符合真正的跨学科临床实践。

● 诊断和综合征

"音乐治疗有什么益处？"这个问题时常被大众和临床医生提及。答案并不简单，很多人对音乐治疗的实质存在误解，错误地认为音乐治疗就是与患者一起演奏音乐，或者过于简单地假设"音乐能带来欢乐，而欢乐具有治愈功能"。但实际上，音乐和人的内在互动并不简单。因此，我们需要基于医学、临床科学、公共卫生、人类学、美学、艺术本体论和研究理论等多学科的科学音乐治疗。

现代西方音乐治疗在 20 世纪 50 年代后期得到了显著的发展。1959 年，保罗·鲁道夫（Paul Nordoff）和克莱夫·罗宾斯（Clive Robbins）在桑菲尔德儿童之家与儿童合作，共同创立了被誉为世界上最早的音乐治疗模式之一的鲁道夫–罗宾斯音乐疗法（NRMT）。在同一时期，维也纳音乐与表演艺术学院也启动了第一个欧洲音乐治疗培训项目。那个时代，音乐治疗的益处得到了重新认知，特别在儿科和精神医学领域，它被用作为自闭症儿童提供支持以及为精神病患者提供安抚。随着时间的流逝，音乐治疗在这些领域的疗效得到了广泛的认同。

音乐治疗的应用领域不限于儿科和精神医学。捷克布拉格查尔斯大学的神经康复系以及莫斯科的医疗团队针对肺病学，特别是呼吸科中的哮喘患者，都已在音乐治疗领域中取得了显著成果。同时，慕尼黑和布拉迪斯拉发之间的合作研究表明，音乐治疗通过唱歌能够帮助缓解阿尔茨海默病患者的症状。德国波鸿鲁尔大学心脏病学系为心脏病患者提供的生理功能音乐应用也是此领域的另一个亮点。随着音乐治疗的科学研究不断推进，它在各种医学和临床学科中的治疗潜力正逐渐浮现。

医学史的演变使我们看到了疾病诊断标准的不断变化，如从忧郁症到抑郁症，从早期痴呆到精神分裂症，以及从"自闭性精神病"演变至"自闭症谱系障碍"。这些变革不仅反映了科学研究的进步，也指向了新的医疗条件和诊断的出现。例如，在冠状病毒大流行的背景下，我们还发现了由病毒和社交恐惧、假自闭症和分裂性人格障碍特征组成的新综合征。

除了诊断的变化和新疾病及综合征的出现外，我们还必须认识到，每个患者对疾病的表达、对疾病的个人体验和接受程度，以及对各种治疗的复杂反应都是不同的。这一现象极大地推动了所谓的个性化医疗发展。对于这种争议，我们需要重新审视认识论和科学哲学的观点，而不是将其对立。

• 评价和机制

临床音乐治疗的核心内容，除实际干预和应用之外，医学领域还强调两大标准：首先是对治疗效果的评估，其次是对潜在机制的科学解释。尽管二者在本质上有所不同，但它们在评估和实施中所用的手段和技术有很多相似之处，例如使用心理测试或生理关联数据。然而，当我们站在元理论的高度，特指科学哲学、认知论和研究方法论时，我们便面临一系列关键问题。这些问题在实际研究中经常被忽视，从而导致科学结果可能被误读，或者在现实与理论模型之间形成过于简化的对应关系，甚至直接导致研究结论的错误。简言之，我们主要面对的是"效果"这一概念究竟意味着什么，以及我们如何直接或间接地认识到这背后的机制。这些问题构成了一种双重挑战。

首先，我们深入讨论了效果评估的议题，尤其是关于被广泛接受的循证医学标准，如随机对照试验（RCT）。这种研究通常采用特定的定量数据来描述医疗状况，例如抑郁症状的强度和严重度。尽管这些研究遵循了严格的标准化流程，但仍存在一些隐患，可能会严重影响结果的准确性和可靠性。例如，我们知道在精神医学领域，抑郁症患者在标准化的抑郁评估量表与他们实际经历的抑郁症状之间可能存在显著差异，这可能导致该量表不再成为一个合适的评估工具；在数据收集过程中，可能会因为患者的自我评估的主观性或血中物质的分布不均而存在不精确之处；统计结果实际上仅仅是反映了特定的数值数据，而这些数据是否真实反映了患者的状态仍然是一个问题。因此，在考虑艺术治疗研究中数据与现实可能的大偏差时，我们建议对这些视角进行深入的反思，并认识到研究模型和结果只是揭示了某种趋势，更多的是一种"象征性的描述"。

同样地，在评估效应量时，我们必须认识到潜在的认识论假设，它们在很大程度上依赖于科学方法论命题，涉及建构主义、对应论、价值理论、元综合等理论立场。例如，为了研究音乐治疗如何影响压力，我们可以测量压力激素的动态变化、使用心理压力量表和利用功能磁共振成像技术来测量大脑中与压力相关区域的氧耗量。这些跨学科方法有助于解释音乐治疗对压力的作用，但在解释其底层机制时可能需要构建理论框架，如美学、和谐的本体论思想和音乐沉浸感。

然而，我们可能还没有直接的方法来完全揭示音乐治疗的潜在机制。因此，为确保研究结果的有效性，必须综合考虑所有相关的认识论转换和命题。我们要警惕过度依赖标准化研究设计可能带来的认识论陷阱，并在科学临床音乐治疗领域持批判性思维。

此外，需要强调的是，我们在第三章中介绍的方法并不全面，而是代表了可用于音乐治疗的最佳临床实践的相关示例。这些方法有助于揭示音乐治疗的动态和机制，但仍应被视为象征性的或与生理有关的，代表与健康和病理状态有关的实体。对于音乐治疗的评估，我们还使用了心理量表、家庭图谱、社会支持系统图等，这与标准化定量研究不同，但二者互为补充。特别是考虑到这些工具最初可能是为心理学和精神病学设计的，我们需要反思它们在音乐治疗中的适用性。

同时，我们关注生理相关性，例如心率变异性。我们建议使用神经科学方法，如 fMRI 和 fNIRS，来研究音乐治疗与大脑功能之间的关系。随着跨学科艺术治疗研究的新趋势，如表观遗传学和量子意识的出现，我们应时刻保持对此的关注。此外，在现代科技快速发展的背景下，人工智能技术已开始在音乐治疗的评价和机制解释中扮演关键角色。通过深度学习算法，AI 可以分析大量的治疗前后患者的生理和心理数据，从而识别治疗效果与特定变量之间的复杂关联，这有助于揭示音乐如何影响大脑活动的深层机制。然而，AI 的应用也带来了新的挑战，比如算法的透明度、数据隐私保护和结果的可解释性等，这些都需要在音乐治疗的研究与实践中得到审慎考量。

基于上述心理生理数据等纳入临床研究，音乐治疗研究在进展中还遭遇了多方面的挑战和限制。首先，由于研究样本量经常偏小，这可能削弱了研究的可靠性和适用性。同时，研究的复杂性使得在实际场景中开展真正的随机对照试验变得困难，这可能对数据的精确性和可靠性造成质疑。其次，目前在音乐治疗领域尚缺乏统一的定义和标准，导致不同的研究中可能采用不同的音乐种类、治疗时间、治疗频率及方法，进而增加了对比和整合不同研究结果的难度。再者，文化和社会背景对音乐治疗的效果有明显的影响。由于在不同的文化和社会背景下，人们对音乐的感受和使用方式存在差异，这可能在音乐治疗中产生不同的结果。

最后，我们需要认识到，音乐治疗作为一种综合治疗策略，需要在研究中考虑多种因素，例如患者的心理和生理状态、音乐的类型和特点、治疗师的技能和经验等。虽然面临许多困难，但只要采用合适的研究方法和工具，并考虑文化和社会背景的影响，我们仍有机会得到全面且可靠的研究成果，从而推动音乐治疗领域的持续发展。

● 音乐治疗的临床干预与机制

实际的音乐干预方法在临床音乐治疗中占据核心地位。本书将探讨现代医学、临床和公共卫生实践中涉及的三个关键问题。

首先，如何选择或制订音乐治疗的干预措施？约半个世纪前的西方音乐治疗新时代伊始，几乎所有的方法都是基于个人实践中得来的主观直觉和想法。但随着科研和临床要求的逐渐严格，今天我们需要用元综合和效果规模评估等科学手段来为所采用的音乐治疗方法提供有力的支持。

其次，为何音乐治疗手段能产生治疗效果？这个问题涉及医学研究通常所说的潜在机制。例如，深度心理学研究如何帮助我们理解音乐治疗在成功处理创伤背后的作用？又或是神经科学和认知心理学如何揭示音乐治疗如何助力脑瘫儿童的语言习得，或获得性脑损伤后的语言恢复？这些研究对于临床实践具有不可或缺的重要性。

最后，音乐治疗在与健康相关的复杂治疗和社会文化系统中是如何运作的？尽管临床音乐治疗通常在医院中进行，但其影响远远超出治疗室，它可能涉及患者的生活经历、如何应对童年阴影，或是如何在压力重重的婚姻中寻找出路，又或是如何在社交生活中寻找精神寄托等。人并不是简单地由各种部分组合而成，而是一个高度复杂、不断互动的系统。

音乐治疗作为一个综合性领域，包括多种复杂的流派和体系。在本书中，我们不打算从纯科学或认识论的角度深入探讨这些分类，而是着眼于它们在临床中的实际适用性和效果，尤其是在"音乐治疗临床干预方法和机制"这一章节中。一方面侧重于内在过程和平衡，另一方面侧重于探索和互动——介绍具有可观疗效的音乐治疗实践技术和方法。

音乐即兴创作，无论是器乐还是声乐，都是许多音乐治疗实践的核心。其实际的治疗功能和过程关乎治疗性的自我表达、情感的流动性、自我治疗的创造性方法等。渐进式音乐放松和导向性音乐想象技术对身体压力的减轻和心身平衡有着显著效果。积极心理学和资源导向的精神病学原则在音乐治疗中也得到了实践和应用。

而且，我们还连接了"纯"音乐治疗与综合艺术方法，如音乐芳香疗法以及多式联运表达疗法。沙盘疗法、音乐绘画和音乐舞蹈即兴创作等艺术交叉方法也在这个范畴内得到了探讨。这样的整体模式与中国文化传统对艺术的综合理解相契合。

在此基础上，本书作者滕健开发的音乐治疗人工智能的应用有望提升临床干预效率，成为音乐治疗师在诊疗过程中的有效助手。然而，在运用这些先进技术时，同样需要关注其对治疗实践的具体影响及伦理隐私问题。

总结而言，本书目标在于提升读者对音乐治疗的理解，这种治疗不仅满足医学的标准，还具备文化意识和创新精神，且在临床上有着显著的效益。我们期望开辟新的视角，并结合综合方法和科学实证的评估来推动音乐治疗的发展。

● 临床案例

我们深知定量医学研究、RCT 及系统评价在科学研究中所占的重要位置。然而，个案研究亦有其独特和重要的价值，它能为我们提供独特的洞见和启示，这也是本书重点关注的方向。我们希望通过案例研究，呈现真实的临床音乐治疗实践，同时激发读者对音乐治疗的跨学科思考以及对其未来发展的探索。

本书由国际音乐治疗专家、上海市第十人民医院音乐治疗顾问沃尔夫冈·马斯特纳克教授与上海市第十人民医院音乐治疗师滕健共同撰写。其中，沃尔夫冈·马斯特纳克教授重点讨论了宏观音乐治疗及其机制，而滕健则专注于临床音乐治疗的实践、技术方法和案例撰写，同时负责相关的翻译工作。

我们衷心感谢所有为本书的完成提供支持的人员与单位。特别要向上海市第十人民医院的领导和同事表示深深的谢意，他们的支持与协助为本书的出版提供了坚实的基础。我们还要感谢参与案例研究的患者、来访者及其家属，为了确保隐私和保密性，所有案例都经过了重新编排和去标识处理，但它们均基于真实的经验。正是这些患者和家属的信任与支持，使我们得以深入地体会到音乐治疗所带来的真实影响。此外，来自不同领域的专业人士的建议和经验也为我们提供了指导和帮助。最后，我们对默默付出的编辑和出版团队表示深深的感激，是他们的专业和不懈的努力确保了这本书的顺利问世。

我们编写此书的初衷是为临床音乐治疗的从业者、学者和学生提供一个深入且有益的参考，旨在推进临床工作的进步和为患者的康复做出更大的贡献。我们真诚地希望本书能在音乐治疗的实践中产生积极影响，并获得广大读者的关注和认可，从而进一步推动临床音乐治疗领域的创新和发展。

目　　录

第一章　临床中的音乐和音乐治疗

第一节　临床中应用的音乐

在临床领域，音乐经常被使用，具有治疗性的音乐互动却不常见。在这些实践中，往往缺乏对基础理论或机制的深入讨论。因此，我们面临着双重挑战：认识论和审美。一方面，音乐的使用通常没有得到充分的证实；另一方面，对音乐过于简单化的归因，如"美丽""快乐""悲伤""激进""浪漫"，特别是从跨文化音乐学和美学的角度来看，这种归因不足以充分表征音乐本身。

此外，在哲学美学与经验美学的框架内，一个核心的问题浮现：我们在音乐中所察觉的特征，是音乐真正的内在属性，还是仅仅是我们的大脑在处理声音信息时的复杂反映？在本节中，我们试图阐明音乐在医院中的直接应用（这经常被称为"音乐医学"），与涉及患者和治疗师之间互动的"音乐治疗"之间的区别。

一、音乐的生理益处

音乐与人体系统之间有着深刻的联系，包括生理、心理以及尽管在医学和人类学领域通常不被接受却存在的属于精神方面的特性。这个问题将在音乐治疗中的 ISO 原则的段落中重新讨论。此外，这些联系背后的机制仍然存在疑问，今天从微生物学和跨学科量子场论等多学科角度进行讨论。简而言之：我们越来越多地发现音乐与人类之间的重要联系，而发现背后的原因是未来跨学科研究的巨大挑战。在这一小节中，我们试图给出重要的见解，特别是对于临床音乐治疗的重要性而言。

·神经可塑性

从广义上讲，"神经可塑性"是一个通用的概括性术语，指的是大脑在整个生命过程中以及对经验做出反应时修改、改变和适应结构及功能的能力。从神经生理学的角度来看，神经可塑性涉及中枢神经系统连接神经元（神经细胞）的能力，从而形成作为交互功能单位的神经网络。这包括所有的学习过程、个人成长、适应生活环境以及大脑在病理损伤后的恢复。

今天我们知道，神经可塑性机制在个体之间也表现出显著差异。越来越多的研究表明，控制皮质可塑性的规则和机制比以前认为的要多变，这也与个人的文化、艺术，尤其是音乐活动有很大关系。一般来说，神经可塑性还取决于所谓的关键时期、可塑性抑制剂、神经调节系统的功能、年龄、性别和感官体验（包括音乐体验）。这些知识对临床音乐治疗师和音乐治疗研究者如何处理广泛性的神经症和神经发育障碍具有重大影响。

Reybrouck、Vuust 和 Brattico（2018）描述了音乐如何触发大脑的可塑性变化。他们详细阐述了神经可塑性的概念，重点关注三个主题：音乐发展的个体发生规模、神经可塑性作为与节奏和声音互动的结果的现象，以及临床和治疗应用。

首先，区分两种描述尺度：更大的进化尺度（系统发育）和个体发展的尺度（个体发育）。从这个意义上说，听众不受静态处置机制的限制，但可以将它们视为能够适应具有挑战性环境的要求而自我调整的动态系统。其次，从结构和功能适应层面考虑神经可塑性变化，特别关注网络科学的最新发现。与休息相比，听音乐时大脑内侧区域的神经活动似乎变得更加同步，并且这些变化在诸如音乐家等具有长达数十年的音乐练习的个体中变得永久存在。因此，提出了一个问题，即音乐的临床和治疗应用可以作为增强正常人和受损人大脑功能的触发器。

在音乐和神经可塑性的背景下，我们必须区分两种不同的方法：（1）音乐的感官体验，特别是声音和节奏，以及声波中固有信息的神经表征的心理处理；（2）积极的音乐创作及其与功能性大脑动力学和神经可塑性的相互关系。关于第二种观点，哈佛大学音乐与神经影像实验室主任、德国研究员 Gottfried Schlaug（2015）指出，演奏乐器是一种强烈的、多感官和运动的体验，需要获得并维持一系列感觉和运动技能。他强调，反复练习将运动动作与特定的声音和视觉模式（如乐谱）联系起来，同时接收持续的多感官反馈，将加强听觉和运动区域之间的联系（例如弓状束），以及多模式整合区域："这个网络的可塑性可以解释与音乐训练相关的一些感觉运动和认知增强。此外，由于长期和激烈的干预，这一系统的可塑性表明，音乐创作活动（例如歌唱形式）有可能作为神经和发育障碍的干预手段。"

这一观点激发了音乐的临床应用及其增强神经可塑性的内在力量。基于他们对音乐和神经可塑性临床研究的比较研究，Chatterjee、Hegde 和 Thaut（2021）再次强调，音乐以及它对大脑的多模态激活，通过改变功能紊乱或受损网络而成为神经康复的有用模型，并形成一个专业术语——神经音乐治疗。神经音乐治疗的概念通常基于双重理论，即通过音乐增强神经可塑性，以及基于音乐的任务来影响特定症状，因此，作者的结论是，基于音乐的临床干预已成功地使用音乐任务和范例训练神经网络，并且已被解释为对感觉运动、语言、认知和情感功能具有跨模态影响的作用，使用基于音乐干预的多模态增益突出了音乐的大脑可塑性诱导功能。

总结音乐对神经可塑性和神经网络康复的积极影响，我们可以得出结论：音乐本身对神经可塑性具有真正的正面作用，可以在没有特定音乐治疗干预的情况下实现。尽管如此，结合音乐介导的神经可塑性和音乐治疗相互作用也是可能的，并且可能会增强治疗效果。在关于音乐治疗适应证的章节中，我们回到这个话题，并简要介绍捷克共和国布拉格查尔斯大学附属神经康复医院的音乐治疗工作（由 Marketa Gerlichová 指导的神经康复音乐治疗和音乐医学临床中心）。

·奖赏系统

许多关于音乐治疗效果的研究是根据患者的"喜欢"和"不喜欢"来选择应用音乐的。然而，从跨学科音乐治疗的角度来看，这并非是选择并使用音乐的主要做法。然而，个人偏爱的音乐具有一定的疗效——这种审美欣赏与所谓的奖励系统密切相关。

从广义上讲，大脑的奖赏系统由一组结构组成，每当我们体验到一些有益的事情时，这些结构就会被激活，例如喜欢的音乐、美味的食物、愉悦的性经历，甚至是使用成瘾性药物。尽管这些经历非常不同，但它们的潜在机制是重叠的，并且主要位于大脑的多巴胺（DA）主要通路上。大脑中最重要的奖赏通路是中脑边缘多巴胺通路，其中多巴胺在中脑腹侧被盖区（简称VTA）中被激活。然后将这种神经递质投射到一个称为伏隔核（NA）的区域，该区域位于腹侧纹状体中，与动机和奖励密切相关。此外，它是涉及杏仁核和海马体的复杂回路的一部分。伏隔核的激活导致该区域的多巴胺水平升高。中脑边缘多巴胺通路的激活告诉我们重复刚刚发生的事情可以感受有益的感觉。Laura Ferreri 等（2019）从临床角度提供了见解，同时提出了相关研究的可能性。

> 了解大脑如何将结构化的声音序列（例如音乐）转化为愉快和有益的体验是一个有趣的问题……然而，缺乏直接证据表明，多巴胺功能与我们从音乐中体验到的愉悦有因果关系。我们通过受试者的双盲药理学设计解决了这个问题，在该设计中，我们直接操纵多巴胺能突触的可用性，而健康的参与者则从事音乐聆听。我们在三个不同的疗程中给每位参与者口服多巴胺前体（左旋多巴）、多巴胺拮抗剂（利培酮）和安慰剂（乳糖）。我们证明左旋多巴和利培酮在衡量音乐乐趣和动机方面产生了相反的效果：与安慰剂相比，多巴胺前体左旋多巴增加了享乐体验和与音乐相关的动机反应，而利培酮导致二者均降低。这项研究显示了多巴胺在音乐愉悦中的因果作用，并表明多巴胺能传递可能发挥与迄今为止在情感处理中所假设的不同或附加的作用，特别是在抽象认知活动中。

根据这些结果，希腊的一项研究（Mavridis，2015）特别关注伏隔核在音乐愉悦中的作用："伏隔核是人脑中最重要的愉悦中心……多巴胺这种神经递质在大脑奖赏系统中的基础作用，可以被称为其'王冠'"。研究表明，音乐的奖励价值可以通过伏隔核的活动水平来编码，其与听觉和额叶区域的功能连接随着音乐奖励的增加而增加。此外，介导奖励、自主和认知处理的大脑区域之间的功能连接，揭示了为什么音乐是最具奖励和愉悦性的人类体验之一。

神经心理学研究对理解临床音乐治疗具有重要影响，其阐明了奖赏系统和音乐愉悦之间的内在联系。加拿大麦吉尔大学蒙特利尔神经病学研究所的 Robert J. Zatorre 和 Valorie N. Salimpoor（2013）与我们书中关于临床音乐治疗的跨学科方法的主张一致，其中还涉及进化理论、文化人类学和认知神经科学。他们展望了从纯粹感知到音乐体验愉悦的方式。

> 自史前时代以来，音乐就存在于人类社会中，也许是因为它允许表达和调节情绪并唤起愉悦……首先，我们确定了一些负责编码和存储音调模式的听觉皮质回路，并讨论了听觉皮质和额叶皮质之间的环路对于保持工作记忆中的音乐信息和识别音乐模式中的结构规律很重要，这会导致预期。其次，我们回顾了有关中脑边缘纹状体系统及其参与其他领域的奖励、动机和快乐的证据。最近的数据表明，多巴胺能系统调节与音乐相关的愉悦感。具体来说，音乐的奖励价值可以通过伏隔核的活动水平进行编码，其与听觉和额叶区域的功能连接随着音乐奖励的增加而增加。我们认为，音乐的乐趣来自皮质回路之间的相互作用，这使得预测和期望能够从声音模式和负责奖励和评估的皮质下系统中产生。

回到我们最初关于将"喜欢"和"不喜欢"作为临床音乐治疗中选择音乐的标准的陈述，这些关于音乐和奖赏系统的认知神经心理学再次强调了情感和美学参数必须从个体和跨学科的角度来看。而且必须指出，关于音乐创作的研究，例如临床背景下的音乐即兴创作，及其与奖励制度的内在联系仍然没有得到充分体现，因此对于研究者来说也是一个挑战。此外，音乐愉悦在人类学上也是复杂的，涉及情感纽带和亲密感。这种体验与催产素密切相关，正如澳大利亚的一项研究所解释的那样，催产素也与音乐过程相互作用（Harvey，2020）。

> 音乐影响人类行为的许多方面，特别是在鼓励亲社会互动以及促进文化兼容方面，但不一定是与遗传相关的个体群体之间的信任与合作方面。音乐通过对边缘系统的影响，也是有益的，音乐可以促进学习和记忆的各个方面……鉴于最近对催产素的神经科学的研

究，考虑了音乐的特殊特征，一种同时具有外围和中枢作用的激素，在许多复杂的人类行为中发挥作用，并且其表达受到音乐相关活动的影响……催产素水平与个人性格特征有关，并且影响不同环境条件下的信任、同理心、互惠、群体一致性、焦虑和整体社会决策等行为。有人认为，催产素的许多生物学特征密切反映了音乐对人类认知和情感的不同影响，使音乐在整个人类进化史上扮演着重要角色，并有助于解释为什么音乐是一种特殊的亲社会人类资产。最后，建议将催产素和基于音乐的策略相结合，以改善整体健康并帮助治疗各种神经功能障碍，这可能具有潜在的协同作用。

· 默认模式网络

为什么我们会根据自己的个性行事，而不是计划每一个行动？在对一个问题进行了较长时间的无果的思考之后，突然产生的直觉又是什么原因呢？创造力在大脑中处于什么位置？尽管这些问题的性质非常不同，但它们与所谓的默认模式网络（简称 DMN）有着密切的联系，它是大脑中的一个神经系统，也是一个对临床音乐治疗非常重要的复杂结构。

某些神经精神综合征与默认模式网络的紊乱有关，例如在阿尔茨海默病（Lee 等，2020）和自闭症谱系障碍患者中，我们发现了某些连接断裂和较少分化的 DMN 子结构（Bathelt 等，2021）。音乐活动可能是治疗这两种疾病的合适工具。

默认模式网络，在解剖学上也称为内侧额顶网络（M-FPN）——是一个主要由前扣带回皮质、后扣带回皮质、前枕叶和角回组成的大规模大脑网络。从功能性神经心理学的角度来看，DMN 通常被描述为一个复杂的结构，当一个人不专注于外部世界且大脑处于清醒休息状态时，它是活跃的，例如就像在做白日梦和走神时一样。此外，特别是关于潜意识音乐的治疗效果，它可以被视为一个高效的信息处理单元。

默认模式网络的发现应该被视为一种漫长而复杂的过程，而不是单一研究的结果。考虑到 DMN 一直在工作，即使我们认为大脑处于休息状态，其实它也一直在忙碌工作。20 世纪 90 年代，研究人员开始注意到，与经历过被动休息相比，当个人执行注意力任务时，DMN 区域变得不那么活跃——这与正电子发射断层扫描（PET）密切相关。这种现象在今天的音乐冥想和音乐催眠中发挥着重要作用。M. E. Raichle 通常被认为是最终创造了"默认模式网络"一词的人（Raichle 等，2001），并在 2015 年对有关该主题的十年研究成果进行了回顾（Raichle，2015）。

大脑的默认模式网络由离散的、双边和对称的皮质区域组成，位于人类、非人类灵长类动物、猫和啮齿动物大脑的内侧和外侧顶叶、内侧前额叶以及内侧和外侧颞叶皮质中。它的发现是大脑成像研究的一个意外结果，该研究首先使用 PET 进行，其中将各种新颖的、需要注意力的和非自我参照的任务与闭眼或简单注视的安静休息进行比较。与这些放松的非任务状态期间的活动相比，默认模式网络始终减少其活动。默认模式网络的发现重新点燃了人们长期以来对大脑持续或内在活动重要性的兴趣。目前，对大脑内在活动的研究通常被称为静息状态研究，已经在人类大脑的健康和疾病研究中发挥了重要作用。大脑的默认模式网络在这项工作中起着核心作用。

在心理治疗领域，我们面临着看似有争议的方法，但它们最终是相辅相成的：一方面是认知分析和反思，另一方面是治疗性思维游走和直觉性自我发现。第二个领域与默认模式网络的活动密不可分，这些活动可以由音乐触发，正如 Liila Taruffi（2017）所强调的那样。尽管研究团队取得了重要的神经心理学成果，但从音乐学的角度来看，他们对悲伤音乐和快乐音乐的区分似乎过于简单化，就像我们也不能将差异心理学缩小到只有快乐和悲伤的人（Liila Taruffi 等，2017）。

音乐在人类文化中是一种普遍存在的现象，主要是因为它具有唤起和调节情绪的能力……在这里，我们使用抽样思维和功能磁共振成像（fMRI）来研究悲伤音乐和快乐音乐对情绪的影响、走神及其潜在的神经元机制。在三个实验中，我们发现，与快乐的音乐相比，悲伤的音乐与更强烈的走神以及默认模式网络节点的更大中心性有关……因此结果表明，当听悲伤音乐与快乐音乐时，人们会向内收回注意力，并进行自发的、自我参照的认知过程。重要的是，结果还强调 DMN 活动可以根据悲伤音乐和快乐音乐的特点进行调节。这些发现要求对音乐与思维之间的关系进行系统调查，这对音乐在教育和临床环境中的使用具有广泛的意义。

从心理治疗和精神病学的角度来看，处理创伤经历和不良情绪也具有高度相关性，将音乐治疗缩小到使用个人偏好或喜欢的音乐有些过于简单化。在临床环境中，音乐治疗可以帮助患者进入他们心灵中饱受折磨和感到痛苦的区域，同时通过基于音乐的干预来调节或克服这种问题。然而，这些过程也可能与 DMN 的活动 "齐头并进"（Koelsch 等，2022）。

许多人花费大量时间 "走神"。走神通常包括自发的、非故意的想法，这种想法的神经关联是默认模式网络。走神期间的想法可以有积极或消极的价值，但对积极或消极想法的神经相关性知之甚少。我们使用静息状态功能磁共振成像和音乐来唤起参与者的思想游走，听起来积极的音乐以更多的积极价值引发思想，而听起来消极的音乐以更多的消极价值引发思想。应用纯数据驱动分析方法，显示内侧眶额叶皮质（mOFC，腹内侧前额叶皮质的一部分）和后扣带沟（可能是后扣带皮质的 23c 区），DMN 的两个子区域，调节走神期间思想内容的效价。此外，在两个独立的实验中，我们观察到后扣带沟是一个与疼痛有关的区域，它与大脑假定的疼痛网络的核心区域显示出特异性的功能连接。我们的研究表明，两个 DMN 区域（mOFC 和后扣带沟）支持消极的自发、非有意识的思维形成，并且这些结构与假定的疼痛网络区域之间的相互作用形成了一种神经机制，通过这种机制，思想会变得痛苦。

如今，大量的神经科学研究证实了音乐在 DMN 活动中的重要作用，其中涉及明确的治疗功能及其潜在机制。这在神经学和精神病学方面具有重要意义，如对于创伤性脑损伤患者，Martínez-Molina 等人（2021）强调了音乐和相关大脑网络结构之间复杂的相互作用。

创伤性脑损伤（TBI）的特点是静息状态功能连接和网络功能障碍的复杂异常模式……我们发现 3 个月的神经音乐治疗干预增强了执行功能并增加中重度 TBI 患者的右侧额下回（IFG）灰质体积。扩展这项研究，我们使用 ROI-to-ROI 方法对静息状态 fMRI 数据进行纵向功能连接分析，评估额顶（FPN）、背侧注意（DAN）、默认模式网络（DMN）中的网络内和网络间功能连接和显著性网络，它们都与TBI后的认知障碍有关。结果表明，神经音乐疗法增加了FPN和DAN之间以及这些网络和初级感觉网络之间的耦合……执行功能的改善与FPN内以及DMN和感觉运动网络之间的功能连接相关……总之，这些结果表明，TBI后神经音乐治疗的康复效果受到内部和之间模式的支持——认知网络中的网络连接性变化以及与音乐处理相关的额叶和顶叶区域之间的连接性增加。

然而，音乐治疗与默认模式网络过程之间的相互联系并不限于精神和神经学适应证，还涵盖了广泛的范围，例如慢性疼痛（Usui等，2020）。在我们看来，音乐治疗研究还必须关注创造力与DMN之间的治疗关联（Marron等，2018），例如在音乐即兴创作治疗或支持性个体音乐创作治疗中的运用。

· 神经-心脏功能

《科学美国人》（Chew等，2021）发表了一项关于音乐与心脏研究的调查，该调查源于哈佛大学拉德克利夫高等研究所的音乐与心脏探索性多学科研讨会，与会者包括医生、神经科学家和音乐家，他们对音乐及其对人类生理学的影响有着特殊的兴趣——它直接进入了本节关于音乐和神经心脏功能的核心主题。

Michael Field教医学生通过听诊器、颤音、优雅音符和递减音来解读不同的心脏杂音，以描述心脏瓣膜突然关闭的独特声音，以及在心脏疾病中血液从渗漏的瓣膜中流出的独特声音。另外，在基于心律失常的心电图（ECG）痕迹的音乐中……音乐家兼数学家的Elaine Chew使用音乐符号来捕捉心脏电异常的标志性节奏。从现存的音乐片段中拼贴出与心跳相匹配的音乐，Brubeck的《土耳其蓝色回旋曲》提供了心室早搏的2：4：3的节奏呈现，而《华丽的探戈》重新混合后产生了心房颤动的不规则节奏。钢琴小练习曲，加上心脏病学专家Pier Lambiase的描述，为普通人提供了关于心脏电异常的介绍……音乐之所以能打动我们，有一部分原因是因为它利用了我们对心跳的原始直觉。在19世纪中期被机械节拍器取代之前，人类的心跳提供了音乐时间的标准测量单位。作曲家兼理论家 Franchinus Gaffurius 在其著作《实用音乐》中写道，音乐节拍的衡量标准应该是健康人的脉搏，并指出"发烧的人"的脉搏会增加或变得不平稳……音乐改变我们的心率、呼吸和血压，并改变我们的心率变异性，即心脏和心理健康的指标。神经科学家 Psyche Loui 及其同事将音乐引起的生理变化追溯到大脑网络中的一个中心节点，称为前岛叶，它与迷走神经紧密相连，负责对身体功能进行无意识调节。前岛叶与外部和内部体验的共情映射有关。它还与负责听觉（听觉皮质）和愉悦（多巴胺奖励系统）的大脑部分相连。这些听觉和奖励网络通路可能会促进大脑在听音乐时形成预测和期望的能力。系统性的满足和违背期望被认为是音乐中情感和意义的基础……音乐特征也与生理反应有关。在一项由医生 Luciano Bernardi 和 Peter Sleight 共同设计的研究中，声乐和管弦乐的响度增加会导致血管收缩，血压也会随着这些渐强增加而增加。这种无意识的生理反应被认为是音乐诱发情绪的起源……对于心脏病患者，基于音乐的干预也可以调节大脑血流量，减少术前焦虑和术后压力，改善手术效果，并降低皮质醇水平。研究发现，音乐干预可以显著影响冠心病患者的心率和血压。聆听轻松的音乐不仅可以降低心脏病患者的心率和呼吸，还可以降低其心肌耗氧量。

回顾人类和文化的演变，音乐和心往往是象征性地联系在一起的，例如在心碎的情况下，这种现象也体现在心碎综合征中（Amin 等，2020），这种病症具有独特的左心室形态特征——心尖气球状外观。它大多发生在严重的情绪或压力之后。然而这个病理问题是暂时的，大多数人会在 2 个月内康复。音乐、情感和心脏是如此紧密地相互关联，以至心脏病学也回顾了音乐治疗的丰富历史（Montinari 等，2018）。

与通常认为的相反，音乐治疗是一种古老的疗法，它的使用可以追溯到久远的时代。音乐一直被认为具有特殊的治愈能力，整个文明史都包含将音乐与身心治愈联系起来的方面。可能是从旧石器时代开始，人们就认为听音乐会影响人类的行为。在后来的几个世纪里，"音乐器官对应作用"的概念诞生并发展起来，不同的音乐类型可能会影响人的心血管、呼吸和神经内分泌系统。研究表明，音乐可以有力地唤起和调节情绪和心情，同时还能改变心脏活动、血压和呼吸……心跳和呼吸频率对刺激性音乐的反应比对镇静性音乐的反应要强。此外，音乐会在已知调节心脏功能的大脑结构（杏仁核、下丘脑、岛叶和眶额皮质）中产生活动变化。

关于大脑中的音乐处理系统和神经心脏系统之间的联系机制，Mastnak（2016）指出，心脏对音乐的反应不仅是心理情感过程的结果，还有超越意识和审美经验的皮质下的联系，因此在心脏学音乐治疗中，我们关注到皮质和皮质下，即意识和神经生理的过程。

本研究旨在阐明音乐与心率变化之间的功能联系，并确定心理-神经-心脏机制，以改善音乐在心脏病患者中的应用。研究结果强调了皮质（通常是心理）和皮质下（更多生理决定）过程之间独特的相互作用，对心脏音乐治疗具有决定性影响。在神经科学发现的基础上，构建了一种新的功能性听觉-心脏理论，强调：（1）声音数据处理模式沿着听觉途径不断发展，直到最高的新皮质复杂性和随后的重新融合，达到明确的心脏再反应；（2）重要的多功能信息整合区（如岛叶皮质）和次级专门模块构成了与音乐有关的心脏控制系统；（3）接收认知情感和生理信息的联想脑区（如杏仁核），反映了神经-心脏音乐治疗的双重心理特征；（4）Corti 器官（物理信息转化为神经信息）和听觉皮质（神经信息转化为心理信息）的定性声音转化。这些发现为音乐治疗应用提出了四个主要建议：（1）补充初级心血管预防；（2）在心脏病学指导下可能减少用药；（3）控制病理性心脏事件后的心理情绪问题；（4）在健康相关环境中增强自我效能感和自信心。并讨论了三种实用模式及其临床适应性：音乐治疗用于治疗原发性静息心率升高，用于治疗心脏问题，利用声音平衡治疗与心脏有关的人格失衡。

· 神经内分泌功能

音乐的复杂体验与多种大脑功能交织在一起，包括神经激素动力学。这些相互依存的关系产生了音乐-心理-神经内分泌学（Kreutz 等，2012），它研究了音乐活动（例如听、唱或跳）对内分泌系统的影响。特别是关注心理学功能，其基本假设是与音乐体验相关的心理过程会导致大脑和身体内分泌系统发生变化。

尽管如此，我们建议以一种系统的方式来理解音乐和神经内分泌学之间的联系，其中涉及心理和非心理机制。换句话说，神经激素动力学与音乐体验密不可分，一方面与音波的神经表征及其在脑干等区域的处理相关，另一方面还涉及音乐的皮质和皮质下神经化学系统的整体动态（Chanda 等，2013）。这也涉及音乐和新陈代谢之间的联系（Yamasaki 等，2012）。

> 音乐和医学的研究是一个快速发展的领域，在过去，主要集中在将音乐作为补充疗法。越来越多的研究集中在了解音乐影响背后的生理机制，以及关于音乐在调节代谢反应中的作用。研究已经确定了音乐在调节下丘脑−垂体−肾上腺轴、交感神经系统和免疫系统方面的作用，这些系统在调节新陈代谢和能量平衡方面具有关键作用。最近的研究结果表明，音乐在应激后的代谢恢复、胃肠蠕动的调节、癌症相关的胃肠道症状的缓解，以及在运动后恢复期间增加脂代谢和乳酸清除方面发挥作用。

回顾相关文献，音乐和神经内分泌和代谢系统的研究仍然不足，尽管进一步的研究可能会产生重要的结果和新的综合治疗方法，例如关于代谢综合征、神经内分泌紊乱或儿童 1 型糖尿病等常见问题（Bacus 等，2022）。

·免疫系统

哈佛大学医学院（2021）发布了如何加强免疫系统和抵御疾病的建议，强调健康的生活方式，包括定期锻炼和尽量减少压力。此外，Yoram Barak（2006）讨论了快乐对免疫系统的积极影响，如"愉快的情绪会诱发分泌性免疫球蛋白 A 的增加和唾液皮质醇的减少……与具有积极情感风格的人相比，以消极情绪风格为特征的人，其免疫反应能力较差，并且可能更容易患病"。上海交通大学医学院的一项研究（Zhang 等，2021）指出："在人类中，先天免疫和特异性免疫都会受到噪声的影响，不同曝露时间和强度的噪声会对免疫系统产生不同的影响。短期或低强度的噪声可以增强免疫功能，而长期或高强度的噪声则会抑制免疫功能",并解释说,"一些研究表明,音乐可以改善免疫功能,缓解噪声造成的不利影响"。

虽然关于音乐和免疫系统的发现出现较晚,但这种相互联系本身就属于人类本性和文化本身。Daisy Fancourt(2014)也发现唱歌可以提高抗炎细胞因子的水平,强调了音乐对免疫功能的影响,并进行了总结(Fancourt 等,2014)。

这是第一次试图系统地回顾关于音乐的心理神经免疫学的尝试。在过去22年发表的63项研究中,对音乐对神经递质、激素、细胞因子、淋巴细胞、生命体征和免疫球蛋白以及心理评估的一系列影响进行了分类。迄今为止的研究指出压力途径在将音乐与免疫反应联系起来方面起着关键作用。然而,我们注意到这项研究的几个挑战:(1)关于音乐实现其神经和免疫影响的可能机制的讨论非常少;(2)研究倾向于孤立地检查生物标志物,没有考虑到有关生物标志物与身体其他生理或代谢活动的相互作用,导致对音乐可能产生的影响的理解不明确;(3)术语的定义不够清楚,例如没有区分不同种类的压力,音乐被纳入广泛的活动,而没有确定哪些音乐参与方式是导致生物标志物变化的原因。鉴于此,我们提出了新的模型,为研究设计提供了一个音乐和压力相关变量的分类框架,并追踪其对身体影响的广泛途径。

考虑到流行病学发展,以及人类强大的自然免疫系统,因此进一步研究音乐和免疫力之间的相互关系显得格外重要。同时需要提高公众对不良免疫状况的认识,如压力、恐慌或无助的抑郁感。广义上讲,在这种情况下,我们需要讨论音乐与整个人类的身心系统的关系,包括心理健康和免疫力之间的相互依赖关系(Rebecchini,2021)。

二、心理音乐处理和内隐自我调节

人体系统配备了多种自卫和自愈机制。其中一些完全是生理性的,例如凝血,另一些则是以生理性为主但同时受心理因素影响的,例如免疫系统——这一事实也导致了心理免疫学或心理神经免疫学学科的出现。此外,其中一些机制是真正的心理生理机制,如试图避免或缓解疼痛。治愈自己的尝试甚至可能变得非常病态,例如大量饮酒以"缓解"抑郁状况(McHugh 等,2019),这些情况可能需要音乐治疗的支持。

除了这种病态尝试外，艺术为有效的自我帮助提供了巨大空间。例如，利用影视剧和视频社交媒体来提高生活质量，并以此应对与生活相关的心理压力（Mastnak，2022）。总体来说，该主题涉及人类学、艺术本体论、艺术心理学、精神病理学和治疗学等高度跨学科的领域。这也涉及自我调节的绘画或诗歌写作，既是为了个人的乐趣，也是为了应对不利的社会文化和心理情感状况。而且它还涉及音乐实践，如自我设计的基于音乐的放松形式，用以减少压力和防止倦怠综合征。这些做法通常与精神病学领域的自我调节技术非常相似，但没有外部支持。总体来说，这些"隐藏的"基于音乐的自我治疗方法在音乐治疗研究领域中的代表性不足，但非常值得得到科学认可。

从广义上讲，音乐已成为临床和自我调节情绪和心身平衡的重要手段。然而，在自我调节的情况下，音乐活动并不总是与幸福结果相一致。Stewart等（2019）提出："意图和结果之间的关系是由不同程度的自我意识和对听音乐时发生的情绪调节过程的洞察力所调节的"。在基于音乐的情绪调节方面，研究甚至强调了"不健康的音乐使用"的风险（Silverman，2020）。虽然以自我治疗为目的的音乐使用是音乐治疗研究的课题，但它显然不能满足一些西方音乐治疗界对音乐治疗的标准，即缺乏患者与治疗师之间的治疗关系和互动。

这种形式的"自我音乐治疗"与多种产生过程和因素相辅相成：（1）个人对舒缓音乐或音乐活动的治疗效果的直觉、经验和主观理论，如听令人着迷音乐或沉浸在即兴演奏中；（2）个人创造音乐治疗手段的能力，这些手段正是为个人的潜力和问题量身定制的。在这种自我音乐治疗的构建中，默认模式网络及行为研究中的无意识反馈循环似乎发挥着重要作用；（3）个体进行潜意识和有意识的音乐加工方式。

在哲学中，建构主义定义了一种观点，认为每个人都构建了自己对世界和自我的形象。关于音乐，"建构主义"一词广泛用于音乐教育领域（Shivery，2015）。此外，音乐和音乐效果在很大程度上取决于生理和心理的建构机制，特别是：（1）声波的物理信息质变为电化学模式，因此在某种意义上代表了音乐物理形状的神经"编码"；（2）从脑干中的神经生理学音乐处理到听觉皮质（这一区域通常被称为听觉通路）（Milenkovic等，2020）；（3）在听觉皮质的大量参与下，音乐的神经形态转化为听觉感知的心理现象（仍然是个谜）；（4）高度个体化的音乐体验、音乐识别、审美意识等的皮质处理。广义而言，音乐不仅不会"直接"进入大脑，它实际上是由心理神经系统产生的，这与音乐治疗理论具有高度相关性。个体的音乐处理在为有益的自我治疗和自我调节方面起着关键作用。

三、音乐治疗中的 ISO 原则

关于音乐的各种本体论，音乐与人类特征之间存在着深刻的联系，这也成为音乐治疗的一个论据，并激励我们研究类比关系和相互依存关系。这一观点涉及中国传统哲学中的和谐思想。同样地，这一观点也出现在西方——柏拉图在其著作《蒂迈欧篇》（*Timaeus*）中也进行了阐述。

> 音乐，只要它使用可听见的声音，就是为了和谐。和谐，类似于我们内心的灵魂旋转的动态，是缪斯赐给那些明智的人的，不是像现在所认为的那样，作为非理性快乐的辅助手段，而是作为灵魂内部革命的辅助手段，当它失去和谐时，帮助它恢复正常和与自身相协调。

柏拉图并不是第一个强调音乐具有治疗功能的人。毕达哥拉斯也认为音乐是一种治疗手段，能够大大促进个人的健康（Albrecht，1963）。

音乐与人类之间存在深刻而神秘的相似性，音乐有其固有的治疗潜力，因此存在一定的同构性或 ISO 原则。ISO 原则起源于 1948 年，作为情绪管理的干预概念和方法。"ISO 原则"是由 Ira M. Altshuler 首次提出，是他在密歇根州的埃洛伊斯医院对需要精神治疗的患者发展起来的原则概念。美国心理学家 George A. Kelly 在他 1955 年发表的文章中也提出了这个原则。从那时起，ISO 原则的使用扩展到音乐治疗的各个领域。此外，ISO 原则在 Rolando Benenzon（1992）的音乐治疗概念中也起着至关重要的作用。

Heiderscheit 和 Madson（2015）将 ISO 原则的使用描述为情绪管理的一种手段。总而言之，他们对 ISO 原则的理解是指无论患者在那一刻处于什么情况，都要与其当下进行连接并共同体验。如果一个音乐治疗师正在为一个处于抑郁状态的临终关怀患者工作，在他们看来，用一首响亮欢快的歌曲开始治疗是不合适、无效且可能有害的。音乐治疗师应该从一些缓慢、安静和沉思的音乐开始，并在治疗过程中逐渐增加一些更快乐的音乐。此外，他们还展示了一名 57 岁抑郁症患者根据 ISO 原则听音乐后的治疗进展。他们开发了一个治疗性的播放列表，其中包括患者自己收藏的音乐，还有由音乐治疗师和患者合创的音乐。

Starcke Katrin 等人（2021）建议，患有情感障碍的人可以根据 ISO 原则从听音乐中获益。ISO 原则是先听符合患者当前心情的音乐（哪怕是悲伤的音乐），然后逐渐转为代表期望心情的音乐。这可以被描述为"插入－选择－优化"的过程。虽然人们通常会在日常生活中避免悲伤，但悲伤的音乐（以及其他形式的艺术）在审美语境中是可能令人愉快的。Eerola Tuomas 等人（2015）的一篇综述总结了悲伤音乐引发愉悦和奖赏的潜在机制，当悲伤音乐被认为没有威胁性、具有审美愉悦以及引发情绪调节等心理有利机制时，它可能是令人愉快的。因此，悲伤的音乐被认为能够通过审美愉悦和可能由对过去事件的反思来纠正负面情绪状态，从而引发情感上的共鸣。在治疗过程中，音乐的顺序应该帮助患者整合内在和外在的体验，并转向更积极的视角和体验。

今天，ISO 原则可以作为人们在日常生活中使用音乐来调节情绪和感受的一种方法。考虑到 ISO 原则的不同概念，我们强调以下观点：（1）ISO 是音乐和人类之间的本体论联系，这也涉及普遍和谐的概念，反映心身的平衡健康；（2）ISO 是个人对自己与音乐的认同，包括聆听、演奏或音乐想象；（3）ISO 是个人在音乐中心理状态和特征的合理的音乐象征。

四、医院里的音乐

医院开展的音乐活动，有时与传统的音乐治疗活动截然不同。此时的音乐不是主要用来影响疾病或病理过程，而是促进医院的人文建设，为医护人员和患者带来欢乐、审美体验和基于艺术的幸福感。提供干预的不是音乐治疗师，而是音乐家，其效果被认为是具有积极作用的。直到今天，法国医院对于音乐运用依然活跃而成功（Bouteloup，2010）。近些年，这在我国的医院或医疗机构也很常见。同时，专业音乐家在医院的演奏已经成为一种多样化而有益的艺术形式，如爱尔兰室内乐团的实践（Moss 等，2007）。

从 2005 年到 2006 年，一个专业管弦乐队（爱尔兰室内乐团）在一所大学附属医院演出，目的是为无法进入传统音乐会场所的患者带来现场表演，并提高患者和工作人员的生活质量。他们进行了一项独立的同步评估，以评估现场音乐对患者的益处。患者和工作人员都表示，医院的现场音乐提高了医院审美环境质量，听现场音乐有助于人们放松，感觉更快乐、更积极。候诊区的现场音乐使患者对医院的看法也产生了积极影响。音乐具有强烈的情感影响，在医院编排音乐时需要仔细考虑患者的个人喜好和经历。在医院听现场音乐有其积极意义，负面影响很少。

英国温切斯特大学的一项重要研究（Tapson 等，2018）总结了相关好处：（1）参与并为疗养院的居民提供音乐干预可以提升积极的社交体验以及创造性的参与、乐趣和成就感。（2）音乐家可以在照顾老年人的福祉方面发挥重要作用。（3）定期的音乐创作可以改善疗养院居民和员工的工作和生活环境。（4）音乐干预可以在唤醒认同感和赋权感方面发挥关键作用。（5）在音乐家和护理团队的共同努力下，为养老院群体提供便利。

医院里的音乐和社区音乐治疗的某些领域是重叠的。因此，如何区分音乐治疗，特别是临床音乐治疗和社区音乐治疗是一个问题。O´Grady 和 Mcferran（2007）试图阐明这个问题。

在社区环境中以参与者为中心的音乐治疗的方法更符合社区音乐治疗的概念，而不是改变社区的音乐治疗。Stige 承认后者的概念"在更激进的程度上偏离了传统的现代治疗概念，其目标和干预措施直接与社区相关"，而不是与参与者相关。我们相信，这种更激进的形式将被澳大利亚的音乐治疗师所接受，比之前叙述的以参与者为中心的方法要晚很多。到那时，音乐治疗学科可能不再受"治疗"标签的束缚。例如，Stige 建议（2002）可以将该学科重命名为"健康音乐学"，当音乐治疗师准备好承担如此截然不同的工作时，他们可能已经接受了它们。如果是这种情况，该学科将不再有兴趣将自己与其他与健康相关的音乐实践区分开来。然而，在当前的音乐治疗环境中，这种更激进的形式在澳大利亚社区环境中更多的是一种想法，而不是现实。

这种定义和区分学科的尝试似乎有点模糊，特别是定义如何以及在何种程度上进行区分，这涉及音乐和健康的广泛领域。本书中，我们不会过度使用定义，而是从跨学科的角度关注音乐应用的形式，即方法、广泛的效果以及潜在机制。在医院音乐这个极其丰富和多面的领域，我们面临着创新活动、临床音乐实践以及相关的跨学科研究。总体来说，医院里的音乐似乎有蓬勃发展的前景，我们希望看到有更多相关研究，以便更好地了解它的好处。

第二节　临床中应用音乐治疗

本章第一节主要关注音乐本身的治疗因素，而在第二节中，则主要将焦点放在嵌入了互动治疗方法的音乐中。

前面关于音乐的真正治疗影响的内容通常与医学和跨学科研究有关，例如涉及神经科学、内分泌学或表观遗传学，而本节则涉及明确的理论框架和思想流派，并会介绍一个特定的理论模型，该模型在许多情况下源自经典心理学理论，例如精神分析。精神分析通常强调负责干预的音乐治疗师的重要性，这涉及治疗师和患者之间的互动以及治疗关系。多年前，音乐和舞蹈治疗领域的重要人物卡尔·霍曼（Karl Hörmann）就统计了数百种不同的音乐治疗模式，因此我们不能在本书中阐述全面的调查，而是聚焦于阐明一些典型的音乐治疗模式。

一、完全以音乐为基础的音乐治疗

从广义上讲，西方新时代的音乐治疗模式要么来自以前的心理学和心理治疗理论，如精神分析或行为治疗；要么基于新的理论框架，侧重于假设音乐的治疗潜力或治疗动力。然而，非西方的治疗音乐实践，有些是基于传统的经验主义，也包括非西方医学体系和流派，如中医或印度传统医学。

维也纳的音乐治疗有着悠久的传统，如 Bruno Goergen 的开创性工作，他在 19 世纪 20 年代将音乐引入精神病院（Korenjak，2018）。1959 年，欧洲第一个音乐治疗培训项目在维也纳音乐与表演艺术大学启动，重要的是将维也纳的音乐传统和心理治疗相结合（Mössler，2009）。此外，瑞典学派的 Aleks Pontvik（Schwabe，1967）为音乐治疗教育提供了理论背景。从 1970 年到 1992 年，Alfred Schmölz 领导了音乐治疗的学术课程，并与国际领先的医学专家如 Erwin Ringel 和 Andreas Rett 密切合作，改变了理论和实践背景。音乐治疗的实践领域主要包括心身疾病学、儿科和精神病学，而音乐治疗的特点从接受性方法转向主动性方法，包括"音乐伙伴游戏"的发展，强调治疗关系，以及促进以音乐治疗为导向的内省培训。

现代西方心理学通常被认为是始于 20 世纪初，尤其涉及精神分析和行为心理学之间的对立。然而，我们也可以追溯到更早的根源，比如皮埃尔·让内（Pierre Janet）的理论和临床实践中的深度心理学概念，他也参与了心理学和超心理学之间的分歧讨论（Evrard 等，2018）。西方心理学的这两个早期重要学派和趋势也反映在受心理学影响的音乐治疗的两个重要领域，即行为音乐治疗和深度心理学形式的音乐治疗。

毫无疑问，Clifford K. Madsen 是行为音乐治疗重要的先驱之一。从今天的角度来看（Nápoles 等，2020），我们必须特别强调他在音乐治疗和音乐教育方面的双重贡献，这再次成为一个重要的交叉点。此外，他的理念不仅是行为心理学和治疗的单纯音乐应用，还涉及哲学和科学理论的观点（Madsen，1968）。

行为音乐治疗的方法基于音乐治疗的定义特征，即科学地应用音乐来完成治疗目的，无论是行为的、发展性的或医学性质的。它是使用音乐和治疗师的自身来影响行为的变化。音乐治疗的行为方法依赖于学习原则，并专注于基于环境控制行为的评估和矫正计划。通过明确安排基于强化原则的反应的后果，行为得到了矫正。音乐治疗作为一种行为操纵的方法，被自动视为属于应用科学的范畴，也属于应用医学研究中的音乐干预效果。有时这种方法被称为"应用行为分析"，通常被称为音乐认知/行为矫正。无论如何，有关这种方法的研究性质是其显著特征。虽然"研究"这个词经常与许多方法相关联，但在行为学的背景下，这个词被用来表示那些可以公开验证和复制的经验性发现。这种方法的理论基础与其他科学方法是一致的，并且是简明扼要的，但又是非常深远的。音乐可以作为提示，作为时间和身体运动的构成，作为注意力的焦点，作为奖励。虽然原则很少，但行为模型的有效应用极其复杂，需要大量培训才能进行有效干预。行为音乐治疗师需要对行为原理有深刻的理解，有分析、批评和选择替代方案的能力，需要在设计程序方面有广泛的创造性。这种方法涉及创造、选择和即兴创作音乐，以满足处理塑造每个患者或客户行为的具体需要。

随着认知行为治疗（CBT）不断取代行为心理疗法，在所谓的认知革命（Greenwood，1999）之后，今天我们大多在使用认知行为音乐治疗，如基于认知行为治疗的音乐干预治疗焦虑和抑郁（Trimmer 等，2016）或综合音乐认知行为治疗治疗睡眠障碍等（Mastnak，2022）。

回到现代西方心理学的另一个早期领域，即深度心理学和精神分析，以及相关的音乐治疗模式和流派。其中重要的是涉及患者和治疗师之间的关系，以及基于不同的心理学理论的具体框架。

希尔德玛丽·施特赖希（Hildemarie Streich）是一位深度心理学音乐治疗的先驱。她基于荣格的心理学和思想，围绕在梦境中使用音乐，开发了一种音乐治疗模式（Streich，2000）。

在最近的梦境研究和梦境解释领域，她对与音乐有关的梦境的收集和分析，在心理治疗方面有了相当大的新突破。到目前为止，她的研究对象已被证明具有深远的心理学和音乐治疗学意义，值得在实际心理治疗领域和音乐治疗的基础研究中深入探讨。文中给出的例子来自她收集的 800 多个与音乐有关的梦。音乐经常作为一种心理治疗剂出现在梦中。因此，每当音乐被用于实现和谐、平衡、刺激或平静的效果时，人的潜意识就会与音乐治疗体验相关联。因此，这成为一个一流的沟通手段，通过激活自我修复的能量和启动内在发展的新阶段，帮助治疗各种不同的心理障碍。

同样，德国音乐治疗师 Christoph Schwabe 也涉及深度心理学思想，当然，他的方法也并非局限于深度心理学原理的简单音乐应用。他的方法主要涉及音乐的本质和音乐体验，以及出于自我调节为目的的特定音乐感知训练（Tsenova，1996）。

C. Schwabe 的调节性音乐疗法（RMT）可以帮助应对精神和身体过度紧张、导致睡眠和心血管系统的各种疾病、胃痛和肌痛、易怒和失衡焦虑等问题。RMT 是基于对特定感知形式的学习——对自己的个性、身体、功能、思想、情感的有效观察。通过这种方式，致病性的注意力被压制，行为发生变化，反映在一般幸福感和自我耐受性的变化上……RMT 不仅用于神经症治疗，它被成功地应用于预防医学，作为应对过度紧张的训练方法，并作为防止日常生活中情绪异化的手段。

今天，我们面临着众多基于或涉及深度心理学的音乐治疗模型。不得不提到其中的一个重要代表，即玛丽·普里斯特利（Mary Priestley）的分析音乐疗法（AMT）。

Kenneth Aigen 等（2021）解释说："分析音乐疗法"一词是指一种特定的实践模式，而不仅仅是指结合精神分析实践或理论的音乐疗法的任何应用。这是一个主要由英国音乐治疗师玛丽·普里斯特利开发的模型，一个与精神分析的一些基本方面一致的模型。玛丽·普里斯特利证明了在临床上有针对性地使用音乐对一个人的人格的最基本层面上产生变化的效力。她确立了音乐治疗作为一种主要的心理治疗形式的可行性，而不仅仅是作为语言心理治疗的辅助手段。尽管精神分析的某些方面，例如通过语言洞察一个人的情绪来源在这种方法中很重要，但音乐在其思想中发挥核心作用，因为她认为它对人类生命"与消化、呼吸或睡眠一样重要"。她对 AMT 的实践和培训从来都不是公式化的，她会陪伴她的客户、学生和学员进入内心世界，在那里，没有什么音乐是太奇怪的，没有什么部分是不值得探索的，也没有什么内心世界是太怪异、可怕或脆弱的。

在西方音乐治疗中，特别是 Helen Bonny 的音乐引导想象（GIM）得到了很大的推广和普及（McKinney 等，2017）："Bonny 的音乐引导想象（GIM）是一种以音乐为中心的方法，探索个人成长和转变的意识。在各种临床和非临床背景下的应用都有报道……有证据表明，Bonny 的 GIM 干预可能对改善心理和生理健康有效，可能对有医疗、心理健康和非临床需求的成年人有治疗意义。"然而，一些音乐治疗专家认为 GIM 是一种使用音乐的心理治疗形式，而不是真正的音乐治疗模式。

在心理学领域，人本主义心理学通常被称为"第三势力"，它也极大地影响了音乐治疗，如 Isabelle Frohne-Hagemann 的综合音乐疗法（1999）。第四个领域通常与家庭治疗相关，或者更广泛地与系统心理学以及系统医学有关。

总体来说，除了系统方法之外，还有很多创新的方法，例如神经认知（Cromwell 等，2011）和计算认知革命（Griffiths，2015），以及量子意识和相关的新型音乐治疗方法（Mastnak，2013）。

概括来说，我们在音乐治疗的道路上面临着某种分岔：一个是走创新之路，涉及新的跨学科研究；另一个是经典领域和传统做法，如鲁道夫-罗宾斯（Nordoff-Robbins）音乐疗法。关于鲁道夫-罗宾斯音乐疗法，Youngshin Kim（2004）提出了重要观点。

鲁道夫-罗宾斯音乐疗法是一种即兴作曲的个人和团体治疗方法，由保罗·鲁道夫（Paul Nordoff）和克莱夫·罗宾斯（Clive Robbins）在17年的团队合作中发展而来。鲁道夫和罗宾斯在1959年与桑菲尔德儿童之家的孩子们一起工作时开发了这种用于实际临床的方法。本文探讨了1959至1960年这一关键年，作为鲁道夫-罗宾斯音乐疗法早期发展的分水岭。作为背景，它还考察了：（1）鲁道夫作为杰出的美国钢琴家和作曲家如何成为一名音乐治疗师；（2）鲁道夫以前作为作曲家和钢琴家的音乐生涯如何影响他作为音乐治疗师的临床音乐能力；（3）作为英国特殊教育家的罗宾斯如何成为一名音乐治疗师；（4）他们的团队是如何形成的；（5）他们如何发展自己的方法。综上所述，鲁道夫-罗宾斯音乐疗法的早期发展得益于鲁道夫和罗宾斯相似的哲学背景、桑菲尔德儿童之家的支持环境、医学博士 Herbert Geuter 的指导，以及他们的勇气。自20世纪50年代以来，鲁道夫-罗宾斯音乐疗法的应用和实践经历了许多变化。然而，鲁道夫和罗宾斯在那个分水岭之年表现出的开拓精神在当代鲁道夫-罗宾斯音乐疗法从业者中的影响力仍然非常强烈。

本书着眼于西方音乐治疗的模式，并鼓励对中国特色音乐治疗的进一步研究，例如基于中国传统乐器古筝、二胡、古琴等的催眠疗法或正念等在中国音乐治疗中的应用（Mastnak 等，2021）。

二、音乐治疗的整体形式

上一节我们专注于音乐治疗的单一模式，即以音乐为基础的治疗模式，但不包括任何其他艺术媒介，如舞蹈、戏剧或书法。而本节则涉及音乐治疗的整体形式，也就是将音乐治疗与其他艺术形式融合在一起的治疗方法，这些艺术形式可以处于从属地位，也可以与音乐同等重要。这种整体形式的音乐治疗通常不仅仅是临床或公共卫生实践中各种艺术的补充，其背后的基本原理是完全不同的。

·多式联运表达疗法

在许多文化中，以艺术为基础的疗法涉及传统上更多的艺术，并将所有艺术理解为一个整体。这不得不提到多式联运表达疗法（intermodal expressive therapy），它与瑞士科学家、艺术家和治疗师 Paolo Knill 密不可分。他还是马萨诸塞州剑桥市莱斯利大学的教授，在那里他协助创建了表达性艺术治疗的研究生课程。和艺术治疗领域的其他人物一样，Knill 也有自然科学背景：他曾在苏黎世联邦理工学院研究空气动力学和结构力学。

多式联运表达疗法的重要根源可以追溯到 20 世纪 70 年代（Knill，1979），这种方法的艺术精神在《灵魂的吟游诗人》（*Minstrels of Soul*）中得到了深刻的体现。在哲学上，多式联运表达疗法植根于现象学，涉及系统理论、解构主义、解释学和人文主义心理学的观点。此外，Knill 提出了一种跨学科的艺术治疗方法，包括"本土治疗系统"的概念。其特点包括：（1）多式联运去中心化（intermodal decentering）方法，该方法引导来访者走出与其问题相联系的思维和行为的束缚，进入一个游戏性和艺术性的空间。从神经科学的角度来看，Knill 提出的来访者可以通过这样的艺术过程找到"可能性的解决方案"，这可能与本章第一节讨论的默认模式网络的活动相辅相成；（2）结晶理论（theory of crystallization），它基于现象学的前提，即在艺术治疗中，意义完全来自审美材料，治疗师和来访者通过这些材料相互联系；（3）"不可交流的第三世界"（incommunicable third）的概念，它指的是在治疗接触中突然出现或不可预见的新事物的时刻；（4）美学、审美经验和艺术本质在艺术治疗中的重要性，因此提出了"艺术治疗走向治疗性美学"的概念（Levine 等，2004）。在艺术治疗领域，我们经常会听到"表达性艺术治疗"这一术语，它可以被理解为多式联运表达疗法的同义词，尽管在其他上下文中可能存在差异。考虑到混淆的风险，Cathy A. Malchiodi 关于该疗法的历史、理论和实践的论述（2006）有助于大家区分不同的方法和趋势。

· 多元美学疗法

与多式联运表达疗法类似，多元美学疗法也是基于复杂的哲学、理论和方法论。然而其背后的理论、内容和方法各不相同。多式联运表达疗法有两个重要学术场所，一个在美国，另一个在瑞士，但多元美学疗法并没有。

"多元美学"（polyaesthetic）一词可以追溯到 Wolfgang Roscher（1976）和他的多元美学教育概念，该概念主张艺术和感官的整合（Roscher，1976），虽然它涉及艺术的隐性治疗因素，但并不是一个明确的艺术治疗模式（Schwarzbauer，2009）。

多元美学疗法首次在 20 世纪 90 年代初被提出（Mastnak，1994），作者强调了它在以艺术和运动为导向的教育和治疗，以及跨文化意识方面的复杂根源，这使得它与中国传统美学和健康思想的融合成为可能。多元美学疗法涉及哲学、神学、人类学，尤其是各种形式的存在主义和神秘主义思想，这也反映了疾病和健康、解体（也包括病理学意义上的解体）与本体完整之间的二元对立。从心理学角度看，多元美学疗法是基于一种新的人格理论，即"视角理论"。该理论是围绕所谓的"心身基础变量"构建的，在德语中为"Psychosomatische Grundvariablen"，简称 GV，它们被认为是独特的倾向性，例如对欲望、愤怒或意志的倾向。最初，它们被认为是不成形的，但只对非常独特的经验有影响，例如，审美愉悦的 GV 不能用于抽象领域的分析，如数学。这些基础变量的特征在某种意义上与道家"大音希声，大象无形"的哲学思想非常接近。

多元美学疗法明确基于以下五个基本方面：（1）在治疗中整合艺术和感官；（2）基于视角理论的人类学本体论和人格心理学；（3）艺术品质、文化正念和美的治愈力；（4）对价值的哲学批判，例如涉及病态和哲学虚无主义之间的区别，以及对治疗的意义和目标的批判性考量；（5）"与生命相关"的观点，主要涉及患者对自我的看法、生命的意义和存在的价值，如在心理肿瘤学、精神病学或姑息治疗中。多元美学疗法及其组成部分在西方艺术治疗领域取得了进展（Mastnak，2009），并正在从跨文化的角度重新思考，其中也包括中国的传统思想。

·奥尔夫音乐治疗

不仅多元美学疗法受到多元美学教育的启发，奥尔夫音乐治疗也受到奥尔夫教育的影响。德国作曲家卡尔·奥尔夫（Carl Orff）以创作歌剧而闻名，通常被称为奥尔夫教育的奠基人。事实上，奥尔夫教育的形成是团队合作的成果，在早期是与 Dorothee Günther 等人合作（Pruett，2003），后来由 Hermann Regner 等人进一步发展完善。

卡尔·奥尔夫先后有四任妻子，他的第二任妻子是格特鲁德·奥尔夫（Gertrud Orff），她被视为奥尔夫音乐疗法（Orff，1980、1989）的创始人。本书作者沃尔夫冈·马斯特纳克曾经作为一名年轻的治疗师，与格特鲁德·奥尔夫有过合作，特别关注其治疗的方法、原则和元理论观点。在接触与交流中，格特鲁德·奥尔夫解释了音乐在她的治疗方法中的关键作用，其中还涉及文字和语言的游戏，以及动作和肢体的表达。格特鲁德·奥尔夫最重要的学生（和同事）之一 Melanie Voigt（2003）总结如下：

> 奥尔夫音乐治疗是由格特鲁德·奥尔夫在德国社会儿科的特定临床环境中发展的，用于治疗发育迟缓和残疾的儿童……这个儿科领域是在第二次世界大战后由 Theodor Hellbrügge 在德国发展起来的，他通过与那些在机构中长大的儿童一起工作的经验研发了相应的诊断工具，使得在儿童很小的时候就能被诊断出发育迟缓和发育障碍。Hellbrügge 很快意识到仅靠药物无法满足那些发育问题非常复杂的儿童的需要。他将相关学科的专业人士纳入他的团队，除了儿科医生、心理学家、物理治疗师、职业治疗师、教育工作者、社会工作者和儿科护士之外，格特鲁德·奥尔夫被 Hellbrügge 邀请在奥尔夫教学法的基础上开发一种治疗形式。音乐治疗旨在支持有发育问题的儿童的情感发展。Hellbrügge 创造了"奥尔夫音乐治疗"这个名称，该治疗的互动基础是响应式互动。这种形式的互动结合了人本主义哲学和发展心理学的知识。治疗师愿意接受儿童的想法和主动性，并在这个层面上与儿童互动。治疗师行为的第二种形式是挑衅。当儿童的行动或互动出现困难时，有必要通过将新的想法和冲动带入治疗情境中来支持儿童时，治疗师就会使用挑衅。在慕尼黑儿童

中心接受奥尔夫音乐治疗的客户范围非常广泛，包括患有语言障碍、智力迟滞和身体残疾（如脑瘫）的儿童。在接受音乐治疗的客户中，也可以发现患有自闭症的儿童或有视力或听力障碍的儿童。社会情感发展方面的问题，如选择性缄默症、极端害羞或攻击性行为，也可以作为音乐治疗的适应证。

第三节　音乐治疗与其他治疗的互动

总体来说，本书关于临床中的音乐治疗提倡协调的跨学科治疗计划，不仅限于单一的干预措施。这个建议背后的基本原理基于跨学科的人类学和心理学。人是一个复杂的动态系统，因此对一个点的干预，例如对早期创伤的精神分析处理，很可能对另一个点产生影响，例如对大脑前额叶皮质中疼痛感知的调节（Ong 等，2019）。因此，我们提倡的临床音乐治疗干预和临床音乐治疗研究涉及整个相关科学方法，包括与其他治疗的相互作用。

一、其他艺术疗法

本章第二节阐述的是音乐治疗的整体形式，它将所有的艺术理解为一个多方面的、但并不分离的系统，而本节涉及的是不同艺术疗法的应用，作为复杂治疗计划的不同组成部分。尽管如此，也有一些重叠领域，例如 Eva Kristl（2022）的研究，探讨了背景音乐如何影响与精神病患者一起进行绘画等艺术治疗过程。

本节涉及的是音乐治疗和其他艺术疗法之间的相互作用。以中国书法疗法为例，它可能对精神病患者有多种益处（Chu 等，2018），特别是焦虑症状、抑郁症状、认知功能、精神分裂症症状的精神病理表现和精神分裂症的阴性症状。鉴于音乐治疗也可能产生相似的疗效，二者结合引发了互补疗法的问题，即书法和音乐是否以不同的方式促进疗效或发挥潜在的协同作用，这意味着两种艺术治疗形式的应用不仅产生"双倍"效果，而且超过了单一部分的效果之和。

举例说明，Olga Khvostova 和 Marc Willmann（2018）展示了舞蹈疗法和表达性运动疗法如何帮助厌食症患者重新调整自己的身体，克服病态的自我形象并获得适当的身体意识。在音乐治疗领域，以听音乐为基础的方法对厌食症患者（Krishna Priya 等，2021）显示出积极影响，例如新出现的情绪和多方面的记忆。此外，该研究中的大多数患者表示，音乐有助于分散其注意力，帮助他们消除孤独感，并让他们感受到与他人更多 的联系。一般来说，患者认为音乐对缓解神经性厌食症的症状有益，例如情绪问题、孤独感和人际关系困难。与仅以聆听为基础的音乐治疗不同，临床实践表明，唱歌对厌食症患者具有多方面的好处，例如对发声体的积极认识、基于声音的内在过程发现、超越对想象中身体畸形的强迫性思考的审美体验，同时也是一种快乐的自我接纳的新方法。在艺术治疗领域，在德国基姆湖的心身疾病医院进行的临床研究表明，在一个人的身体轮廓上进行创造性的绘画可以大大改善厌食症症状，我们将在相关章节重新阐述这些效果。

现在还有一些需要讨论的问题：关于舞蹈、音乐和绘画这三种艺术治疗方法是否可以相互替代，或只需要一种；它们相互补充，有助于治疗其他方法无法解决的病理因素；或者这三种方法共同带来更高的治疗效果，即格式塔心理学范式中的整体大于部分之和，这也与中国传统哲学思想深刻契合。总体来说，艺术疗法仍然面临着巨大的挑战，即发现艺术治疗组合方法的性质、其结果以及其独特的整体效益。

二、心理治疗

在某些领域，音乐治疗被视为使用音乐进行的心理治疗。我们提倡一种基于科学的方法来处理音乐和心理治疗之间的内在联系，例如 Kenneth E. Bruscia（1998）对四个主要领域的区分：（1）音乐作为心理治疗：通过创作或聆听音乐来接触、解决治疗问题，不需要或不使用言语对话。（2）以音乐为中心的心理治疗：通过创作或聆听音乐来接触、解决治疗问题；用语言来指导、解释或增强音乐体验及其与来访者和治疗过程的相关性。（3）心理治疗中的音乐：治疗问题是通过音乐和语言体验来获取、解决的，二者交替或同时发生。音乐因其特定和独特的特性而被使用，并与治疗问题及其治疗有关；语言被用来识别和巩固在此过程中获得的见解。（4）带音乐的语言心理治疗：治疗问题主要是通过言语讨论来获取和解决的。音乐体验可以串联使用，促进或丰富讨论，但不被认为与治疗问题密切相关。

这种分类有助于我们区分音乐在心理治疗背景下的特殊角色，例如关于音乐引导想象是否是真正的音乐治疗方法，或者说是使用音乐的心理治疗方法等问题。在这种情况下，将音乐和心理治疗相结合的跨学科方法产生了丰富的创新和巧妙的发现，例如德国音乐和精神分析协会（Deutsche Gesellschaft für Psychoanalysis und Musik）的成果及其对精神分析中基于音乐的方法（作为心理治疗的一种形式）的贡献，以及对音乐的特点和动态的精神分析发现，例如音乐体验、作品和传记之间的深度心理联系（Erhardt，2021）。

尽管在临床环境中关于音乐治疗和心理治疗之间相互作用的研究很少，但反思性临床经验使我们初步认识到以下益处：（1）在音乐治疗的即兴创作中，以音乐符号的形式"体现"的无意识材料可以提供重要的信息，并激发口头治疗的进一步步骤，如精神分析；（2）音乐治疗可以帮助提高心理治疗的依从性或提供心理治疗的前提条件，如情感流动或愿意开口说话；（3）快乐的音乐治疗可以弥补痛苦的心理治疗体验（如创伤的情绪复发），从而防止再次创伤并支持心理治疗的情感平衡；（4）音乐治疗可以帮助激活心理治疗中需要的整体创造力，以识别生活观点或重新调整自我形象；（5）音乐治疗可以完成口头治疗的特定任务，例如训练认知行为治疗所需的基于音乐的放松技巧。

三、运动导向疗法

体育运动中经常使用音乐实践，并为各种目的而设计，如基于音乐的运动能力提升，这通常被称为任务前音乐、测试前音乐或运动前音乐。尽管回顾性研究（Smirmaul，2017）没有显示出足够的证据来支持任务前音乐对运动或锻炼表现的整体致能效果，但作者表示，任务前音乐对较短的、以无氧为主的任务，如握力、短时运动或类似运动的任务显示出可能的增能效果。同时，Cutrufello 等人（2020）指出，音乐已被证明可以提高有氧和无氧运动表现，并表明听自选音乐可以改善卧推和 Wingate 无氧试验（简称 WAT）的运动表现。此外，音乐还可以加速 WAT 后的心率恢复。音乐支持和提高了运动表现，如促进更积极的情感价值，减少感知疲劳或改善生理效率（Terry 等，2020）。此外，音乐中的节奏模式可以提高运动员的精确计时能力，例如在赛车运动中（Meier，2022）。回顾音乐在运动中的有利影响，我们认为，这些研究结果也应该在与音乐有关的康复中得以应用，例如心血管领域。进行更多相关的转化研究，这可能会大大改善音乐在身体和运动导向疗法中的使用。

尽管关于音乐在物理治疗中的应用或音乐治疗与物理治疗的结合的研究仍然很有限，但 Haley Williams（2018）在澳大利亚在线杂志《健康时报》上指出，"在康复背景下，音乐治疗和物理治疗可以成为满足和解决患者需求和目标的关键盟友，因为音乐可以激活大脑的多个区域，包括负责身体运动的大脑区域"。广义上讲，物理治疗中的音乐可以通过对神经系统的影响（如神经可塑性）提高康复效果，帮助患者保持节奏，即与治疗中优化的时间模式保持一致，或更多地享受单调的康复动作。特别是练习乐器可以有效促进运动康复，如使用钢琴训练计划来改善慢性脑卒中患者的手动灵活性和上肢功能（Villeneuve，2014）。这些音乐应用与今天通常被称为神经音乐治疗的干预相辅相成。

音乐和运动在其他模式中也有结合，这些模式涉及身体表达和象征性的身体互动（这里不是指舞蹈治疗或舞蹈运动治疗），如"Sound Work"（Mastnak，2018），它可以追溯到 20 世纪 90 年代的声音聚焦的发展（Mastnak，1992）。今天，Sound Work 被视为一种涉及声音、身体表达、感官内省和团体导向手段的治疗性、预防性和包容性教育概念。基于定性研究和病例对照研究，Sound Work 特别指出了社会文化创伤、失衡的自我系统和偏离轨道的能量过程作为获得性行为、精神病和心身疾病的主要原因。Sound Work 有四个独特的子方法：（1）声音应对（sound coping）：与创伤和象征性的再体验有关；（2）声音聚焦（sound focusing）：通过声音和身体感知内省来控制心身过程；（3）声音平衡（sound balancing）：旨在恢复心身的整体平衡；（4）声音激活（sound energizing）：在量和质上调整生命能量。

尽管像声音圆顶或声音隧道这样的模型构成了基础技巧，但 Sound Work 仍鼓励创新技术，同时考虑文化敏感性，从而改善其在各种临床、健康护理和教育领域的应用环境。

四、作业治疗

作业治疗（occupational therapy，简称 OT），有时也翻译成职业治疗。几个世纪前，精神病院提供了一个安全的空间，让那些患有精神疾病的人可以自由地从事他们觉得有意义的职业。借此，人们更深入地理解参与真实生活任务对健康和幸福的积极影响。在美国，威廉·拉什·丹顿（William Rush Dunton）通常被誉为"作业治疗之父"，他还成立了美国国家作业治疗促进协会。此外，第一次世界大战是作业治疗发展的一个关键时期。为那些需要处理心理健康和身体功能障碍的人提供作业服务得到很大重视，而且当时音乐已经成为职业治疗的一个课题（Light，1947）。

之后，19世纪60年代至20世纪初发生在英国的"工艺美术运动"对作业治疗产生了重要影响。W. R. Dunton（Town 等，2007）阐述了作业治疗的四个好处：（1）作业对健康和幸福有积极影响；（2）作业创造结构和组织时间；（3）作业给生活、文化和个人带来了意义；（4）作业是个性化的。

如今，音乐已成为作业治疗的重要手段（Raglio 等，2020）。

适应训练、康复和促进幸福感是作业治疗过程的最终目标。作业治疗干预采用跨学科方法的优势，这意味着传统的康复模型通过康复文献中更新的证据不断提升完善，并以不同领域的专业知识进行充实。最近的文献表明，音乐干预可以在不同层面上改善临床和康复的结果。物理或作业治疗师和护理人员经常参与提供音乐干预，特别是作业治疗师可以使用音乐来支持患者的日常生活和活动康复。一般来说，音乐常作为他们工作的辅助工具。

本文希望强调音乐和音乐治疗技术在作业治疗领域的应用和相关的具体培训计划，指出并总结在作业治疗环境中使用音乐的可行的循证方法。

五、社会疗法

音乐治疗和社会疗法以及社会工作之间的联系是多方面的，很难以系统的方式呈现，特别是这种联系更多的是一个实践问题，而不是一个研究的主题。例如，在一些医院设置中音乐治疗归属于社会工作部门，是社工的品牌项目，而在维尔茨堡-施韦因富特应用技术大学，社会工作学士课程的一个重点内容就是音乐治疗。

世界范围内有多种不同的方法将音乐与社会工作相结合，例如巴勒斯坦项目"在社会工作中使用音乐——创伤的希望之翼"，Linda May Grobman

（2009）指出，她的社会工作和音乐一直交织在一起，并以这种观点回顾了社会工作中以音乐为活动基础的丰富历史（Kelly 等，2017）。

有大量的社会工作者使用音乐作为社工活动的主要干预手段，并将其与主题结合带入一个合理的概念，例如用音乐进行社会文化工作（Hill，2004）。最近的一个例子是将"互联网+音乐治疗"作为社会工作而开展，针对中国一线医务人员及其在疫情防控期间所面临的巨大压力（胡，2021）。

在鼓励社会工作中的多样化音乐活动的同时，本书作者仍然建议：（1）明确区分音乐在社区护理中的应用与音乐和音乐治疗在临床环境中的截然不同的应用；（2）确定社会工作和临床音乐治疗中的音乐实践背后的基本原理，包括病理学、美学、艺术和神经心理机制方面的相关作用；（3）了解音乐在临床应用中与音乐在社会环境中的普遍应用，这可能与意识形态密不可分。

总而言之，社会工作中的音乐需要更多的研究来证实更有效以及更可靠的实践。因此也鼓励基于音乐的社会工作和临床音乐治疗之间的合作，例如，关于慢性精神病患者的社会融合。在这方面，中国台湾的一项研究（Shih 等，2015）强调，慢性精神分裂症患者的工作注意力是职业康复的一个重要问题，并建议背景音乐可能会改善患者的注意力表现。在这种情况下，我们还建议职业康复应辅以社会重新融入和社会包容，这可以通过音乐得到促进，而社区工作中的音乐治疗可发挥重要作用（Ansdell，2002）。

六、药物治疗

"音乐与药物"一词让人想起西方的"音乐医学"，即把音乐作为一种药物使用，而治疗师和患者之间没有任何进一步的治疗互动。这种对"音乐作为药物"的理解，在某种程度上是合适的，有时却不完全正确。一方面，假如"音乐会直接产生治疗效果"的假设是错误的，那我们必须考虑患者复杂的神经心理音乐处理模式，因为这对音乐治疗的效果具有重要影响。另一方面，将音乐视为一种药物治疗是有道理的。首先，声波的物理信息是由内耳的柯蒂氏（Corti）器官转化为神经信息，其中包括电化学模式。简而言之，神经元内的信号传输机制是基于细胞内外之间存在的电压差，即所谓的电位。这种膜电位是由带电粒子的不均匀分布产生的，其中最重要的是钠离子、钾离子、氯化物和钙离子。带电粒子通过细胞膜中的特定蛋白质通道进出细胞。

这些通道随着神经递质或细胞膜电位的变化而"打开"或"关闭"。从广义上讲，这意味着音乐的"原材料"即声波，被转化为生理物质，从而能够在人类生理系统的层面上发挥作用。

然而，神经音乐信息不能局限于这些电化学过程。音乐信息与神经递质或神经激素等物质之间的互动也发挥着重要作用。在这方面，Mona Lisa Chanda 和 Daniel J. Levitin（2013）提供了一项非常有价值的调查，该调查揭示了音乐通过参与神经化学系统来改善健康和幸福感的证据，这些系统包括：（1）奖励、动机和快乐；（2）压力和兴奋；（3）免疫力；（4）社会关系。例如，关于定量音乐治疗研究中经常使用的"喜欢的音乐"的概念，他们强调了以下内容（Chanda 等，2013）：

> 听愉悦的音乐被发现与伏隔核激活有关，也与中脑腹侧被盖区（VTA）介导的调节植物神经、情绪和认知功能的大脑结构之间的相互作用有关。源自 VTA 的多巴胺能神经元主要投射到伏隔核和前脑区域，这对于奖励刺激的功效是必要的……在音乐愉悦过程中发现了情感和认知子系统之间的紧密联系，将眶额皮质与中脑边缘多巴胺能通路连接起来。这表明，音乐奖励依赖于与其他强化刺激相似的神经网络中的多巴胺能神经传递。将愉快的（和谐的）和不愉快的（不和谐的）音乐进行对比，结果证实在愉快的音乐聆听过程中腹侧纹状体被激活，而腹侧纹状体的激活被发现是对因其熟悉而愉快的音乐的反应，杏仁核、海马体、海马旁回和颞极在听到悦耳的音乐时则会出现强烈的失活现象……众所周知，海马体会促进和抑制应对压力时的防御行为，其失活可能与对悦耳与不悦耳音乐的反应中应激激素皮质醇的调节有关。对愉快的音乐做出反应时，脑岛的激活也被观察到，这是一个重要的发现。

一般来说，临床音乐治疗必须考虑音乐、人体生理系统和药物之间的生化和生理的相互作用，这是一个涉及未来跨学科研究的巨大领域。诸如关于音乐诱导的血脑屏障开放现象的研究（Semyachkina-Glushkovskaya 等，2020）可以让读者了解我们所面临的多方面的问题和课题。

这些关于临床音乐治疗的神经生理学和生物化学研究将补充关于音乐治疗和药物治疗相结合的研究，包括可能减少药物剂量。举例来说，Scudamore

等人（2021）的研究表明，在聆听"正念旋律"的患者中，96%的患者每周平均 PRN 药物治疗（即遵医嘱服用处方药物）中氟哌啶醇和奥氮平显著减少，因此作者得出结论：音乐可能在减少精神科急性住院患者使用 PRN 药物方面发挥重要作用。

同样关注"可能减少药剂量"的 Ebrahimi 等人（2020）表明，音乐可以减少侵入性冠状动脉造影术中镇静药物的需求。而关于抑郁症患者的音乐治疗和药物干预的结合，德国的一项研究（Heise 等，2013）强调了历史、人类学、文化和医学方面的因素。

> 音乐治疗是用于治疗用途的音乐的定制应用。对于抑郁症的治疗，它大多被应用于多模式治疗方法中。由于音乐在史前社会已经被用来治疗疾病，它可以被认为是一种传统疗法。早在古代，医生们就讨论了音乐的种类、使用的时间和频率。在 19 世纪，现代精神病学的先驱们开始通过实证实验研究来关注这些问题。自 20 世纪以来，研究一直集中于音乐对生物和心理参数的影响。目前的研究表明，音乐治疗似乎可以改善抑郁症的症状，尤其是与抗抑郁药结合使用。由于随机研究的数量有限，其效率的有效性是有限的。需要进一步的研究来提供有关音乐手段治疗抑郁症的循证依据。

我们认同这项研究的内容，而进一步的研究不应限于随机研究，还鼓励使用混合方法研究和生理研究来阐明音乐和药物之间的相互作用。

第二章　音乐治疗的适应证

在临床领域，适应证是一项至关重要的任务，而且往往是一项棘手的挑战。从广义上讲，在医学领域，适应证是使用某种治疗（例如药物、手术或物理治疗干预）的有效理由。决定一个适应证通常需要充分证实的诊断，包括多重诊断或诊断假设。此外，适应证需要了解疾病的病因学，从而了解潜在的病理机制，以及对健康问题严重程度的评估。鉴于干预也可能产生不良反应或危害身体和精神，适应证必须考虑干预的适用性和充分性。在这种情况下，对立的术语"禁忌证"开始发挥作用，例如拒绝对儿童或孕妇进行心理药物治疗的原因：风险明显超过其益处的情况。

本章关于音乐治疗的适应证与本书第一章密切相关，第一章论述了音乐在临床环境中的不同疗效。例如，音乐对神经可塑性的影响是在脑卒中等获得性脑损伤（ABI）患者的神经康复中使用音乐治疗的合理指示，或在临床压力护理中使用音乐冥想的舒缓效应。从广义上讲，本书中的音乐治疗适应证一般是指音乐治疗的特定模型和技术的适应证。音乐治疗的适应证必须像指定药物的适应证一样具体化。显然，音乐治疗不仅仅是让患者或来访者听他们喜欢的音乐和音乐团体即兴演奏等活动来振奋精神，它已经发展为更为复杂的治疗方法。

除了区分各种音乐治疗方法的特点和效果外，讨论音乐治疗的适应证还需要明确区分音乐治疗的目的和预期的结果。本章重点关注音乐治疗在具有关键诊断特异性治疗功能的应用领域，但音乐治疗也可以用于不同的临床目的，主要可以大致分为以下几个领域：（1）音乐实践，指的是治疗意义中的音乐练习；（2）音乐治疗用以促进心理治疗，比如在情绪僵化的情况下引发情感流动或增强治疗的动机和配合性；（3）音乐治疗作为一种独特的补充疗法，比如为了提供精神分析疗法的潜意识艺术材料；（4）音乐治疗使功能性治疗实践（例如在神经康复的物理治疗中）更具吸引力；（5）改善和提高患者的生活质量，防止"我只是一个病人"的不良自我形象，通过充分发掘和实现个人的艺术才能促进个体成长。

第一节　音乐治疗的精神适应证

音乐治疗的概念可以追溯到几千年前，涵盖人类学、考古学和历史学。几个重要的文明古国都有涉及，它们结合了神话、经验方法、健康哲学和音乐哲学。如今，音乐治疗被广泛用于治疗精神疾病，包括减轻症状、改变精神疾病的潜在机制、改善生活质量和个体成长。然而，并非所有的音乐治疗方法都能带来显著效果，越来越多的情况下需要考虑特定的音乐治疗模式，它们要尊重神经心理过程、审美观点和文化敏感性。

一、抑郁

在古代中国和古埃及文化中我们发现了音乐治疗的重要起源。例如在中世纪，音乐被用于缓解或治疗抑郁症（Horden，2016）。音乐治疗对抑郁症的应用一直是一个重要指征。然而，对音乐治疗针对抑郁症的效果研究却有不同结论，甚至是矛盾的结论。可能是因为定量研究方法的局限性或随机化导致忽略了个体音乐状况，所以相对较差的结果是可以预想到的。

系统评价指出（Aalbers 等，2017）：音乐治疗对抑郁症患者有短期的益处。与单独使用常规治疗相比，加入音乐治疗似乎可以改善抑郁症状。同时，音乐治疗加上常规治疗与单独使用常规治疗相比，不会导致更多或更少不良事件的发生。音乐治疗还显示出降低焦虑水平和改善抑郁者功能的效果。

这篇系统评价的措辞听起来有点贬低：音乐治疗只能对抑郁症患者带来短期的有益效果，并被视为附加疗法，只能"似乎"缓解抑郁症状。然而，许多抑郁症的药物治疗效果也只是短期的，这些陈述与许多积极的临床经验和研究结果有些出入，例如关于个体音乐治疗对抑郁症的影响（Erkkilä 等，2011）。

先前已发现音乐治疗可有效治疗抑郁症，但这些研究在方法学上不够充分，并且对所采用的临床模型缺乏明确性……ICD-10 诊断为抑郁症的参与者（n=79）随机接受个人音乐治疗加标准护理（20 次双周治疗）或仅标准护理，并在基线、3 个月（干预后）和 6 个月时进行随访。临床测量包括抑郁、焦虑、一般功能、生活质量和情绪障碍。接受音乐治疗加标准护理的参与者在 3 个月的随访中，在抑郁症状、焦虑症状和一般功能方面比只接受标准护理的参与者有更大改善。音乐治疗加标准护理组的反应率明显高于仅有标准护理组……个体音乐治疗结合标准护理对抑郁症患者是有效的。

关于这些结果，抑郁症的诊断是应用音乐治疗的一个合理理由，荷兰一项关于音乐治疗在抑郁症中的临床研究（Van Assche 等，2015）甚至强调"目前对抑郁症的研究表明，音乐治疗显著和持续地减轻患者的症状并改善其生活质量"。当然，讨论音乐治疗在抑郁症中的适应证，不同的干预方法和方式很重要，仅总称"音乐治疗"过于宽泛，无法明确区分。一项系统评价（Tang 等，2020）着重强调了音乐治疗过程的重要性和决定性，与本书的观点一致。该研究纳入了 55 个随机对照试验，发现音乐治疗显著降低了抑郁症状。具体的音乐治疗方法包括音乐引导想象、音乐辅助放松和即兴音乐治疗等，均呈现出不同的治疗效果。

在这种情况下，Anna Maratos、Mike J. Crawford 和 Simon Procter（2011）阐明了音乐治疗治疗抑郁症背后的原理。

音乐不能被简单地视为一种旨在激起预定行为反应的刺激。相反，音乐创作提供了德诺拉所说的可供性——身体的、关系的和审美的。最重要的是，音乐创作是社会性的（因此是人际的）、令人愉快和有意义的：这也可能是为什么音乐治疗的随机试验显示，传统上难以参与的患者群体的参与度很高……临床试验不可避免地关注干预的结果，而不是可能实现这些结果的过程。如果要更好地了解音乐治疗的有效部分，提高患者的治疗效果，就需要使用混合方法进行进一步的研究。

在抑郁症的音乐治疗干预中使用混合方法，需要整合定量方法来评估效果，以及使用定性方法来发现深入的动态过程及个体特征和差异，这也是本书作者在医院场域内的主要临床研究路径。

二、焦虑

音乐具有触发害怕情感的能力，例如电影业广泛运用了这一音乐特性。音乐可以起到很大的舒缓作用，回顾音乐治疗的历史，可以发现有无数种用于缓和情绪的音乐实践，例如早期的现代音乐治疗中，Harm Willms（1977）使用音乐进行放松的方法。这种音乐效果也有助于减轻焦虑状态，并且与音乐减轻压力非常相似，在本节"压力相关的疾病和倦怠"中有详细讨论。

根据国际诊断手册（如 DSM），这些普遍的焦虑感被诊断为广泛性焦虑症，与特殊形式的恐惧症（如广场恐惧症）、各种焦虑症（如社交焦虑症和分离焦虑症）和惊恐症形成对比。然而，诊断标准和诊断分类可能会随着临床研究的进展而改变，David J. Kupfer（2015）阐明了这种变化的背景。

> DSM-5 的发布对焦虑症的分类产生了相当大的影响。主要变化包括章节结构的重组，每一章内从生命周期的角度对疾病进行单独分类，以及使用特异性指标。DSM-5 关于焦虑症的章节不包括强迫症或创伤后应激障碍。这章本身反映了一种发展性方法。在 DSM-5 中，对焦虑症的分类方法进行了改进，增加了关于发展和病程、风险和预后因素等的简短章节。DSM-5 中对焦虑症的重新表述将在多方面带来更大的精确性……总体来说，这些改变反映了我们对临床经验数据的最佳理解，并有望证明对评估特定焦虑症提供有用的信息。

有效的治疗焦虑症的方法有认知行为治疗（CBT），在某些情况下，将音乐治疗与 CBT 相结合（通常称为"CBT-Music"）可以增加疗效。例如 Trimmer 等人（2018）的研究结果表明了这个效果，"一个基于 CBT 的低强度音乐小组可以成功地管理社区精神健康服务的客户，并有迹象表明它可以有效减少残疾"。

然而，基于音乐的认知行为治疗的抗焦虑效果在很大程度上取决于干预的质量，而且可能存在巨大差异。虽然我们建议音乐治疗主要作为焦虑症的附加或补充疗法，但仍需要对模式优化、社会文化敏感性、效果大小和基本机制进行研究。

在特定的医疗领域，有广泛的基于音乐进行的焦虑管理和干预，例如利用音乐治疗减少足月妊娠或剖宫产女性产前分娩的焦虑。在这方面，García González 等人（2018）指出，产前音乐干预可能是一种有用且有效的工具，可减少足月孕妇的焦虑，从而改善分娩过程，尤其是初产妇的第一产程。同样，Weingarten 等人（2021）的系统评价清楚地表明，在接受剖宫产的患者中，音乐与术中焦虑的减少有关。这些结果也属于本章第三节"音乐治疗的孕产妇适应证"的讨论范畴。

术前应用音乐也被证明可以显著减少焦虑，甚至超过药物治疗效果（Bringman 等，2009）："在术前环境中，放松的音乐比口服咪达唑仑能更大程度地降低焦虑程度。更高的有效性和没有明显的不良反应使术前放松音乐成为咪达唑仑的有用替代物，用于术前镇静。"类似的应用范围广泛，从缓解儿童的牙科就医焦虑（Ainscough 等，2019）到减轻接受经尿道前列腺切除术的男性的术前焦虑症（Yung 等，2002）。总之，缓解术前焦虑的音乐干预研究也提倡在这种情况下进行音乐治疗（Bradt 等，2013）。

> 这项系统性回顾表明，听音乐可能对术前焦虑产生有益的影响。这些发现与其他三项系统性回顾关于使用音乐干预减少内科患者焦虑的结果一致。因此，我们得出结论，音乐干预可能为减少术前焦虑提供一种可行的替代方案，而不是使用镇静剂和抗焦虑药物。

三、精神分裂症和精神障碍

精神疾病是一类非常复杂的疾病，其发病通常与人格结构和个体特征密切相关，因此有必要以多维和慎重的方式考虑治疗目标。例如，焦虑可能是一种内在的重要驱动力，而抑郁可能反映了更深层次的存在主义哲学和对生命态度的看法。在这种情况下，精神病学和哲学等跨学科领域的交叉变得非常重要。Damiaan Denys（2007）提出了自己的看法。他认为：当前精神病学的发展方向恰恰是将哲学从精神病学的基础上排除出去，这对于跨学科的发展并不利。具体表述如下：

> Natalie Banner 和 Tim Thornton 评估了牛津大学出版社系列图书"哲学和精神病学的国际视角"的七卷本，这是一本于 2003 年发行的国际丛书，重点关注哲学和精神病学交叉领域的新兴跨学科领域。二人表示，

该系列清晰地表明了精神病学哲学跨学科领域的最新发展。精神病学家和哲学家面临着"新的精神病学哲学"。然而，"新"的精神病学哲学所颂扬的乐观主义却是将哲学从精神病学的基础中排除出去。150年来，精神病理学离不开哲学反思的信念实际上已从普通的精神病学教育和日常临床实践中消失。尽管精神病学学科特别需要哲学的相关解释，但哲学对当今精神病学的影响仍然有限。除了一些例外，哲学论文嵌入在普通精神病学家难以理解的哲学背景中。目前的一些哲学工作被精神病医生视为否定主义。我鼓励精神病学领域再次纳入基本的哲学态度，这样才能真正实现哲学和精神病学之间的对话，并且可以丰富这两个学科。这里所提出的观点并不贬低二人的论文以及优秀的"哲学和精神病学的国际视角"系列的价值和重要性。正如Jaspers所说："每个倾向于无视哲学的人都会以一种不为人知的方式被哲学所淹没。"

我们也主张在精神病学中引入跨文化的哲学视角，尤其是中国的哲学视角。此外，这些跨学科的考虑对于讨论治疗适应证也产生了深远影响，这可能比简单的症状缓解复杂得多。就精神分裂症而言，其中一个关键问题涉及创造力，精神分裂症患者的创造力可能会受到治疗的损害，因此需要注意保护患者的个性特征和优势。关于精神动力学和创造力之间的微妙联系，Acar等（2018）强调，创造力与精神病倾向之间似乎存在倒U形关系。轻微的精神分裂症症状可能会激发创造力，而完全表现出症状则会削弱创造力。然而，这对于治疗目标的定义很重要，因此需要有针对性的治疗指南。这也包括在这一领域中推荐音乐治疗的指示，这是不言而喻的，因为精神分裂症患者出现幻听的概率很高。音乐治疗对于控制精神分裂症患者幻听等病理现象也非常重要。Pinar（2019）指出："听音乐对阳性症状和幻听患者的生活质量有积极影响。根据这些结果，建议通过听音乐来应对幻听并改善生活质量。"

在讨论治疗效应的音乐基础过程方面，我们还强调复杂的音乐处理和相互关联的大脑功能。关于音乐和精神分裂症，成都的一项研究（He等，2018）指出："岛叶皮质可能成为精神分裂症患者音乐干预的重要区域，可以通过提高显著性和感官正常性来改善患者的精神症状。"还有一项类似的研究（Yang等，2018）再次强调了音乐对增强大脑连接功能的作用，尤其是音乐干预可能积极地调节精神分裂症患者的颞中回的功能连接，来改善精神分裂症患者的神经认知功能，这种改变可能与观察到的音乐治疗效果相关。

有证据表明，作为标准治疗的补充，音乐治疗在改善精神分裂症患者整体状态、精神状态、社会功能和生活质量方面是有效的，然而其效果在不同研究中不一致，进一步的研究应特别关注音乐治疗的长期效果、剂量反应关系，以及与音乐治疗相关的结果评估。

我们还需要对当前对精神分裂症患者使用音乐治疗的态度进行重新评估。虽然现有的研究对于音乐治疗在精神分裂症中的应用给出了一些积极结果（Geretsegger 等，2017），但我们需要更深入地探讨其实际效果，并针对个体进行个性化治疗。因此，需要更多的高质量研究来确定音乐治疗在精神分裂症患者中的实际效果，以及评估音乐治疗与患者文化、特征之间的相互作用。

一个具体的案例表明，个性化的治疗方法在精神病学领域中具有重要的临床价值和必要性。这个案例描述了一个患有慢性精神分裂症的患者 K 先生，由于对药物抵触，因此其治疗效果甚微。然而，他每天都会在医院演奏电子琴，这对他来说非常重要。他表示，通过这项活动，他感觉很好，他觉得自己能够影响小镇上的电视塔，从而阻止"第三次世界大战"。每天大约持续20 分钟的活动后，他感觉能够出去玩，享受生活，坚信自己具有重要的社会功能。K 先生的生活质量很高，他的行为与围绕生命感、重要性和真理性的哲学问题紧密相连。

最后，我们需要重视每个患者的个体差异，并将这些因素纳入治疗方案。正如上述案例中所示，一项简单的音乐治疗活动可能对患者的生活产生深远影响。因此，我们需要更多地了解患者的个性化需求，并根据这些需求制订出适合患者的治疗方案。这需要医生和研究人员与患者密切合作，建立一个真正的跨学科和个性化医疗模式。

四、饮食失调

一个捷克团队关于音乐和艺术疗法的研究（Bucharová 等，2020）指出，"艺术疗法被认为是对饮食失调患者的一种有价值的干预措施"。Testa 等人（2020 年）进行的关于音乐和音乐治疗在神经性厌食症（AN）和神经性贪食症（BN）患者中临床应用的系统评价，证实了这一立场。

在 AN 住院患者中，听古典音乐有利于食物摄入。集体唱歌减少了 AN 住院患者和门诊患者的餐后焦虑。播放积极的视觉或自传体记忆刺激的播客有助于 BN 患者减轻焦虑和改善身体形象感知。歌曲创作等有助于处理 AN 患者的相关治疗主题。然而，观看音乐视频会加剧青春期女孩对身体的不满、对消瘦的驱动、对体重的担忧、对外貌的关注，以及青春期男孩对肌肉发达的追求……这些研究结果表明，音乐治疗的应用可能对 AN 和 BN 患者有益。

本书第一章讨论了综合治疗方法的重要性，一项研究（Wang 等，2021）给出了一个令人信服的例子，即音乐和艺术治疗结合认知行为治疗用于治疗青少年厌食症患者。这种综合治疗可以有效提高患者对治疗的认识和接受度，改善治疗效果和不良情绪反应（如抑郁和焦虑），帮助患者建立正确的饮食、体形和体重认知。

尽管关于音乐治疗对饮食失调患者的影响仍缺乏科学研究，但一些临床实践已经取得了成功。例如，德国慕尼黑大学附属的 Schön Klinik Roseneck 诊所以采用综合艺术疗法治疗饮食失调而闻名。例如 "TIBET 模型"（Mastnak，2022）是一种新的适用于治疗饮食失调的音乐和艺术治疗方法。该模型基于以下五个原则：恍惚（Trance）、身份（Identity）、美丽（Beauty）、探索（Exploration）和过渡（Transition）。

恍惚：通过改变意识获得恍惚的感官体验。通过这种方法，患者可以在没有干扰的情况下更好地控制其饮食习惯。在治疗贪食症和暴食症时，通过训练舞蹈动作和使用音乐催眠技巧来帮助患者控制自己的冲动，从而减少暴饮暴食的次数。相关的治疗步骤可能包括：(1) 想象技巧；(2) 行为训练；(3) 有意识地发展个人的舞蹈动作。

身份：身份问题在治疗饮食失调时也是一个关键因素。患者通常会在饮食失调中失去自我认同和自我形象。通过使用身体运动或声乐表达的艺术疗法，患者可以重新唤起积极的身份感。

美丽：主观美的概念在饮食失调的治疗中通常起着关键作用，尤其是在神经性厌食症中。因为体形与美的标准紧密相关，患者往往会产生不健康的饮食观念。音乐和舞蹈疗法可以帮助患者改善身体形象和身体自我感觉。

探索：TIBET 模型提出了一个三重探索方法：第一，关于发现自己的身体的现实；第二，鼓励深入研究身体的象征化；第三，利用身体来发现自己的驱动力和个性特征。通过音乐和艺术治疗帮助患者探索和发现隐藏的感受、创伤和欲望之间的动态互补关系。

过渡：作为 TIBET 模式的核心原则，不仅强调"更深入地理解"，而且认为将从一种艺术形式到另一种艺术形式的创造性流动视为处理创伤和改善病理行为的基本方式。

五、睡眠障碍

自古以来，一些音乐因其舒缓的特性而被用来帮助人入眠。在世界各地的音乐厅里演奏的著名乐曲《哥德堡变奏曲》，背后也有这样的故事。这部变奏曲由约翰·塞巴斯蒂安·巴赫（Johann Sebastian Bach）所作，是其著名的羽管键琴作品。

1802 年，约翰·尼古拉斯·福克尔（Johann Nikolaus Forkel）在他早期的巴赫传记中解释了这部作品的背景。

我们要感谢当时驻在德累斯顿市的俄国使臣凯瑟林伯爵的鼓励，她经常在莱比锡停留，并带来了哥德堡，以便让他接受巴赫的音乐指导。伯爵经常生病且彻夜难眠。在这种时候，住在她家的哥德堡不得不在前厅过夜，以便在她失眠时为她演奏。有一次伯爵在巴赫面前提到她想要一些适合哥德堡的键盘曲目，这些曲目应该流畅而有点活泼，以便在她失眠的夜晚使自己稍微振奋一下。巴赫认为通过创作变奏曲来实现这一愿望是最好的，尽管他以前认为写变奏曲是一项不讨好的任务，因为和声基础反复相似。但由于他的作品已经成为艺术的典范，这些变奏曲也在他的手下成为杰作。然而，他只写了一部这样的作品。之后，伯爵一直称之为变奏曲。在很长一段时间里，伯爵的不眠之夜意味着："亲爱的哥德堡，给我演奏一首变奏曲吧。"可能巴赫从未因一首作品而获得如此丰厚的回报，伯爵送给他一个装满 100 枚金路易的金酒杯。但即使回报再大 1000 倍，也无法与这些作品的艺术价值相提并论。

目前，音乐应用和音乐治疗广泛用于支持睡眠和治疗睡眠障碍，比如原发性失眠症。一项研究（Feng 等，2018）明确指出将音乐治疗作为这些疾病的适应证：“在考虑疗效时，音乐干预似乎对患有原发性失眠症的成年人产生明显效果。听音乐产生的放松可能是应用音乐干预时考虑的最佳选择。”在讨论潜在机制时，Dickson 和 Schubert（2019）进行以下总结：

> 随着对使用音乐治疗失眠的兴趣的增长，有必要收集和评估文献。本文回顾了不同的文献并评估了研究人员关于音乐有助于睡眠的功效的各种断言和假设。6 位主要研究人员提出了文献中确定音乐如何帮助睡眠的原因：（1）放松，音乐鼓励身体或心理放松；（2）分散注意力，音乐作为焦点分散内心的压力；（3）夹带，生物节律与音乐中节拍结构的同步；（4）掩盖，用音乐掩盖或遮蔽有害的背景噪声；（5）愉悦，聆听喜欢的、情感相关的或愉快的音乐；（6）期望，个人围绕音乐的文化信仰。

针对睡眠障碍和睡眠问题，“睡眠质量”的概念起着重要作用，研究还区分了受影响的社会群体。匈牙利的一项研究（Harmat 等，2008）调查了音乐对睡眠不佳的年轻参与者睡眠质量的影响以及与睡眠障碍相关的“疲劳、疲倦、抑郁和白天功能问题”等。音乐可以减少交感神经系统的活动，降低焦虑、血压、心率和呼吸频率，并可能通过肌肉放松和分散注意力对睡眠产生积极影响。研究小组将参与者分为三组：听放松的古典音乐，听有声读物，无干预（对照组）。结果表明，“音乐在统计学上显著改善了睡眠质量。有声读物组和对照组的睡眠质量并没有显著改善。音乐组的抑郁症状在统计学上显著下降，而听有声读物组则没有”。

同样，一项关于镇静音乐对新加坡社区老年人睡眠质量影响的研究（Shum 等，2014）得出结论，音乐听觉是老年人改善睡眠质量的有效干预措施：“这个过程不仅有助于改善老年人的睡眠质量，而且还在医疗服务提供者和客户之间建立了治疗关系，并提高了医疗保健提供者的护理质量。当代老年学的特点是多种方法之间的合作，旨在理解衰老多样化过程的心理方面。听音乐是提高老年人睡眠质量和促进健康老龄化的重要途径之一。”

从广义上讲，睡眠障碍和相关的音乐治疗效果必须以一种系统的方式来看待，包括心理、生理和行为层面。澳大利亚的一项研究（Dickson 等，

2020）阐述了有关音乐改善睡眠的积极发现，并提出："通过截断与沉思倾向相关的不良睡前习惯以及随之而来的音乐干预，听音乐与 PSQI（匹兹堡睡眠质量指数）改善相关联。我们认为，睡前听音乐有助于睡前和睡眠之间形成新的心理联系，从而取代那些不良习惯。"

虽然有很多强有力的证据表明音乐对睡眠动力学和睡眠质量具有积极影响，但缺乏明确定义的音乐治疗方法，很多研究仅仅基于在睡前听喜欢的音乐，并没有深入探究，特别是没有区分导致各种负面睡眠方面的不利因素。因此，需要开展更加深入的研究，设计更加精心的音乐治疗方案，以便更好地帮人们改善睡眠问题和提高睡眠质量。

六、压力相关的疾病和倦怠

英国布里斯托大学（2020）在对"压力"进化理论的评论中强调，"几乎所有生物体都有快速应激反应，这有助于它们应对威胁——但感到压力会消耗能量，而慢性压力可能会造成破坏"。内分泌学家汉斯·塞利（Hans Selye）于 1936 年在《自然》杂志发表了关于"一般适应综合征"（Szabo 等，2017）的开创性论文，被认为是现代压力研究以及与之相关的各个领域，如压力的神经生物学（Godoy 等，2018）的奠基人。

压力是一种极其普遍和多方面的现象——虽然并非所有的压力经历都被视为病态，但特别强烈或持久的精神压力被认为是重要的健康风险因素。对压力的不同分类（有些与诊断手册一致，有些则不符）使得评估病理性压力和压力障碍的患病率变得困难。这也极大地影响了核心问题，即音乐治疗如何成为压力相关疾病的建议治疗方法，例如创伤后应激障碍（Gradus，2017）。

虽然音乐经常用于个人压力管理，但在临床领域，音乐治疗已经取得了很大的进展，被用于治疗各种与压力相关的问题，包括不良压力经历、压力相关疾病、创伤性应激障碍和倦怠综合征等。音乐治疗的范围广泛，从减轻日常生活中的压力（Linnemann 等，2015）到治疗急性和创伤后压力的精神科应用，以及我们将其归类为跨学科精神病学适应证的领域，如在癌症患者中缓解压力和痛苦（Santos 等，2021）。总之，音乐治疗已被广泛用于促进各类临床人群的康复。

理论和实验证据表明，曝露于创伤和创伤后应激障碍（PTSD）的个体可能从音乐治疗中获益。PTSD 是一种以持久的令人痛苦的记忆干扰、回避、情绪紊乱和过度兴奋为特征的疾病。本文的综述性评论描述了音乐治疗的实践，提出了一种具有理论依据的音乐治疗评估和模型作为解决 PTSD 症状的工具，并提供了支持理论评估的关键实证研究。该评论还讨论了促进音乐治疗作为创伤后应激个体辅助治疗的社会、认知和神经生物学（如社区建设、情绪调节、增加快乐和减少焦虑）等方面的机制。结论是，音乐治疗可能是一种有用的治疗工具，可以减轻创伤曝露和 PTSD 患者的症状，并改善其功能，但需要更严格的实证研究。此外，音乐治疗还可能有助于培养复原力，并吸引那些因寻求专业帮助而遭受困扰的人。研究提供了将音乐治疗纳入临床实践的实用建议以及对未来研究的若干建议。

除了针对承受压力的人或患有压力相关疾病的患者的循证医学研究外，生理学研究还揭示了音乐可能通过一些生物标志物改善压力应对的潜在机制，这些标志物包括血浆皮质醇、唾液皮质醇和唾液 α 淀粉酶（Wong 等，2021）。Mastnak（2018）对音乐与压力及其病理动力学机制进行了更深入的研究，提出了音乐-压力-边缘系统理论，将大脑的音乐处理系统与压力产生系统联系起来，涉及音乐对神经可塑性和神经发生，以及与情感调节有关的大脑边缘系统中的压力调节功能单元，例如杏仁核和扣带回。此外，音乐-压力界面模型描述了基于音乐的下丘脑-垂体-肾上腺轴（HPA）和海马体的调节，以及与音乐相关的情绪调节模式和调整压力维持的认知模式。音乐-压力-边缘系统理论还涉及审美体验的人类学问题，作为心身平衡中的一个重要因素，有助于阐明音乐治疗压力相关疾病和倦怠的潜在机制，并设计全面的治疗计划。

第二节 音乐治疗的神经康复适应证

在第一章中，我们介绍了音乐对神经系统的一般有益功能，如神经可塑性、奖励系统或默认模式网络。从这个角度来看，通常情况下，我们可以将所有需要神经再生的疾病（如脑卒中后的瘫痪）、神经发育障碍（如脑瘫）或神经重组和重新激活的疾病（如阿尔茨海默病）视为音乐治疗的适应证。然而，音乐的具体作用需要根据整个病理状况以及相关的个体个性和文化适应情况进行定义。这些广泛的益处铸就了"神经音乐治疗"这一术语，它强调了音乐对神经康复的重要作用。Altenmüller 和 Schlaug（2015）概述了神经音乐治疗的疗效与机制，例如音乐对多感官和运动网络的影响，音乐与大脑区域的联系，音乐对大脑功能网络和结构成分的可塑性变化，以及音乐对情绪和认知过程的可能转移效应。神经音乐治疗的效果已经在许多干预措施中得到展示，例如旋律语调疗法和音乐支持的运动康复的介入。

然而，将音乐应用和音乐治疗作为神经和神经康复治疗的指征，必须避免过于简单化和过于直接地归因于神经系统的音乐益处。音乐的概念源自音乐体验的真实现象，而音乐的神经心理功能更为复杂，涉及多种功能网络和转化过程。

Sihvonen 等（2017）指出：在过去十年中，越来越多的对照研究评估了基于音乐的干预措施（例如听音乐、唱歌或演奏乐器）对多种神经系统疾病的潜在康复效果。尽管脑卒中和痴呆症的研究数量和可用证据的范围最大，但也有证据表明基于音乐的干预措施对支持帕金森病、癫痫或多发性硬化症患者的认知、运动功能或情绪健康的影响。音乐干预可以影响这些患者的不同功能，例如运动表现、言语或认知。然而，音乐干预效果背后的心理效应和神经生物学机制可能与奖赏、唤醒、情感调节、学习和活动驱动的可塑性等共同的神经系统有关。尽管需要进一步的对照研究来确定音乐在神经系统康复中的功效，但音乐干预正在成为有前途的康复策略。

音乐治疗，与舞蹈疗法、运动导向疗法和特定的运动治疗相结合，有益于各种神经性运动障碍（Devlin 等，2019），例如节律性听觉刺激对步态参数的影响，包括帕金森病的步态冻结。作者指出，在多巴胺"开启"和"关闭"状态下的干预效果表明，音乐治疗可能成为对当前帕金森疗法的有益补充。除帕金森病外，音乐治疗和基于音乐的干预也有望在亨廷顿病、图雷特综合征和进行性核上性麻痹等其他运动障碍中产生疗效。然而，需要进一步研究潜在的机制和治疗过程，这可能成为中国音乐治疗临床研究的一个具有挑战性的视角。

音乐治疗在脑卒中患者的急性康复中也表现出特别的疗效（Raglio 等，2017），能够积极影响患者的生活质量、功能和残疾水平、总体活动能力以及减轻焦虑和抑郁症状。此外，在这项研究中，非惯用手（握力）的力量也显著增加。我们可以总结脑卒中患者音乐治疗的适应证，包括：（1）改善运动功能，例如在脑卒中上肢运动康复中进行音乐演奏，以及明确的"在临床设置中实施基于音乐的干预的考虑"（Grau-Sánchez 等，2020）；（2）增强记忆和语言恢复（Sihvonen 等，2020）；（3）认知和心理情感益处（Särkämö 等，2008）。

　　然而，回顾相关文献，我们发现一个问题：许多关于神经康复音乐的研究仅使用听音乐作为治疗方式，而临床实践更提倡复杂的互动式音乐治疗形式，例如集体唱歌、歌曲记忆游戏或创意声音和动作的互动。然而，听音乐的设置易于操作，有助于定量性基础研究，例如随机对照试验（简称 RCT）。如果满足相应标准，这些研究可能会发表在遵守循证医学规则的期刊上。尽管其他方法可能更有效，但执行起来更复杂。在本书中，我们倾向于音乐治疗研究的重点是真正发现音乐和音乐活动的疗效，而不是优先考虑 RCT 的简单可行性。

　　捷克查理大学第一医学院康复医学系和布拉格大学综合医院是全球知名的综合神经和神经康复音乐治疗中心。在 Marketa Gerlicová 的音乐治疗指导下，该团队正在研究最适合认知康复的音乐治疗模型，例如针对获得性脑损伤患者。该团队的多维音乐治疗临床实践结合了神经心理学、作业治疗、特殊教育、艺术治疗和物理治疗等多个领域，旨在服务缺血性脑卒中、严重颅外伤、多发性创伤以及心跳骤停后的缺血缺氧性弥漫性脑损伤患者（Gerlichova 等，2021）。

　　在开始和结束项目前，对每个专业使用标准化测试电池进行初始和最终测试。通过比较各个子测试（包括即时和延迟记忆、视觉空间、言语和执行功能、注意力和抑郁等）中的值，可以提供这些领域具体改进的证据。所有患者在完成每日认知康复计划前后 2 周内接受心理评估。认知表现是通过短神经心理电池进行评估的，包括记忆（瞬时记忆、短时记忆和识别）、注意力、执行功能、语言和视觉空间功能。在音乐治疗过程中，我们的主要目标是训练听觉感知、注意力和记忆力。我们结合了各种音乐治疗技术，包括神经音乐治疗的元素。具体技术是根据患者的需求和治疗目标单独选择的，这些目标是与整个跨学科团队一起设定的。

心理评估结果显示，测量的大多数指标都有显著改善。作者强调，"对获得性脑损伤患者的治疗涉及复杂的效果，各个要素的相互作用和效率是不可分割的。音乐治疗在此过程中的作用并非微不足道，在对疗效的定量评估中，可能会在各个领域看到变化（通常是积极的）"。

这种需求还延伸到神经音乐治疗的更广泛领域，包括语言障碍。在这方面，一项意大利研究（Leonardi 等，2018）强调了音乐作为人类本性的重要角色，以及神经康复治疗中语言和音乐的演化："语言和音乐相互联系，强化着重要的社会功能，例如沟通、合作和社会凝聚力。过去几年中，越来越多的证据表明，音乐和音乐治疗可以改善（但不限于）不同神经系统疾病的沟通技能。有关在神经康复中合理使用声音和音乐的一个可能原因是，它们可以刺激涉及情绪处理和运动控制的大脑区域，如额叶-顶叶网络。"他们阐明了音乐治疗在改善失语症方面的作用，尤其是在脑卒中患者中。

我们再次面临跨学科方法的必要性，一项关于音乐治疗针对失语症的西班牙-中国研究特别关注语言和音乐与基底神经节（Shi 等，2020）的相互作用："除了皮质损伤，越来越多有关语言和皮质下区域联系的证据表明，皮质下病变也可能导致失语症症状的出现……强调基底神经节在语言和音乐中的共同功能，提示节奏处理、时间预测、运动编程和执行功能的重要性，这些是音乐疗法治疗基底神经节损伤的非流畅性失语症的共同机制。研究表明，节奏处理在旋律吟唱疗法中对非流畅性失语症康复至关重要，尤其是对于有基底神经节损伤的非流畅性失语症患者。"

然而，在整合音乐和语言治疗中，必须考虑不同语言内在的不同节奏结构。同时需要考虑临床实践中重要的文化差异，这些差异不仅涉及音乐文化适应，还涉及语言、语调和语义。因此，我们主张制订精确适合的干预模式，以适应使用汉语和具有中国文化背景的患者。

第三节 音乐治疗的孕产妇适应证

在慕尼黑，产科音乐治疗活动基于一个三重适应证的概念。与许多其他临床适应证不同，这种适应证是基于怀孕这一美妙的自然过程，而不是一种病理情况，尽管妊娠可能会出现病理性或心理病理特征。因此，该适应证涉及三个方面：（1）以音乐和身体为导向的怀孕期间心理和生理健康支持；

（2）针对有亚临床心理问题的孕妇（例如担心成为母亲，或感到压力和社会孤立）的音乐和身体为导向的支持；（3）为患有严重心理问题的孕妇提供类似支持，这些问题可能与以前的精神疾病、新的怀孕相关现象（如焦虑、抑郁或身份问题）以及由于医疗问题引起的心理问题有关，如胎盘前置或宫颈功能不全。针对这些不同的适应证，该活动在非临床机构中进行，用于适应证（1）和（2），以及在临床设置中进行，用于适应证（3）。干预措施包括广泛的音乐活动，例如为胎儿创作歌曲、音乐和声乐冥想、声音平衡和声音聚焦，以及改编自中国的武术模型，如太极拳、八段锦、五禽戏、少林五形拳等。

虽然不像慕尼黑那样同时关注三重适应证，但音乐在国内已成为公认的改善孕期心理健康的方法。然而，该领域的许多医学研究仍然没有从音乐的多方面健康促进潜力中获益，而是将干预措施限制在单纯的音乐聆听。Perkovic 等人（2021）指出："众多研究已经证实了音乐对母婴健康的影响。在怀孕期间听音乐有助于提高孕妇的幸福感和降低产后抑郁症状。科学证据证实了音乐治疗对孕妇压力和焦虑水平的影响，还能让胎儿平静下来，更好地建立情感联系。"

与音乐治疗的其他跨学科领域类似，我们还必须探索音乐治疗在产科各个领域的潜力，例如阴道分娩期间的音乐治疗以及对产后疼痛缓解和心理健康的积极影响。研究表明，音乐治疗对产妇的心理健康和产后早期抑郁症状有积极影响，并且可以作为一种替代的安全、简单和愉悦的非药物治疗方法推荐在临床中使用（Simavli 等，2014）。

然而，需要住院治疗的孕妇的心理问题经常被低估，这可能会降低其生活质量，对怀孕和胎儿的发育产生负面影响。在这种情况下，纽约的一项研究（Corey 等，2019）指出：

> 在怀孕和产后，压力和焦虑是常见问题，会对母亲和新生儿产生负面影响。然而，女性的心理和情感需求往往没有她们的身体健康受到重视。本研究的目的是评估在大型城市医疗中心的产前和产后住院期间实施床旁音乐疗法干预的可行性，以减轻产妇压力和焦虑，提供情感支持，促进母婴关系……音乐治疗提供给 223 名产后患者和 97 名产前患者。该计划被认为是可行的且受到好评的，包括

高满意度，对参与者的放松和与婴儿的联系感的积极影响，以及来自医护人员的热烈反响。定性反馈揭示了重要的主题，包括音乐对母亲的精神、情绪和身体状态的影响，以及对新生儿的舒缓作用。在产前和产后住院期间，医院在提供支持服务和自我保健教育方面处于独特的地位，而音乐治疗可以成功地整合到住院护理中，作为一种以患者为中心的社会心理支持形式。

结合音乐干预来支持怀孕以及多方位增强胎儿中枢神经系统的发育，在中国通常与音乐胎教的背景联系在一起。

Mastnak（2016，184）建议：（1）使用音乐治疗控制产前和围产期的压力、焦虑和抑郁；（2）使用音乐帮助产妇做好产前心理和生理准备，包括认知调整、情绪调节、身体活动、放松和疼痛管理，以及社交融入；（3）将音乐与母婴联结和自我效能感联系起来；（4）利用产前声音刺激来触发学习过程、促进胎儿大脑成熟；（5）使用音乐活动促进儿童的文化适应和自我调节。同时，必须考虑母亲和孩子的个体条件和特征，并确保音乐治疗干预与补充的围产期计划相协调。

第四节　音乐治疗的儿科适应证

我们强调，本书不是音乐治疗临床实践的全面手册，而是对音乐治疗临床核心问题的多维科学讨论。因此，以下音乐治疗适应证不能被视为唯一的选择，尽管它们相对典型。此外，不同子章节之间的领域存在重叠。例如，儿童焦虑属于儿童和青少年精神病学，因此使用跨学科方法，在本书中关于精神疾病的章节中讨论了年轻一代的焦虑。此外，根据研究和实践，临床音乐治疗是一个不断发展的领域，也会带来动态性变化。

一、注意缺陷与多动障碍

注意力障碍和多动行为是相当常见的问题，注意缺陷与多动障碍（ADHD）的历史甚至可以追溯到旧石器时代和新石器时代文化的遗传特征（Esteller-Cucala 等，2020）。

注意力障碍所引起的病态变化可以在以下两个方面减少：第一，无法保持对任何一个对象的必要的持续关注。第二，完全暂停对大脑的影响。无法以必要的恒定度关注任何一个对象，几乎总是由神经的一种不自然或病态的敏感性引起。这意味着这种能力不断地从一个印象转移到另一个印象。这种情况可能天生存在，也可能是由疾病所引起。如果与生俱来，它在生命早期就会变得非常明显，患者的持续关注能力会很糟，但通常不会严重到完全阻碍所有的学习。幸运的是，随着年龄增长，这种症状通常会减轻。

虽然上述这篇文章节选像一篇关于当代多动症的文章，但实际上它是由 18 世纪爱丁堡出生的苏格兰医生 Alexander Crichton 撰写的（Palmer，2001）。在文章中，他特别在处理注意力现象时给出了定义："当任何外部感官或思维的对象占据心智，以至一个人无法从任何其他对象那里获得清晰的知觉时，就说明他注意它。"他也区分了异常注意力不集中的两种可能性，即神经敏感性的病理性增加和减少（Crichton，1798）。这一观点惊人地预示了关于自闭症谱系障碍（ASD）和多动症中特定抑制性脑功能障碍的现代理论（Albajara Sáenz 等，2020）。

一项关于全球注意缺陷与多动障碍患病率的系统综述（Sayal 等，2018）警告称，在至少几个国家中，ADHD 仍未得到充分诊断和治疗。未经治疗的疾病可能会导致不良的职业、犯罪问题，具有不良预后。此外，作者还指出，适当的治疗可能会改善长期结果，这也是我们目前研究的核心目标。

ADHD 是一种常见的儿童行为障碍。全球社区患病率在 2%～7%，平均约为 5%。此外，还有至少 5% 的儿童存在严重的注意力不集中、活动过度和冲动行为困扰，这些问题低于满足 ADHD 完整诊断标准的阈值。各个国家的患病率估计不同，且随时间推移而增加。然而在大多数国家，ADHD 的认知和诊断仍然相对不足，尤其是在女孩和年龄较大的儿童中。ADHD 通常会持续到成年期，并且是其他精神健康障碍和负面结果的风险因素，包括成绩不佳、就业和人际关系困难，以及犯罪。及时识别和治疗 ADHD 患儿可为改善长期结果提供机会。

在 2017 年的一项中国文献综述中，研究者汇总了 67 项研究，共包括

275502 名儿童和青少年，估计中国儿童和青少年多动症的总患病率为 6.26%。研究者还指出，由于"地理位置"和"信息来源"等变量的显著异质性，需要针对公共卫生的公平性，推广在线音乐治疗以及特殊音乐教师的培训，以为全国各省的多动症儿童和青少年提供临床音乐教育和干预。

ADHD 通常被认为是一种可遗传的多因素儿童早发神经发育障碍，涉及遗传因素（Thapar 等，2016）。虽然音乐治疗不可能（直接）通过修改 DNA 结构来治疗 ADHD，但表观遗传学研究表明音乐治疗可能对该疾病产生积极影响（Hamza 等，2019）。

> 在基因和环境交互作用模型中，一些临床、遗传和分子论据支持 ADHD 病因学中的表观遗传假说。环境风险因素，如毒性、营养因素和压力性生活事件，会导致 ADHD 患者 DNA 甲基化和组蛋白修饰水平的变化。DRD4 基因启动子区域中的一个关键 CpG 位点在 ADHD 患儿中表现出特定的模式。对 DNA 甲基化组的广泛探究显示血管活性肠肽受体 2 基因的甲基化降低，但需要进一步研究以验证这些结果。

除了这些内源性因素之外，识别影响 ADHD 的环境、社会文化和生活方式因素仍然是一个巨大的挑战。现有研究支持音乐治疗与神经刺激（Wong 等，2019）、基于正念的干预（Schmiedeler，2015）、人本疗法（Hamre 等，2010）或中医（Ni 等，2014）等有效治疗的结合。虽然存在众多可用的治疗方法，但如何选择最佳治疗方法是一个问题。一篇综述（Caye 等，2019）侧重于药物和非药物治疗方法，并建议根据患者的个性化特征来选择治疗方法。在音乐治疗方面，Fan Zhang 等人（2017）总结如下：

> 音乐治疗可能会降低 ADHD 患儿不良行为的频率，并减少与 ADHD 相似或共存的其他心理健康状况（例如学习障碍、对立违抗性障碍、克罗恩病、抑郁症、抽动障碍、适应障碍）。通过为人们提供"一种安全、结构化和社会可接受的形式，让他们可以表达难以表达的感受"……促进自主性和创造力的音乐治疗计划可以帮助儿童和青少年更适应与他人相处，尽管这也可能导致课堂上的破坏性行为暂时轻微增加。音乐治疗师使用多种方法，通常被认为有利于治疗 ADHD。Rickson（2006）得出的结论是，音乐治疗有助于减少课堂上的 ADHD 症状并改善身心发育。

一项涉及中国多动症儿童和青少年的音乐治疗研究（Mastnak，2022）提出了专门为应对多动症典型特征而设计的音乐治疗模型，并针对以下三种情况进行了差异化处理：（1）将 ADHD 视为一种真正的疾病，例如，与颞中回和颞上回以及额叶的额−基底部分的中枢神经结构变化有关（Gehricke 等，2017）；（2）将 ADHD 特征视为获得和巩固的人格特征；（3）将 ADHD 症状视为对不利环境或社会文化条件的病理反应。这一模型提供了一种多维音乐治疗（或临床音乐教育）方法，包括：文化参与的自我调整，控制不利刺激，特定的自我调节技术，聚焦聆听，创造性冲动控制训练，内心平静的声音冥想。

在音乐治疗和音乐教育的交叉领域中，墨西哥钢琴教育家 Diana Ortigoza Castro（2019）进行了研究，探讨了个体钢琴课对多动症儿童的益处，并强调以下几点：（1）音乐中自我意识和精神专注的重要性，以强化动态正反馈循环；（2）通过精确调整投入到钢琴演奏中的状态，以控制冲动和改善情绪的不稳定性，同时避免感觉过载；（3）积极的音乐刺激可以调整心理能量；（4）以资源为导向，有意识地解构典型的 ADHD 现实；（5）音乐引导的自信、自我意识、可靠感、宽容和适当的自我批评的提高。此外，她还强调，在这种钢琴教育条件下，典型的多动症症状不会出现（或逐渐减轻），并且取得的成就感也会改善日常生活中的行为表现。

目前，国际上支持采用音乐干预作为针对 ADHD 患者的治疗方法，但需要进一步科学研究来优化技术、评估效果大小并阐明潜在机制。

二、自闭症谱系障碍和沟通障碍

自闭症谱系障碍（ASD）被视为现代音乐治疗中最受欢迎且最独特的治疗领域之一。例如，自闭症是格特鲁德·奥尔夫（Gertrud Orff）创建奥尔夫音乐治疗的重要的诊断之一，直到今天，奥尔夫治疗方法仍然启发着与自闭症儿童合作的工作（Dezfoolian 等，2013）。

从诊断和现象学的医学角度来看，自闭症谱系障碍是一种发育障碍，通常包括社交沟通和互动问题以及受限或重复的行为或兴趣。患有 ASD 的人也可能具有不同的学习、运动或注意力方式。ASD 的诊断主要基于看似异常的行为，需要与社会文化标准进行比较，因此诊断依赖于社会文化规范和传统。

回顾自闭症的历史，Trachtman（2008）强调，"虽然自闭症在 1943 年之前就已经存在，但是 Leo Kanner 被认为是对自闭症行为的第一个详细描述者。在 Kanner 的报告之前，这种行为通常被称为是儿童精神分裂症"。今天，自闭症基因研究讨论了特发性自闭症的候选基因，例如 AVPR1a、DISC1、DYX1C1、ITGB3、SLC6A4、RELN、RPL10 和 SHANK3（Cardoso 等，2019）。自闭症的跨学科研究突出了其多方面的风险谱（Chaste 等，2012）。

　　遗传和流行病学研究的主要发现表明自闭症是一种由遗传和环境因素共同导致的复杂疾病。关于自闭症遗传原因的了解取得了重要进展，这要归功于遗传学领域的大力发展。确定自闭症谱系障碍的特定等位基因的鉴定为自闭症难题提供了重要线索。然而，许多问题仍未得到解答，最近的结果提出了新的问题。此外，鉴于大量证据支持环境因素对自闭症风险的显著贡献，现在应加强对环境因素的探索。关于这种探索的一个方面是研究基因和环境因素之间的相互作用。

最后一句话涉及表观遗传学，即影响基因表达的因素之一。音乐是其中一个因素（Nair 等，2019），因为音乐体验包括训练、表演和聆听，可以被视为大脑功能的表观遗传的修饰因子，涉及基因和 miRNA 表达的调节。在本书中，我们积极鼓励进行跨学科的音乐治疗研究，以探究音乐对自闭症谱系障碍现象的影响。这可能会为以前关于自闭症音乐治疗的研究（Geretsegger 等，2014）提供重要的补充。

　　音乐治疗可以帮助患有 ASD 的儿童提高他们在构成该病症核心的主要结果领域的技能，包括社交互动、口头交流、行为启动和社会情感互惠。音乐治疗也可能有助于提高其非语言交流技巧。在次要方面，音乐治疗可能有助于提高自闭症儿童的社会适应能力，并促进其亲子关系的质量。

作者还指出，最近的研究着重于通过音乐治疗改善临床实践。例如，Sharda 等人（2018）的研究表明，音乐可以改善自闭症儿童的社交，并揭示增强听觉-运动连接可能是积极效应的基础。

　　由于其广泛的吸引力、内在的奖励价值以及改变大脑和行为的能力，音乐可能成为治疗自闭症的潜在辅助手段。在这项研究中，我们评估了音乐干预与非音乐控制干预在学龄儿童的社交和大脑连接上的神经行为结果。音乐干预涉及使用即兴方法通过歌曲和节奏，以达到社交的目的。非音乐控制是在非音乐环境中实施的结构匹配的行为干预。干预前后，在社交和额颞网络的静息状态功能连接上进行评估。干预后，音乐组的社交得分较高。在听觉和皮质下区域之间，与非音乐组相比，音乐组干预后的静息状态大脑功能连接性更强，听觉和额运动区域之间的连接更强。与非音乐组相比，在自闭症患者中已知过度连接的听觉和视觉区域之间，音乐组的干预后大脑连接性较低，而大脑连接性与社交改善有关。这项研究表明8～12周的个体音乐干预确实可以改善社交和大脑功能连接，并为进一步研究自闭症音乐干预的神经生物学模型提供了支持。

总体来说，应用于自闭症的音乐治疗面临着一系列问题和挑战，如：（1）改善自闭症症状的音乐治疗新模式；（2）发现自闭症个体的特定优势并支持其个人成长，如音乐创造力或表演技能；（3）深入研究音乐治疗的神经生理和表观遗传机制对治疗效果的影响；（4）在自闭症音乐治疗中加强文化敏感性。

在这一领域，捷克音乐治疗师 Matěj Lipský（Mastnak 等，2018）是国际上杰出的自闭症音乐治疗创新研究人员。他的研究成果发表在多个国际学术期刊上，同时他也积极参与国际会议和讲座，分享他的经验和研究成果。他的工作重点包括：研究音乐对自闭症患者社交和情绪表达的影响，开发创新的音乐治疗方法和工具，以及探索如何通过音乐调节自闭症患者的危机。他还是捷克特洛斯科夫特殊教育中心的音乐治疗师，他在那里对自闭症儿童和青少年进行音乐治疗。此外，他还创办了一个由自闭症患者运营的捷克广播电台，这是一个非常有意义和创新的项目，也是他在自闭症音乐治疗领域的一项重要工作。

三、对立违抗性障碍

对立违抗性障碍（ODD）被认为是中国儿童和青少年最常见的精神问题之一。例如，湖南中部地区 ODD 的年患病率估计为 2.98%（Shen 等，2018）。关于 ODD 分布可能存在的社会文化差异，一项比较分析（Canino 等，2010）强调了地理位置与 ODD 患病率之间的关系并不显著。但北京师范大学的一项研究（Lin 等，2018）着眼于中国儿童对立违抗性障碍症状在家庭、双方关系和个体层面因素之间的关系，指出家庭凝聚力/适应性与 ODD 症状之间存在间接关联。因此，我们认为对 ODD 个体进行音乐治疗可以为跨学科心理教育支持提供一种有益的补充。

Pardini 等人（2010）指出，ODD 和克罗恩病（CD）的现代概念基于 1968 年第二版《精神疾病诊断和统计手册》中涉及犯罪相关的儿童和青少年障碍的描述，其中包括三种理论上不同的诊断，由不同的环境因素引起：失控反应、非社交攻击反应和群体犯罪反应。

由于 ODD 症状与法医精神病学的显著重叠，因此需要对病理特征进行明确的医学鉴定（Riley 等，2016）：通常，ODD 与注意缺陷/多动障碍、品行障碍和情绪障碍（包括焦虑和抑郁）共病。此外，具有 ODD 病史的成年人和青少年患上另一种精神疾病的概率超过 90%。他们出现社会和情感问题的风险较高，包括自杀和药物滥用。早期干预旨在预防行为障碍、药物滥用和犯罪的发展，这些问题可能导致终身的社会、职业和学业障碍，这也是音乐治疗的关键目标之一。

ODD 的治疗常常是复杂的，包括心理治疗干预（如亲子互动疗法、积极育儿计划、解决问题技能培训或愤怒控制培训）以及药物治疗（如非典型抗精神病药物）。在本书中，我们提出了一种完全不同的治疗模式（Mastnak，2022），它可以用作附加治疗、教育支持甚至主要治疗，该模式将 ODD 视为一个涉及社会文化动力学、多病理动态和个体内部动态的问题，我们称之为"四 S 模型"。

考虑到对立违抗性障碍是一个动态和系统性的问题，我们建议采用基于正念赋权和音乐治疗（及艺术治疗）的资源导向治疗模式。这种治疗模式专为教育和临床使用而设计，旨在帮助受 ODD 影响的个人发掘自身优势，并降低其遭受社会排斥和污名化的风险。四个"S"分别代表自我发现（self-discovery）、自我控制（self-control）、自我实现（self-actualisation）和自我调整（self-adjustment）。

"四 S 模型"的自我发现方面鼓励通过非指导性方法进行有意识的自我发现，例如心理戏剧技术或电影治疗。

为了提高自控力和培养自律性，"四 S 模型"的自我控制方面建议进行适当的活动，例如武术或中国打击乐，以及涉及体力消耗和加强心肺功能的活动，并允许内在冲动和情感过程的艺术转化。

自我实现方面，"四S模型"认为对立违抗性障碍可能是由于外部行为决定和自我实现的强烈动机之间的不平衡导致的。声音场景即兴创作是一种集戏剧、舞蹈、诗歌和美术于一体的综合音乐治疗和教育理念，可以促进自我实现的愿景和体验。

"四S模型"建议采用音乐引起的意识状态改变和音乐想象技术相结合的方法，帮助个人探索人格与社会文化环境之间的关键差异，从而能够调整自己的行为而不伤害自己的个性。同时有助于个人对认知和行为模式产生充分的改变，并增强以情感和冲动为导向的自我调节。

四、脑瘫

虽然脑瘫被归类为儿科神经疾病，但治疗干预措施涉及特殊教育和家庭支持。从广义上讲，脑瘫是一组终身疾病，影响运动和协调，包括语言习得。它由出生前、出生时或出生后不久出现的大脑问题引起，通常在婴儿出生后并不明显，而在孩子生命的最初两到三年才变得明显，可能表现为延迟发育、肢体过于僵硬或松软、肢体虚弱、烦躁、动作笨拙、随机不受控制的动作、吞咽困难、言语问题、视力问题和学习障碍等症状。

现今，有充分的证据表明，音乐治疗尤其是多模式音乐治疗，可以缓解脑瘫症状并促进儿童的发育。例如，结合音乐和舞蹈疗法进行的有节奏的听觉刺激，可以改善脑瘫患者的身体功能，尤其是平衡、步态和心肺健康，以及促进情绪表达和社会参与（López Ortiz 等，2019）。López Ortiz 等人还强调，"舞蹈和音乐运动的潜力有助于脑瘫儿童和成年患者的平衡、步态和行走"。神经音乐治疗进一步证实了这些结果，例如对于严重双侧脑瘫儿童的上肢康复。

Marrades-Caballero 等人（2018）的研究中提到：干预组除了常规的物理治疗外，还接受了16周的音乐治疗。两位治疗师实施了治疗性器乐演奏的神经音乐治疗计划。对照组接受类似的常规治疗，但不接受神经音乐治疗。通过量化整体和具体的"Chailey 能力水平（是一个用于评估儿童青少年身体能力的标准）"以及运动阶段等指标，发现干预组在手臂和手部位置方面，以及 Chailey 能力水平和音乐治疗组观察到的运动阶段都显著改善，并且这些改善在 4 个月后仍然持续存在，而对照组则没有改善。

研究结果表明，神经音乐治疗可以通过优化干预，改善严重脑瘫患者的运动功能，并可以引入钢琴教学等临床音乐教育。例如，Dogruoz Karatekin 和 Icagasioglu 在 2021 年的研究中指出，"使用治疗性器乐演奏方法，可以提高青少年脑瘫患者的握力、手指力量、粗大和精细运动技能等功能。此外，特定的音乐治疗还可以提高严重脑瘫儿童的参与度"。正如 Santonja-Medina 等人在 2022 年的研究发现，神经音乐治疗可以显著改善脑瘫患儿的"视觉接触""运动参与"和"运动参与重复"等方面的参与度，特别是在"触摸""用手击打""抓握和击打"等子类别中也发现了显著差异。此外，治疗性器乐演奏也可以增加患有严重脑瘫儿童手动活动的参与度，从而增强其精细运动干预的强度。

尽管这些研究在改善运动方面取得了鼓舞人心的成果，但国际上仍缺乏关于支持脑瘫患者语言习得的研究。在奥地利的一项（Sun Sun Yap，2014）研究中，开发了一种令人信服的音乐治疗方法，以增强脑瘫青少年的语言习得。此外，还有更多基于实践的证据表明，音乐治疗可以增强或巩固脑瘫儿童的认知能力、运动协调和运动范围，并可改善语言。唱歌可以创造出一种结构，以提高患儿的说话流畅度或语速。此外，音乐治疗可以纠正说话声音的异常响度、呼吸和音调，并可以增强患儿在尝试交流时的信心。鉴于不同语言之间的巨大差异，我们鼓励研究特定的音乐治疗来提高中国脑瘫患者的汉语习得。

第五节　音乐治疗的老年病学适应证

在老年病学和老年神经病学领域，音乐治疗被广泛用于多种药物病症的重要干预措施。例如，日本的老年学家 Suguru Agata 在 70～100 岁的老年人中开展了一个以键盘为基础的音乐项目（Agata 等，2021），甚至包括为 85 岁及以上的初学者提供钢琴教程，并涉及舞蹈和体操等活动，旨在提高其生活质量和促进其身心健康。结果显示，这个项目促进了社交互动、组建合奏、提高内在动力和良好情绪，以及改善认知能力。此外，通过避免白天过度小睡并将其替换为练习、音乐学习和交流，该项目还改善了睡眠。

在老年神经病学领域，研究显示了音乐的多方面益处。西班牙的一项比较研究（Gómez-Romero 等，2017）总结称，音乐治疗可用于治疗任何阶段的痴呆症患者，即使认知严重恶化，并且可以改善行为障碍、焦虑和烦躁等症状。同样，一项中国研究（Zhang 等，2017）补充说，当患者接受互动疗法时，音乐治疗特别有效。研究结果证实，音乐治疗可以有效处理破坏性行为和焦虑，同时支持使用音乐治疗来改善认知功能、抑郁和生活质量。荷兰的一项综合调查研究指出音乐治疗已经成为老年病学和老年神经病学领域中不可或缺的部分，因为它可以减轻病痛、改善情绪、增强社交互动，同时减少药物使用和药物的不良反应（Van der Steen 等，2018）。

在机构护理中为痴呆症患者提供至少 5 次基于音乐的治疗干预，可能会减少抑郁症状并改善痴呆症患者的整体行为问题。此外，音乐治疗还可以改善情绪和生活质量，并减少焦虑，但对激动、攻击性和认知可能没有显著影响。然而，对社会行为的影响和长期效果影响尚不确定。未来的研究应该考察治疗效果的持续时间与整体治疗持续时间和疗程次数之间的关系。

有些研究与前面提到的研究存在一些矛盾，特别是在激动、攻击性和认知方面，这可能表明有益效果不均或不同的音乐治疗技术产生的结果不同，因此需要在临床实践中精确地进行老年神经音乐治疗。此外，多项研究表明音乐治疗对阿尔茨海默病患者有积极作用。例如，西班牙的一项研究（Gómez Gallego 等，2017）得出结论，音乐治疗改善了阿尔茨海默病患者的认知、心理和行为问题，将音乐治疗与舞蹈疗法相结合可以改善其运动和功能障碍。

最近的研究表明，音乐治疗在帕金森病中具有广泛的作用。一项由厄瓜多尔和西班牙的研究人员进行的研究（Machado Sotomayor 等，2021）发现，针对帕金森病患者的运动功能，可以通过听音乐、身体节律以及节奏性听觉刺激来进行调整和改善，还能够积极影响患者的沟通、吞咽、呼吸和情感等方面。无论是个体治疗还是团体治疗，都可以提高帕金森病患者的生活质量。此外，一项德国研究（Baedeker，2022）揭示了音乐治疗改善典型的帕金森运动症状的潜在机制，例如基底神经节、神经心理计时和与时间有关的提示等。

另外，一项实证研究（Mastnak 等，2017）强调了具有文化敏感性的音乐治疗在老年神经病学中的重要性，并确定了一系列新的益处。

唤醒：音乐治疗可以唤醒个体，包括病理性冷漠的患者，使他们表现出积极的模仿反应，参与的工作人员将这种现象描述为"身体表现力的觉醒"和"闪亮的面孔"。

生物运动同步：在老年医学领域很少提及的生物运动同步似乎可以提供心身功能的指标。在痴呆症患者中，可能存在特定的感觉刺激、肌肉骨骼活动和呼吸同步性的丧失。参加歌唱小组的人倾向于同步感觉运动过程，包括有节奏的轮椅摆动和使用拐杖作为鼓槌，即使是没有足够的反应能力和严重丧失沟通能力的患者也会表现出有节奏的运动反应，这提示大脑信息处理。此外，唱歌还支持呼吸、腹肌和横膈的轻微训练。

文字记忆：在治疗期间，言语能力和记忆力非常有限的患者开始回忆歌词，并以某种方式"重新组合"类似于拼图的歌词。被诊断为运动性失语症的患者开始低声说出歌词元素，并似乎通过适当的嘴唇运动加入了团体过程。

社会存在：在集体演唱过程中，个人的社会存在感、互动和参与合奏的动机得到了增强。患有严重认知障碍的患者在集体唱歌时改变了身体紧张度和目光凝视，并发出了注意信号，这表明集体唱歌有助于提高社交互动。

适当的表达：平时比较刻板或缺乏沟通的人对团体情况的评价非常清晰，例如"在小组里唱歌很棒""戴眼镜的女孩声音好可爱"或"你是未被发现的音乐明星"。

快乐：工作人员描述了频繁的微笑、眼神交流和愉快的面部表情、声音音色的积极变化和表达满意的手势。那些还能使用口头语言的人，表达了歌唱如何使他们快乐。

调节唤醒：集体唱歌不仅能够激活参与者，还可以调节心理生理的情绪唤醒，例如内心紧张和易怒，并对情绪波动或焦虑、抑郁发作产生积极影响。

第六节 疼痛和麻醉适应证

疼痛并非直接从受伤的身体部位传递到我们的感知系统中，而是通过大脑中复杂的疼痛处理系统产生的。这个系统包括将原始疼痛信息分解成更加细致的处理，包括臂旁核、中脑导水管周围灰质、小脑、杏仁核、基底神经节、岛皮质、前扣带皮质以及丘脑等部分。最终的处理发生在第一躯体感觉区、第二躯体感觉区和前额叶皮质中，形成我们对疼痛的有意识的体验。

在这一背景下，我们还需要强调有关疼痛的定性维度的最新研究成果，这些维度在 IQDFS 模型中得到阐述（Mastnak，2019）。该模型区分了疼痛的强度（Intensity）、质量（Quality）、动态（Dynamics）、心理焦点（Mental Focus）以及疼痛的个人意义（Personal Significance）等方面，这些视角同样适用于音乐感知，这激发了音乐参数和疼痛参数之间的某种同构关系——音乐治疗中的 ISO 原则（个人参与、情感体验、身体表达和音乐表现），这在本书第一章已经讨论过。同时，一些关键的疼痛处理中心也参与音乐处理，例如杏仁核、岛叶、前扣带皮质和前额叶皮质（Schaefer，2017；Boso 等，2006）。这种共同的潜在机制与音乐在缓解慢性疼痛方面的功效密切相关，这应该被看作是一种复杂的心理生理现象（Simons 等，2014）。

> 我们对慢性疼痛的认识涉及复杂的大脑回路，包括感觉、情绪、认知和内感受的处理。生理疼痛（如受伤）和情绪疼痛之间的相互作用，以及心理状态的改变对疼痛表达的影响，使得慢性疼痛的评估和治疗成为临床上的挑战。通过了解涉及心理过程的神经回路，可以更好地理解实施基于心理学的治疗机制……我们评估了一些可能因慢性疼痛而改变的主要过程的神经网络定位和集成。这些变化是持续的，幅度和程度各不相同，并且可能会随治疗的时间和次序而改变，所有这些都有助于形成整体的疼痛表型。此外，我们将心理过程的改变与特定的循证治疗联系起来，以提出疼痛神经科学心理学模型。

尽管仍需要进行许多科学研究以更深入地了解大脑中音乐处理和疼痛处理之间的复杂相互作用，但今天已有相当充足的临床证据表明疼痛可以被视为音乐治疗的指征。除了用音乐治疗缓解慢性疼痛（Garza Villarreal 等，2017），系统评价显示，随机对照试验已经明确支持将音乐治疗作为治疗疼痛的一种方法（Lee，2016）。

　　　本研究收集了 1995 年至 2014 年期间发表的随机对照试验。研究通过搜索 12 个数据库和手动搜索相关期刊和参考文献列表来收集数据。主要研究结果包括疼痛强度、疼痛的情感困扰、生命体征和镇痛药物的使用量。研究质量根据系统评价进行评估。对于纳入研究的 97 项分析结果表明，音乐干预在降低疼痛评分、其他疼痛评估表、疼痛引起的情感困扰、麻醉剂使用、阿片类药物摄入量、非阿片类药物摄入量、心率、收缩压、舒张压和呼吸频率等方面具有显著的统计学意义。亚组和调节分析提供了额外的临床信息。考虑到所有可能的益处，音乐干预可能成为医疗环境中缓解急性、手术和癌症/慢性疼痛的有效补充方法。

此外，音乐治疗疼痛的研究必须考虑复杂的条件，如音乐对术后焦虑和疼痛的影响（Kavak Akelma 等，2020），或按摩和音乐对于烧伤患者疼痛、焦虑和放松的影响（Najafi Ghezeljeh 等，2017）。我们建议进一步研究音乐和疼痛之间的关系，以扩大音乐治疗的适应证范围，如缓解痛经，同时也为有效的自我调节技术开辟道路。

第三章 音乐治疗评估方法和工具

音乐治疗的干预具有标准化过程，虽然不同国家制定的标准略有不同，但大致可分为评估（Assessment）、计划（Plan）、实施（Implementation）和评价（Evaluation）四个步骤，简称"APIE"。在音乐治疗中，使用标准化过程可以确保治疗计划是系统化和有目的的，可以更好地满足来访者或患者的需要。而评估便是标准化操作的第一步。

由于接受音乐治疗的人群背景和需求千差万别，评估工具的选择必须考虑到这些差异。全面评估涉及个体的音乐能力、音乐偏好、生理和心理状况等方面，这有助于制订合适的治疗计划，并监测治疗效果。

本章所介绍的评估方法和工具从广义上来说，包含了治疗前评估、阶段性评估与治疗后评价等。治疗前评估旨在了解来访者或患者的病史、个人情况、音乐背景、音乐喜好等信息，以便为其制订个性化的治疗计划。阶段性评估通常在治疗过程中进行，以监测治疗的进展和确定治疗的效果，并根据需要进行调整。治疗后评价则是对治疗效果的总体评估，以便评估治疗的有效性，并为以后的治疗提供参考。评估方法和工具的选择和使用需要考虑到患者的特定情况和需求，并在治疗过程中进行动态调整和优化。

音乐治疗的评估方法涵盖了从心理学到生理学的多种维度。这些评估方法可以大致分为客观评估法和主观评估法两大类。客观评估法如音乐心理学测试和物理治疗测试，用于评估来访者或患者的音乐能力和生理状态；而主观评估法则是通过面谈、观察和问卷等方式来评估个体的情感、认知和社交能力。音乐治疗评估的具体方法和工具包括（但不限于）以下几个方面。

◆ 音乐治疗评估和记录表：记录音乐治疗过程中相关信息的文档，包括个体的情绪状态、音乐反应、治疗计划的执行情况等。这种记录对于评估治疗效果、优化治疗方案、追踪干预进展和评估总体治疗成果至关重要。

◆ 行为观察法：治疗师在治疗过程中实时观察并记录个体的行为和反应，例如其肢体动作、面部表情和语言反应。对这些观察结果进行分析可以帮助治疗师对患者的整体状况进行综合评估。当然，有效地运用此方法需要治疗师具备丰富的临床经验和深厚的专业知识。

◆ 心理测量工具：包括各种量表，如抑郁量表、焦虑量表和睡眠量表等。这些工具主要用于评估患者的心理健康状况，以及其对音乐治疗的满意度和接受程度。

◆ 生理测量工具：通过测量如心率、呼吸、血压和脑电图等生理指标，可以了解个体在接受音乐治疗时的生理反应。这些生理数据为我们提供了评估音乐治疗效果的客观依据。

◆ 病史和临床评估：通过了解患者的病史和当前的身体状况来帮助医生和治疗师确定音乐治疗的适宜性。此外，治疗过程中的临床评估也能帮助判断治疗是否达到了预期效果。

◆ 收集反馈：这是一个综合性的步骤，包括问卷调查、访谈和实时观察。患者和家属的反馈为治疗师提供了宝贵的第一手资料，有助于了解治疗的实际效果及其对患者的心理和情感状态的影响。

◆ 时间序列分析：这是一种数据驱动的评估方法。通过对比患者在治疗前后的生理、心理和行为指标，我们可以客观地评估治疗效果。尽管此方法数据收集和分析的过程较为烦琐，但它为音乐治疗师提供了宝贵的研究数据，对推动音乐治疗领域的科研工作具有重要价值。

本章从多个角度介绍了音乐治疗评估的方法和工具。其中，音乐治疗评估表、心理量表和生理指标（脑电图、磁共振、心率变异性等）评估是其中的重要组成部分。不同的评估方法适用于不同的个体和治疗目的，因此需要根据具体情况选择合适的评估方法，以便更好地提供个性化的治疗。同时，为了确保评估结果的准确性和可靠性，评估过程应该由专业人员进行。

虽然本章介绍的方法并不全面，但它们代表了目前可用于音乐治疗的最佳临床实践的相关示例。这些方法不仅可以帮助音乐治疗师了解来访者或患者的音乐能力、音乐喜好、身体、情绪和认知等方面的信息，而且可以为发现和阐明音乐治疗的动态和机制提供重要的帮助。通过评估和动态监测，音乐治疗师可以了解个体在治疗过程中的变化和进展，进而调整治疗计划，以达到更好的治疗效果。

第一节 音乐治疗评估和记录表

·音乐治疗评估和记录表的意义

音乐治疗评估和记录表为专业人员提供了一套系统化的工具，捕捉和反映治疗过程中的关键信息。它不仅记录了个体的情绪反应、音乐互动和治疗策略的执行，还对治疗效果提供了宝贵的反馈，促进了更具针对性的治疗方案的制订。

·编制的考量因素

在编制音乐治疗评估和记录表时，应该考虑以下因素：首先是记录信息的完整性和准确性，应该尽可能详细地记录个体的表现、治疗进程、治疗计划等。其次是记录信息的实用性，需要使记录的信息能够帮助治疗师更好地评估个体的状况，制订更适合的治疗方案。最后，在编制音乐治疗评估和记录表时，需要根据不同的个体进行灵活的调整和修改，以满足不同的需求。

明确治疗目标：在音乐治疗干预之前，治疗师需要确定治疗目标，例如帮助患者减轻焦虑或改善情绪状态。评估和记录表可以帮助治疗师识别患者的核心需求和期望。

◆ 追踪治疗进展：为治疗师提供中间反馈，指明是否需要策略调整。

◆ 评估治疗成果：评估和记录表的信息可以帮助治疗师评价治疗的效果，确认治疗是否可以成功实现预定目标，若有差异，及时进行调整。

◆ 衡量治疗品质：评估和记录表可以帮助治疗师确定治疗方法是否获得患者的正面反馈及其实际效果。如果评估结果显示治疗质量不高，治疗师可以采取措施来改进治疗方法。

· 标准化与灵活应用

在音乐治疗过程中，制订统一和标准化的评估工具对于治疗的顺利开展具有重要意义。这些工具可以帮助治疗师全面评估患者的状况，并记录治疗过程中的关键信息，以便对治疗方案进行调整和改进。然而，由于患者的状况和需求各不相同，因此治疗师应根据患者的具体情况和需要进行编制和应用评估工具。此外，不同机构可能存在不同的治疗流程和规范，因此治疗师在使用这些工具时，应根据患者和所在机构的实际情况进行适当调整和补充，使其尽可能规范、完善和符合实际需要。

除此之外，评估工具的使用应是治疗过程中的一个持续性过程，而不仅仅是单次性的操作。治疗师应该定期进行评估，以了解患者的状况和治疗进展情况，并根据评估结果对治疗方案进行调整和改进。这样，治疗师可以更好地帮助患者达到治疗目标，提高治疗效果和治疗质量。

· 实践中的应用

在临床实践中，作者结合了多种评估量表，并根据所在医院的实际工作流程，创建了一套综合的评估和记录工具，如音乐治疗病例记录表、音乐治疗初步评估表、音乐治疗计划表、音乐治疗记录表、家庭图谱、社会支持关系图等（具体请见表1-表4、图1-图2）。然而，这些工具只是一个基础模版，实际应用中可能需要根据具体情况进行调整。

在音乐治疗开始之前，治疗师需详细填写患者的音乐治疗病例记录表，确保充分了解患者的基础信息，从而为患者提供更精准的服务。病例记录表不仅涵盖了患者的基本信息和医疗背景，还明确列出了治疗的短期目标和长期目标，便于治疗团队了解并参与治疗过程。

表1　音乐治疗病例记录表

姓名		性别		出生日期	
职业		现居地		文化程度	
电话		就诊日期	年　月　日	转诊科室	
主诉					
现病史					
既往史					
过敏史					
查体					
门诊诊断					
治疗目标	【长期目标】G1、G2、G3······ 【短期目标】O1、O2、O3······（可在后续单次治疗计划中具体列出）				

表2　音乐治疗初步评估表

评估要点	要点说明
医疗史	（包括以往及当前的健康状况，以往所接受的治疗及其成效，目前正在接受的治疗计划及配合情况，对患者整体健康和治疗响应的影响）
家庭状况	（考察家庭结构、成员间的动态关系，明确患者所需支持类型，记录下任何对治疗过程有潜在影响的家庭需求，识别家庭作为社会支持系统的功能或可能存在的问题因素）
职业/教育	（评估患者当前的工作技能和教育水平，以及适应职场的能力和准备状态，了解患者的教育背景与职业发展是如何影响其生活和治疗的）
爱好/技能	（识别和评估患者的兴趣爱好及其在休闲活动中的参与程度，了解这些活动如何影响其生活质量和治疗参与度）

续表

评估要点			要点说明		
认知功能	正常		情绪功能	积极/主动	
	记忆障碍			友好/配合	
	注意力障碍			愤怒/敌意	
	空间感知障碍			焦虑/恐惧	
	思维障碍			抑郁情绪	
	自我表达障碍			冷淡	
	语言理解障碍			被动	
	决策能力			易怒	
生理功能	正常			情绪波动明显	
	听觉障碍			自我调节困难	
	视觉障碍			其他	
	步态失调		社交功能	主动	
	粗大运动协调障碍			被动	
	精细运动协调障碍			回避	
	其他			与治疗师有正常互动	
音乐功能	音乐反应 音准较好			与同伴有正常互动	
	音量适中			与亲友有正常互动	
	节奏稳定			其他	
	其他		交流功能	非语言交流 运用肢体语言	
	音乐技巧 乐器弹奏			正常眼神交流	
	歌唱能力			其他	
	即兴能力			语言交流 自然流利	
	创作能力			谈话主题集中	
	音乐喜好 流行			语速正常	
	民歌/民乐			普通话	
	红歌			沉默寡言	
	儿歌			滔滔不绝	
	影视歌曲			负性语言	
	戏曲			口吃	
	古典音乐			其他	
	轻音乐		其他备注:		
	爵士				
	其他				

　　该评估工具为音乐治疗师提供了一个综合性的评估框架，用以结合患者的医疗病历进行初步的音乐治疗评估。评估内容广泛，旨在全面收集患者的生理健康情况、心理健康状态、认知功能水平、情绪反应、社会交往能力、音乐素养以及个人音乐偏好等资料。此外，评估还将深入了解患者的家庭背景、职业或教育状况以及个人兴趣，这样可以为音乐治疗师提供必要的信息，从而制订个性化的治疗计划，确保治疗活动与患者的生活环境、心理需求及生活习惯相协调。

表 3　音乐治疗计划表

治疗日期		治疗时间	
治疗地点		治疗师	
长期目标	G1 G2		
短期目标	O1（G1） O2（G1） O3（G2） O4（G2）		
序号	干预内容	干预目标	时长（分）
1			
2			
3			
4			
备注			

　　依据音乐治疗评估所得资料，音乐治疗师会为患者制订每次干预的音乐治疗计划。此方案将细致概括治疗使用的专业干预手法、选定的乐器类型、音乐风格、旋律节拍及旨在达到的治疗目标等关键要素。计划还包含预定的干预流程和时间安排，以及可能涉及的心理学和音乐学理论依据。

　　除了上述要素，音乐治疗师还会预设一个灵活调整的机制，以适应患者在治疗过程中的即时反馈和变化。这可能涉及对治疗强度、节奏和乐器使用的动态修改。计划中也会注明评估治疗效果的标准，包括行为和情绪反应的观察记录以及患者自述的感受和反馈。为了进一步提升治疗的个性化和针对性，计划应该考虑患者的生理和心理状态，以及他们的文化背景和对音乐的个人喜好。音乐治疗师还应该准备如何应对患者可能出现的各种反应，如情绪激动、回忆过往事件或是沉浸在音乐所引发的感触中。最终的目的是通过专业和有针对性的音乐治疗计划，促进患者的整体康复。

表 4　音乐治疗记录表

治疗日期	年　月　日	治疗次数	第　　次
治疗时长	分钟	治疗形式	个体治疗/团体治疗
治疗内容	了解近况： 干预技术： 治疗讨论：		
行为观察	（在治疗内容实施过程中，治疗师观察患者的行为反应，如参与度、注意力集中度及情绪表现等）		
患者反馈	（治疗结束后，患者的主观感受和反馈被记录下来，包括他们对于音乐活动的感受和治疗过程中的体验）		
治疗练习	（这些是治疗师为患者制订的音乐活动和练习，以促进患者在治疗干预期间的进步和自我练习）		
监测指标	（治疗师利用各种工具和量表来监测患者的情绪状态、生理指标等客观数据，用以评估治疗进展）		
治疗评估	（治疗师综合治疗内容、行为观察、患者反馈和监测指标，对单次治疗的效果进行全面评估）		
后续计划	（基于上述评估结果，治疗师会为下一次治疗制订计划或调整计划，确保治疗目标的连续性和适应性）		

在进行音乐治疗干预时，治疗师需详实记录患者在治疗中的表现与变化。音乐治疗记录表将全面记录下治疗的形式、持续时间、具体实施的干预措施、音乐的种类和音调节奏等细节。同时，患者在治疗期间的行为响应、情绪变

化、自我感受以及症状的任何变动也将被包含在内。此外，文档中应包括一系列的定性和定量评估指标，如情绪状态量表评分、生理数据（如心率、血压、心率变异性、脑电图等），以及音乐活动中的参与度等，来衡量治疗效果的客观数据。这些数据的收集与分析对于评估单次治疗的效果至关重要，并且为后续治疗的计划调整提供科学依据。

治疗师也将根据患者的即时反馈和长期反应，对治疗计划做出必要的修改和优化。这种连续的监测和评估过程有助于音乐治疗师细化治疗策略，确保每次干预都是根据患者当前状态量身定制的，同时也为整个治疗过程的成效提供跟踪和评价的手段。

为了帮助你和治疗师理解你的家庭结构和重要家庭事件，请你在以下家庭图谱模板中绘制完成你自己的家庭图谱，可在家庭图谱旁边或下方记录家庭重要事件和日期，绘制时可以根据自身情况适当调整。

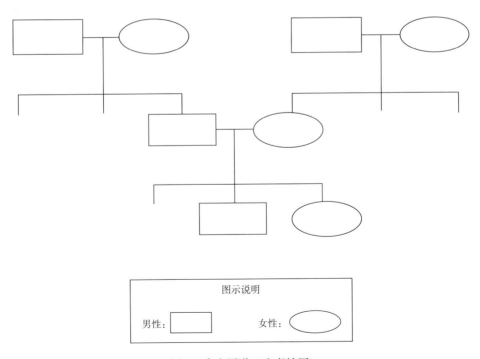

图 1　家庭图谱（患者填写）

　　家庭图谱是一种记录患者家庭情况的图表，用以描绘和分析患者的家庭结构及其成员间的关系。它记录了家庭成员的身份、相互关联、亲密程度及个体在家族系统中的作用和责任分配。此外，它也可以帮助治疗师把握家庭成员间的动态、潜在的紧张点和挑战，从而为治疗师提供宝贵的信息，有助于识别和理解可能影响患者情绪和行为模式的家庭因素。

　　通过详尽地映射家庭关系网络，治疗师能够洞悉家庭环境对患者心理和情绪状态的具体影响。这有助于制订针对性的治疗干预措施，确保音乐治疗计划不仅适合患者个人的需求，也顾及了其家庭背景。患者在专业人士的协助下填写家庭图谱，可以提高图谱的准确性和深度，同时这个过程本身也可能帮助患者提高自我洞察力，并且有助于治疗师与患者建立信任关系。

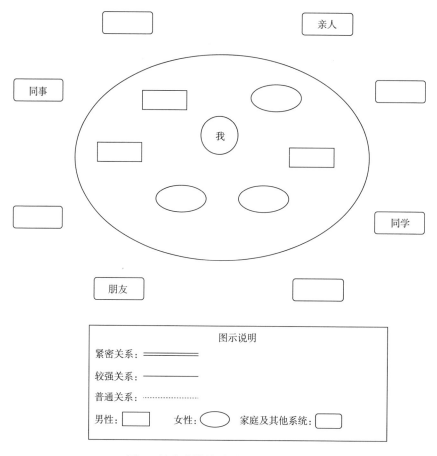

图 2　社会支持关系图（患者填写）

　　这个生态/支持系统图提供了一个用于可视化和分析个体所处环境和社会支持网络的框架。中心的"我"代表患者自己，内圈围绕患者的是最亲密的家庭成员和朋友，它们构成主要的支持系统。外圈则包含了更广泛的社会联系，如同事、同学、亲戚及社区成员，它们也为患者的生活提供了不同层次的支持。

　　使用这个图时，患者需要将对其有正面影响的人或组织放在相应的位置上。每个矩形或椭圆可以写上一个人的名字或一个支持组的名称。可以通过线条表示与这些人或组织之间的联系强度。此外，在图的下方，可以填写额外的信息，如联系频率、支持类型（情感支持、实际帮助等）以及其他相关备注。这能帮助治疗师进一步了解和评估患者的社会支持系统的广度和深度，从而为制订个性化的治疗计划提供依据。

　　社会支持关系图是一种视觉工具，用于绘制和分析患者的社会支持网络。它记录了那些对患者生活产生影响的人和组织，如家人、朋友、同事、社区成员以及参与的社会或者宗教团体。这一工具有助于揭示患者可获得的情感支持、实际帮助、信息和建议的来源，以及这些支持的强度和质量。通过映射患者在不同社交层面的联结和支持程度，治疗师能够对其社会资源进行全面评估。这样的评估对于识别患者生活中的支持性因素和潜在的资源缺口至关重要，进而可以制订更精准的治疗计划，涵盖社会支持在内的多方面需求。

　　患者在专业人士的引导下亲自完成社会支持关系图的填写，这不仅可以增进治疗师对患者社会互动模式的理解，也可以促进患者自我认知的提高，帮助他们认识到自己的社会联系网，并鼓励积极维护和利用这些关系以改善其生活质量。此外，这个过程也可以识别和强化那些对患者有益的社会联系，同时识别出可能需要额外支持或干预的领域。随着治疗的进展和患者社交网络的变化，社会支持关系图可能需要不断更新，以确保治疗计划的相关性和有效性。

　　以上这些图表是音乐治疗临床评估和记录的重要工具，帮助治疗师全面了解患者的心理、生理和社会状况。通过综合各类评估资料，治疗师可以制订出针对性强、反映个人需求的治疗计划。这份计划将详细说明选用的音乐治疗方法、干预技巧、治疗目标、计划时长和频率，以及其他相关的治疗注意事项。每个治疗方案都是"私人定制"，旨在达到最佳治疗效果。治疗师可以根据个人的记录习惯进行编写。

需要强调的是，这些评估工具并非用于临床医学诊断，它们不能取代医生的专业诊断。这些工具主要用于评价音乐治疗的效果和进展，并应作为治疗计划的一部分。患者若有健康疑问，应及时咨询专业医疗人员。

第二节　心理评估量表

音乐治疗是通过音乐及其各种形式的活动来促进身体、情感、认知和社交功能的改善。它在治疗广泛的健康状况中展现了潜力，尤其是在精神心理健康领域，治疗包括但不限于抑郁症、焦虑症和创伤后应激障碍（PTSD）等疾病。在临床实践中，音乐治疗师常依赖已经过验证的心理评估量表来监测患者的治疗过程与成效，这为量身定制有效的治疗方案提供了关键信息。常用的心理评估量表涉及情绪、认知、社交和行为等多个维度，这些量表被广泛认为是可靠且有效的评估工具。应用这些心理评估量表能够使音乐治疗师深入了解患者的心理状态、需求以及面临的挑战，并持续跟踪治疗的成效。在选用特定心理量表之前，音乐治疗师应全面评估各量表的优势与局限性，并确保所选量表与患者的具体需求相符合。鉴于音乐治疗可能引发的多样化心理和生理反应，治疗师需采用多元化的心理评估工具来综合评定患者的治疗反应和进展，并据此与其他评估结果相结合来制订和调整治疗方案。

·心理量表和心理测验

心理量表与心理测验虽为相关概念，但它们在应用上有着明确的区别。心理测验是一个广义的概念，它包含了各种测量心理特质的方法和工具。心理量表则是心理测验中用于量化特定心理属性的程度或强度的具体工具或部分。心理测验可以被分为认知测验和情感测量两大类。其中认知测验主要用于评价个体的某项作业能力水平，如智力测验、特殊能力测验和成就测验等；而情感测量则用于评价个体的典型作业特征和心理特征，如人格、兴趣、情绪状态、应对方式等（戴晓阳，2010）。

当使用心理量表进行评估时，关键在于确保量表具有高信度（即测量的一致性和可重复性）和高效度（即测量结果的准确性和相关性）。评估应遵循科学的方法，并考虑到被评估者的具体情境。态度量表，作为评估个体态度的重要工具，包含自评和他评两种形式。自评量表允许被测者根据个人对特定情境的反应进行评估，而他评量表则依赖于第三方基于对被测者的观察和理解来完成评估。这些工具在正确地测量和理解被评估者的心理特性方面起到关键作用。

· 精神科评定量表

精神科评定量表是心理评估工具的一个子集，专门用于识别和量化精神障碍的症状及其严重程度。常见的量表如简明精神病评定量表（BPRS）和汉密尔顿抑郁量表（HAMD）需由接受过专业培训的医疗人员来实施和解读。这些量表是经过科学研究验证的标准化工具，旨在提供可靠和精确的测量结果，并用于监测治疗进展和效果。

精神科评定量表并不限于精神心理疾病的评估，也被应用于神经系统疾病、心脏病、糖尿病等疾病状态的心理健康评估中。此外，音乐治疗师在临床实践中，也可能参照这些量表来评估和理解患者的心理状态，以制订更有效的治疗计划。然而，应当注意的是，音乐治疗师在使用精神科评定量表时必须接受专业培训，并在精神科医生的指导下进行，以确保评估的正确性和安全性。

在实际使用中，应该根据被评估者的具体情况和治疗目的，选择合适的精神科评定量表进行评估。评估前，应该向其解释评估的目的和方法，并征得其同意参与评估。评估过程中，应该严格按照量表的评估标准和流程进行评估，确保评估结果的可靠性和准确性。评估结果应该结合音乐治疗的实际情况进行分析和解释，并在治疗过程中进行监测和反馈，以便对治疗方案进行调整和优化。

在法律和伦理的框架内，精神科评定量表的应用必须尊重患者的隐私权和权益。同时，这些量表可以作为量化研究工具，助力音乐治疗师进行科研，促进知识分享和学术交流。

在中国，精神科评定量表根据题量、完成所需时间、复杂程度和成本被分为不同的类别。A类量表通常包含较少的题目，操作简便，检测时间短，成本低，适合评估抑郁、焦虑、躁狂等症状。而C类量表则包含较多题目，较为复杂，需较长时间完成，适用于更深入的心理状态评估，如孤独感、认知功能、神经心理状态和人格障碍等。不过，具体的量表使用应基于实际需要和医疗建议进行选择。以下列出了精神科 A、B、C 类量表所包含的内容。

◆ 精神科 A 类量表测查：包括 Zung 氏焦虑自评量表、Zung 氏抑郁自评量表、汉密尔顿焦虑量表、汉密尔顿抑郁量表、艾森贝格抗抑郁药不良反应量表（SERS）、躁狂状态评定量表、简明精神病评定量表（BPRS）、五分量表、临床总体印象量表（CGI）、药物不良反应量表、不自主运动评定量表、迟发性运动障碍评定量表、锥体外系不良反应量表（RSESE）、气质量表、常识—记忆—注意测验、简明心理状况测验（MMSE）、瞬时记忆测验、长谷川痴呆量表、孤独症儿童行为量表、康氏儿童行为量表、Achenbach 儿童行为量表、短时记忆广度测定、空间位置记忆广度测试、日常生活能力评定量表、智力成就责任问卷、婴幼儿智能发育筛查参考表、催眠感受性测定等。

◆ 精神科 B 类量表测查：包括阳性和阴性精神症状评定量表（PANSS）、慢性精神病标准化评定量表、紧张性生活事件评定量表、老年人认知功能量表（SECC）、强迫症状问卷、精神护理观察量表、社会功能缺陷筛选量表（SDSS）、布雷德痴呆评定量表、艾森克人格测验（少年版）、简明智能测查（SM 能力测查）、图片词汇测验、本德格式塔测验、本顿视觉保持测验等。

◆ 精神科 C 类量表测查：包括阳性症状评定量表（SAPS）、阴性症状评定量表（SANS）、现状精神病症状检查（PSE）、症状自评量表、孤独症诊断访谈检查（ADI-R）、韦氏成人记忆测验、临床记忆测验、韦氏智力测验、科斯立方体组合测验、明尼苏达多项人格测验、艾森克个性测验、卡特尔 16 种人格因素测验、专家系统行为观察诊断量表、808 神经类型测试法、比奈智力测验（11 岁以上）、威斯康辛卡片分类测验等。

·心理评估量表在音乐治疗中的应用

音乐治疗中引入心理评估量表是为了综合评估患者的心理状态，并辅助制订针对性的治疗计划。以下列出的量表在评估特定心理症状时被广泛应用，并能对治疗进程提供参考。

◆ 抑郁：抑郁自评量表（SDS）、贝克抑郁自评量表（BDI）、汉密尔顿抑郁量表（HAMD）、爱丁堡产后抑郁量表（EPDS）等，用以评估不同类型及程度的抑郁状态。

◆ 焦虑：焦虑自评量表（SAS）、汉密尔顿焦虑量表（HAMA）、贝克焦虑量表（BAI）等，用于了解患者的焦虑水平和相关症状。

◆ 睡眠：匹兹堡睡眠质量指数量表（PSQI）、失眠严重程度指数量表（ISI）等，有助于评估睡眠质量及失眠症状。

◆ 应激障碍：创伤后应激障碍筛查量表第5版（PCL-5）等，针对可能的创伤后应激障碍（PTSD）进行筛查。

◆ 社会支持：社会支持评定量表（SSRS）等，用于评估患者的社会支持体系。

◆ 一般心理健康：症状自评量表SCL-90、患者健康状况问卷（PHQ）等，用于广泛评估个体心理健康状况。

·心理评估量表的注意事项

在音乐治疗实践中，心理量表的选择和应用应遵循科学原则和操作规范。

◆ 培训与教育：音乐治疗师应接受专业培训，了解如何选择和使用各类心理量表，以确保评估的科学性和准确性。

◆ 适用性考量：在量表的选择上，须考虑患者的特定条件，包括年龄、性别、文化背景和疾病特征。例如，对于抑郁状态的患者，音乐治疗师可以使用他评量表如汉密尔顿抑郁量表（HAMD），也可以使用贝克抑郁自评量表（BDI）或抑郁自评量表（SDS）等。对于产后抑郁患者，可以使用爱丁堡产后抑郁量表（EPDS）等相应的量表进行评估。

◆ 文化适应性：量表的使用应考虑文化适配性，以确保评估结果的普遍性和可靠性。如果使用的量表没有进行文化适应，则可能会出现误解或不准确的结果。

◆ 评估环境与支持：在患者评估过程中，确保环境舒适，且患者对评估目的和内容充分理解，必要时提供额外解释和支持。同时，为了保证数据的可靠性和有效性，应该避免在特殊情况下进行评估，如患者情绪极端波动或处于严重药物干扰下等情况。

◆ 数据分析与解释：音乐治疗师需具备基本的统计分析能力，并能结合患

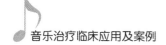
者状况和治疗反馈综合解读量表结果。这可能需要与其他专业人员一起合作，如心理专家或精神科医生。

◆ 随访与评估：定期使用相同量表进行评估，以监控患者状态和评价治疗效果，根据结果调整治疗计划。

重要提示：心理量表应作为评估工具辅助音乐治疗，而非独立诊断工具。在使用心理量表时，应该注意保护患者的隐私和保密性，并遵循伦理和法律准则。

第三节　临床音乐治疗中的脑电图

大脑的活动伴随着电流变化，这使得我们能够通过测量这些电流变化来深入了解大脑的功能。在医学领域，脑电图（简称 EEG）被用作一种记录头皮电活动的方法，这是一种非侵入性的电生理监测技术，通过在头皮上放置多个电极来记录大脑在特定时段内的自发电活动。要探索与临床音乐治疗相关的生理机制，我们必须深入了解其与技术、医学和认识论创新的紧密结合。

·脑电图的历史演变

1875 年，利物浦医生 Richard Caton 首次在《英国医学杂志》（*BMJ*）发表了关于兔子和猴脑部电现象的研究结果。而波兰生理学家 Adolf Beck 则更关注感官刺激引发的大脑电活动变化，这与临床音乐治疗的神经生理学理念非常吻合。

随着时间的推移，越来越多的脑电图研究者为 EEG 技术做出了贡献。例如，1912 年，生理学家 Vladimir Pravdich-Neminsky 发布了首个动物脑电图和狗的诱发电位。到了 1914 年，Napoleon Cybulski 和 Jelenska-Macieszyna 拍摄了实验性诱发的癫痫发作的脑电图。在本书第一章第一节中介绍的"默认模式网络"中，我们提到了德国生理学家和精神病学家贝格尔（Hans Berger），他在1924 年首次记录了人类脑电图（Ince 等，2021）。他为此创造了"脑电图"这一术语，并称其为"临床神经学史上最震撼的发现之一"。EEG 的历史不断发展，到 20 世纪 50 年代，威廉·格雷·沃尔特（William Grey Walter）为其地形图技术奠定了基石，这使我们在临床音乐治疗中能够更精确地应用和解读 EEG。

·脑电图在音乐治疗中的应用挑战

在医学和神经科学领域，我们经常探讨与理论模型相关的相关性和指标，特别是基于 ECG 和 EEG 数据的。这其中，我们面临两大挑战。首先是实证科学的领域，其为诊断中的推理提供实用工具。如今，HRV 与 EEG 的结合已为大脑和心脏的临床相关性提供了新的见解（Jung 等，2019）。第二个挑战涉及生理现实与基于科学数据的表示之间的认识论问题，例如通过电生理技术获取的数据。前者是应用临床研究的一个领域，后者则更多地涉及医学哲学。不过，这两个领域在科学的临床音乐治疗中都发挥着重要的作用。

·脑电图应用于音乐治疗的相关参数

脑电图应用于临床音乐治疗，涉及三个核心问题。首先是在音乐治疗研究和临床应用中如何区分脑电图数据，其次是如何处理原始数据，最后是如何解释这些数据。传统上，脑电图的解读主要依赖于三个参数：频率、幅度和定位。但是，关于 EEG 解释潜力的研究却揭示了脑波曲线更为深入分析的可能性。

目前，科研者不仅研究了脑波曲线的特定特征和参数，还探讨了如何系统地处理和解释这些数据。在这方面，Buzsáki 和 Watson（2012）提供了一份详尽的术语和参数概览，这对于脑电图在临床音乐治疗中的应用尤为相关。此概览涵盖了诸如振荡幅度、振荡频率、振荡相位、振荡同步与非同步、交互作用、相关性及几何形态等多种参数。利用这些参数可以深入解读 EEG 数据，从而助力音乐治疗研究者更好地理解各种脑电活动以及它们在音乐治疗中的实际应用。

◆ 脑振荡：是一种神经元中兴奋性的周期性波动，当神经元膜电位同步变化时，会产生可通过脑部或头皮的电生理记录（如 EEG）测量的细胞外电流。由于大部分的脑节律是由抑制控制的，它们成为了以时间框架形式传递信息的自然机制。

◆ 振荡相位：指的是振荡周期的时变角度，用 0~360 度或弧度表示，相位随着振荡的每个周期重复。

◆ 相空间：描述振荡周期的数学领域，涵盖特定周期振荡的所有相位组合的整体数学/概念范围。此"空间"可以概念性地描述在振荡的所有阶段或方面发生的事件或特性，例如动作电位或其他振荡的共调。

◆ 频谱功率：通过傅里叶变换或类似方法将数据分解为各种成分振荡后，频谱功率分布表示每种组件振荡的振幅。例如，一个纯粹的 10 赫兹正弦波的频谱功率只在 10 赫兹处有值。神经数据有一个复杂的功率频谱，其峰值可以标示出特定脑状态中的主导频率。

◆ 局部场电位（LFP）：与 EEG 相当的脑内测量方式。由某一脑组织范围内所有活跃细胞过程的电流合成，在细胞外的特定位置产生一个与参考电位相对的电位。两个位置间的电位差形成一个电场。LFP 更准确地应称为局部电位，因为场是向量。

◆ 局部场电位幂律：指的是细胞外信号的能量与其时间频率之间的关系。在双对数坐标图中（功率与频率），呈现出一条下降的直线便表示该信号遵循幂律，且与频率的关系大致为 1/f 的 n 次方。局部场电位幂律在神经科学研究中被广泛应用，因为它提供了关于神经元网络动态和信号传播的重要信息，从而对理解神经系统的功能和疾病机制具有重要意义。

◆ 噪声（噪声波动）：随机出现的变动，与振荡、输入或其他已知的系统状态（如大脑）无明确关系。需要区分神经源性噪声和非神经源性（伪影）噪声。神经"噪声"是与所测现象不直接相关，但对其他现象可能至关重要的大脑活动。

◆ 跨频相位耦合：是一种现象，其中一个较低频率的振荡相位调制了一个较高频率的振荡的幅度，产生高频"数据包"波。

◆ 相关/互相关：两波之间相似度的度量。

◆ 反相关：两个波形的振幅（或相位）变化在时间上是相反的，即当一个增加时另一个减少。

◆ 神经元时间常数/膜时间常数：是由神经元细胞膜的电阻和电容所决定的电特性，描述电压如何回到基线。它被量化为膜电压从阶跃响应回复并达到其渐近值的时间，通常在 10~30 毫秒。

◆ 尖波纹波：是指尖波（80~150 毫秒）与振幅调制的快速振荡事件（140~200 赫兹）之间的交叉频率耦合。尖波纹波被认为是在非在线状态（如睡眠）下，从海马区向新皮质传递信息的机制。

◆ 位置细胞：主要在海马区研究的神经元，只有当动物处于给定环境中的特定位置时才会触发动作电位（细胞触发的地方称为该细胞的"位置场"）。

◆ 网格细胞：尤其在内嗅皮质的神经元，当动物位于空间中以规则的网格方式几何排列的任何位置时，它们会激发动作电位。据推测，神经元的输出结合起来形成了位置细胞的位置场。

随着技术的进步，我们现在拥有了更为先进的脑电图分析工具，包括独立成分分析（ICA）、小波分析、时频分析、谱分析及傅立叶分析等。这些先进的工具使得研究人员能够深入且全面地分析脑电图数据，从而大幅增强了对这些数据的解释能力，并为临床音乐治疗领域的发展提供了强大的支撑。尽管这些方法提供了深入解读脑电图数据的新视角，但考虑到其内在的复杂性和多样性，我们在解读和应用这些数据时仍需谨慎。了解和正确解读脑电图数据是进行临床音乐治疗研究的关键。进一步的研究可以揭示大脑在音乐刺激下的反应机制，为改善人们的身心健康和幸福感提供有力依据。

·研究与机遇

脑电图作为一种测量大脑电活动的有效工具，在其初期主要通过振幅畸变来区分各种类型的癫痫（Benbadis 等，2020）和不同的意识或睡眠水平（Huang 等，2021）。值得注意的是，临床音乐治疗也在癫痫和睡眠障碍这两个领域中得到了应用（Liao 等，2015）。随着技术和研究方法的发展，现代脑电图研究不再局限于简单的振幅分析。形态、波形和特定的频率以及事件相关电位如 P300 和 N400，都成为 EEG 重要的分析指标。数学方法，特别是傅立叶分析，被广泛应用于 EEG 数据的处理和分析。此外，现代基于 EEG 的研究利用系统处理来探索波形变化的复杂序列，为了解不同皮质区域的功能交互提供了深入的见解。

今天，人们对医疗条件下的脑电图数据有非常广泛的了解，例如精神疾病中的脑电图频带（Newson 等，2019）。音乐及其对于大脑的影响也成为 EEG 研究的热点，例如，音乐感知刺激下的 EEG 变化（Xue，2021）和重度抑郁症患者听音乐时的 EEG 反应变化（Zhu 等，2021）。然而，专门针对临床音乐治疗的 EEG 研究仍然非常稀缺。

此外，虽然简单的研究设计，如标准音乐刺激下的 EEG，在医学领域中仍占据主导，但在复杂的临床环境中，如临床音乐治疗的交叉学科研究仍然很少。这也为临床音乐治疗的深入研究提供了机遇，我们强烈建议更多地关注这一领域，挖掘音乐治疗的深层次价值，并在国际科研平台上展现其研究成果。在此背景下，考虑伦理、研究的重要性和公共卫生的深层次任务变得尤为关键。

第四节　临床音乐治疗中的神经影像学

在临床音乐治疗中，案例研究是非常关键的，因为它们可以被视为展示音乐治疗实际效果和经验的最佳工具。例如，德国声乐治疗师兼歌剧演唱家特蕾莎·博宁（Teresa Boning）通过对精神病住院患者在歌唱辅导中的定性实证研究展示，艺术歌唱课程能够帮助患有精神分裂症的患者学习基于声音的自我调节技巧，进而缓解甚至控制对药物不敏感的幻听。这一发现在国际精神病治疗领域有着巨大的影响潜力，但其背后的运作机制尚未完全明确。尽管已经提出了关于大脑的音乐处理系统与产生幻听的功能单元之间可能存在的交互作用的合理假设，但对这一假设的验证或证伪需要进一步揭示潜在的大脑机制。此前我们已经讨论了脑电图，而现在我们要探讨的是另一种同样关键的方法：神经影像学。

·神经影像学的发展

简而言之，神经影像学是一个涵盖多种技术的总称，这些技术旨在获取关于中枢神经过程及如更高活性时的氧气消耗等生理因素的数据。如今的神经影像技术包括功能磁共振成像（fMRI）、正电子发射断层成像（PET）、脑磁图（MEG）、磁共振波谱（NMR 或 MRS）、皮质脑电图（ECoG）、单光子发射计算机断层成像（SPECT）、功能性近红外光谱（fNIRS）及事件相关光信号（EROS）。

回顾神经影像学的历史，Angelo Mosso（Sandrone 等，2012）可能是在 1882 年首次发明了一种神经影像技术，名为"人体循环平衡"，该方法非侵入性地测量了在情感和认知活动过程中大脑血液的重新分布。大约在 1930

年，葡萄牙神经病学教授、1949 年获得诺贝尔生理医学奖的安东尼奥·埃加斯·莫尼兹（Antonio Egas Moniz）引入了一种脑血管造影技术。随着计算机轴向断层扫描技术（即 CT 扫描）的出现，大脑的详细解剖图像在诊断和研究中变得更为清晰。

· fMRI 应用于音乐治疗

功能磁共振成像（fMRI）现今已成为音乐脑科学研究乃至临床音乐治疗中不可或缺的神经成像技术。它通过检测与血液流动变化相关的脑活动进行分析，因为脑血流与神经活动之间存在耦合作用，当大脑的某个区域被激活时，血液流向该区域也相应增加（Logothetis 等，2001）。这一原理体现在"血氧水平依赖对比"这一术语上（Huettel 等，2009）。正如我们在第一章探讨的那样，默认模式网络（DMN）的发现与 fMRI 研究息息相关，自 1998 年以来的研究显示，DMN 作为一个在大脑静息状态下功能性连接的神经网络具有其特性，包括但不限于音乐创造力或基于音乐的创意遐想。

fMRI 图像看似比脑电图的抽象曲线更易于解读，但是必须强调，不能过于简单地解读这些图像。我们还是建议在所有使用 fMRI 的临床音乐治疗研究中，必须有经验丰富的神经科学家、神经医生或放射科医生与音乐治疗师共同分析和解读数据。比如，Soares 等人在 2016 年提供了关于 fMRI 解读中的技巧与陷阱的深入见解。

为了说明，我们举一个小例子：在功能磁共振成像研究中，大脑图像下方通常标有"z 值"。简而言之，z 值是指激活信号与未激活信号的平均值之差与信号标准差的比率。这个值可作为一个阈值，帮助我们判断任务前后信号强度的变化，如听音乐、想象旋律或随音乐进行节律性手指运动。在评估音乐对大脑的影响时，我们必须设定 z 值的阈值，来决定什么程度的反应是"显著"的。这种差异能够展现出大脑对不同类型音乐，如舒缓音乐与激烈音乐的不同反应。在这个过程中，统计误差也不得不被考虑在内。一些 fMRI 研究常见的统计阈值是"z 值>2.3，p 值<0.05"。

同时，评估相关体素群也是复杂且关键的一步。我们还必须考虑到刺激和 fMRI 反应之间可能出现的延迟，以及可能出现的伪影：由于大脑的许多区域结构复杂且参与多重过程，所以"典型"的反应可能会被误读。情绪反应可能依赖于多种因素，如自发思考、心神恍惚时的画面、身体接触或声音刺激。Koelsch 等人在 2006 年的研究利用愉悦和不愉悦的音乐来诱发情绪，并通过 fMRI 确定情绪处理的神经相关性。

本研究采用了引起愉悦与不愉悦情绪的音乐，并通过功能磁共振成像（fMRI）来探索情绪处理的神经基础。研究发现，不愉快的音乐（持续不和谐的）相对于愉快的音乐（和谐的），会激活包括杏仁体、海马体、海马旁回及颞极在内的多个脑区，这些区域之前被认为参与了带有负面情绪价值刺激的情绪处理过程；当前的数据揭示了一个由这些结构组成的脑网络，该脑网络在听觉（音乐）信息感知期间可以被激活。相较之下，愉悦的音乐则促发了下额叶回（IFG，包含布罗德曼区 BA44、BA45 和 BA46）、前上岛叶、腹侧纹状体、海马体和 Rolandic 区的激活。IFG 的活跃可能映射了音乐句法分析与工作记忆操作的过程。Rolandic 区的激活则可能反映了在欣赏愉悦旋律时镜像功能机制的活动。Rolandic 区、前上岛叶和腹侧纹状体共同构成了一个与运动相关的电路，这一电路在听到愉悦的听觉信息时负责形成（准备运动的）发声表征。在上述结构中，除了海马体之外，其他部分的激活程度随着音乐刺激时间增加而升高，这表明情绪处理效果具有时间维度的动态特征，而这一点在以往的功能成像研究文献中往往被忽视。

这项研究深入探讨了所谓的"愉悦"与"不愉悦"音乐在大脑功能连接方面的差异，揭示了音乐治疗在选择音乐以达到特定疗效目标时遇到的挑战。我们常见的误区是单纯依据个人喜好来选取音乐，而忽视了音乐与心理情感系统之间更深层次、多元化的联系，这对于临床治疗来说是远远不够的。例如，我们发现重度抑郁症患者可能失去了对他们曾经"喜爱"的音乐的享受能力。本书的开篇提到了奖励系统，并重点讨论了伏隔核的作用。将这些知识综合起来，我们可能会假设，在重度抑郁症患者中，无法享受先前喜爱的音乐可能与伏隔核功能的改变和大脑奖励系统的缺陷有关，这一假设得到了精神病学功能磁共振成像研究的支持（Jenkins 等，2018）。

我们研究调查了首选古典音乐如何激活重度抑郁障碍患者（MDD）的伏隔核。参与研究的 12 名重度抑郁障碍男性患者和 10 名精神健康的男性对照组，在 fMRI 扫描中听了 90 秒钟他们各自喜爱的古典音乐片段。结果显示，与健康对照组相比，MDD 患者的左伏隔核活动较少。这支持了抑郁障碍可能涉及无法持续激活奖励网络的理论。有趣的是，研究还发现，早期听音乐时伏隔核的活动水平与抑郁程度的加重有关。在全脑分析中，快感缺失评分预测了默认模式网络中脑区域的活动，支持了之前的研究结果。这些发现进一步证实了抑郁障碍涉及无法持续激活奖励网络，并强调即便是悦耳的古典音乐，也未必能在重度抑郁障碍患者中激活关键的神经奖励回路。

在关于音乐治疗适应证的章节中，我们提到音乐治疗在精神病学领域已广泛应用，这不仅有基于证据的研究支持，还有像上文提到的神经影像学研究作为佐证。除此之外，音乐治疗已经成为新生儿学领域的重要组成部分，并且已经制定特定的标准来支持婴儿的发育。例如，创造性音乐治疗可以促进早产儿大脑功能和大脑结构的发展（Haslbeck 等，2020）。在关于适应证的章节中，我们还提到了音乐胎教，但需要注意的是，对于胎儿大脑的影响需要专业知识，因此在怀孕期间应用音乐需要专业指导。来自瑞士的 fMRI 研究（Lordier 等，2019）深入探讨了音乐对早产儿心理和认知能力的积极影响及其潜在机制。

本研究利用静息状态功能磁共振成像（fMRI）技术，细致描绘了早产儿大脑中由三个网络模块构成的关键电路。相较于足月新生儿，早产儿在这些网络间的耦合度显著降低。然而，在早产儿曝露于音乐环境后，这些网络之间的连接性显著增强，尤其是显著增强了与上额叶、听觉、感觉运动网络，以及丘脑和楔前叶网络的耦合。这表明，音乐的刺激可以促进早产儿大脑网络的发育，使其趋近足月新生儿的大脑网络模式，这一发现为音乐对早产儿大脑发展具有促进作用提供了证据支持。

·fNIRS 应用于音乐治疗

在临床音乐治疗领域，对神经影像学技术的探索远不止 fMRI 一种。功能性近红外光谱（fNIRS）作为另一种神经成像方法，在音乐处理包括音乐教育和音乐治疗方面，也取得了重要进展。苏黎世大学医院的一项 fNIRS 研究

（Bicciato 等，2021）展示了利用这项技术监测大脑对于外部刺激反应模式的潜力，特别是在追踪患者对于音乐的反应上。研究试图通过监测在低频（LFO）和非常低频（VLFO）振荡信号中的变化来标记健康成人对音乐认知反应的可能指标。结果显示，在第一次音乐刺激后，所有受试者在 LFO 频段的频谱功率有所增加，并在随后的休息阶段有所减少。在第二次音乐刺激之后，LFO 频谱功率增加的程度较为温和。这些变化和随之而来的习惯性减弱效应，强有力地提示 fNIRS 信号具有脑源性。这一发现对于进一步验证基于 fNIRS 的诊断工具在具体临床应用中具有重要价值。

在讨论音乐对认知功能影响的研究中，我们重视认知在临床音乐治疗中的核心地位。前述的 fMRI 研究强调音乐对于早产儿认知网络的益处。而在布拉格大学医院康复科的临床音乐治疗中，也充分利用了音乐对脑损伤患者认知功能提升的作用。fNIRS 研究也探索了不同音乐风格对认知活动的影响（Zheng 等，2020）。因此，我们提倡在临床音乐治疗的科学研究中采用新的多模态方法，避免仅仅局限于定量的、基于证据的医学标准。神经影像学技术的运用在这个领域开辟了全新的视角，帮助我们深入探究音乐如何以及为什么能够正面地作用于认知功能和其他脑部功能，这对于优化临床音乐治疗实践具有重要意义。

第五节　临床音乐治疗中的心率变异性

本章最后一部分聚焦于临床音乐治疗中心率变异性（HRV）的测量及其意义。为准确理解 HRV 所提供的数据，必须从生理学和心理学的角度审视其在认识论上的价值。这涉及解析这些数据背后所代表的生理和心理过程。例如，在分析心电图时，理解六轴系统（即 Cabrera 系统）对于揭示心脏电生理活动的图形化表征至关重要。

·HRV 的生理学基础

心率变异性是指心脏跳动间隔的波动，即心跳周期差异的变化情况。较低的 HRV 可能与心血管疾病、焦虑、抑郁等健康问题有关，因此，HRV 的监测成为评估个体健康状态的一个重要手段。

· HRV 与植物神经系统

心率变异性呈现了心率在不同时间点之间的变化，它反映了植物神经系统（ANS）对心脏的调节功能。ANS 包括交感神经系统和副交感神经系统，它们相互作用保持内部环境稳定。植物神经系统的平衡对于维持健康和情绪平衡至关重要。诸多研究指出，ANS 的失衡可能与抑郁症等心理疾病有关，而 HRV 的减少则可能反映了这种失衡。

心率变异性是衡量 ANS 活动和心血管系统健康的重要指标。HRV 高表明心脏对 ANS 信号的响应灵活，这与较好的健康状况和情绪调节能力相关。与此相反，HRV 低通常表示 ANS 功能受损，这在抑郁症等心理健康状况中较为常见。

· 植物神经系统与情绪状态

植物神经系统与情绪状态的相互关系构成了我们情绪调节和体验的生物学基础。ANS 由两大部分组成：交感神经系统和副交感神经系统。交感神经系统通常在我们感受到压力或危险时被激活，它加速心率、升高血压，启动所谓的"战斗或逃跑"反应。而副交感神经系统在我们放松时占主导地位，它降低心率和血压，促进身体进入"休息和放松"的状态。

这两个系统的协调运作对情绪稳定和健康至关重要。当交感神经系统长时间过度活跃时，可能会导致身体处于持续的应激状态，这与焦虑、抑郁和其他情绪障碍有关。相对地，副交感神经系统的健康活动与积极情绪状态、应激后的恢复以及心理韧性相关。

· HRV 与音乐治疗

音乐治疗已经被发现可以正面影响 HRV，从而改善应激反应和改善心血管健康。音乐的节奏、旋律可能通过促进大脑与心脏之间的同步协调，增强副交感神经系统的活性，减少交感神经系统的过度反应。此外，音乐可以通过引起积极情绪体验和减少压力感来提高 HRV，进一步平衡 ANS 的功能。具体研究显示，急性心肌梗死后听放松音乐的患者，HRV 得到提升，焦虑水平降低，表明音乐治疗有助于心脏病患者的恢复过程（White JM，1999）。另一项研究表明，处于压力状态下的大学生在接受音乐治疗后，HRV 显著提高（Lee 等，2016）。另外，一些研究还发现，针对特定疾病（如心脏疾病、抑郁症等）的音乐治疗也可以提高 HRV 值，从而改善疾病症状。

然而我们必须注意到，音乐对 HRV 的影响是一个复杂的心理生理过程，不仅仅取决于音乐本身，还包括个体的心理状态、文化背景、音乐偏好等因素。此外，尽管音乐治疗被视为提高 HRV 的一种潜在手段，但其确切的生理机制、有效的实施方式以及治疗结果的可持续性还需要进一步的科学研究来阐明。

· HRV 与植物神经及情绪状态的相关指标

HRV 是通过评估心跳间隔（即 RR 间期）的变化来测量植物神经系统功能的一种非侵入性指标。植物神经系统控制着我们的许多不自觉功能，包括心跳、呼吸和消化等，交感神经系统和副交感神经系统相互调节以维持身体的稳态。以下是与 HRV 相关的几个主要测量指标及其意义。

◆ 总体 HRV：总体 HRV 是衡量心跳间隔（即 RR 间期）波动的一个指标，它反映心脏之间每次跳动的时间差异的大小和模式。这些时间间隔的变异性是由植物神经系统的交感和副交感分支共同调节的结果。一个健康的、适应性强的植物神经系统能够灵活地调节心率，以应对身体的需求和外部环境的变化。因此，较高的 HRV 通常表示植物神经系统在维持心脏节律方面的调节能力强，可以快速适应压力和放松状态之间的转变。反之，较低的 HRV 则可能暗示植物神经系统的调节功能受损，这可能与压力、疲劳或其他健康问题相关联。

◆ 高频成分（HF，0.15~0.4 赫兹）：高频波动主要与呼吸节律相关，并被认为是副交感神经活动的标志。副交感神经是"休息和消化"系统，支配放松反应。HF 的增加通常与放松或心理平静的状态相关联。

◆ 低频成分（LF，0.04~0.15 赫兹）：低频波动反映交感神经活动，它与身体的应激反应或"战斗或逃跑"反应有关。LF 的增高提示交感神经系统活跃，与压力或身体活动状态相对应。

◆ LF/HF 比值：表示低频成分（LF）与高频成分（HF）的比值，反映交感神经与副交感神经在心脏调节中的相对活动水平。LF/HF 比值范围通常在

0.2~3。当 LF/HF 比值小于 1 时，意味着副交感神经的调节占据优势地位，身体处于放松状态；当 LF/HF 比值大于 1 时，意味着交感神经的调节占据优势地位，身体处于紧张状态。除了 LF/HF 比值，还需要考虑个体的具体情况。例如，有些人可能天生交感神经活跃，该比值可能一直偏高，而不一定表示有健康问题。因此，在分析时需要综合考虑个体的生理、心理和环境等方面的因素，以及相应的临床症状。

◆ SDNN（标准差）：SDNN 代表相邻两次心跳间的时间差异的标准差。SDNN 以毫秒（ms）为单位，可以反映植物神经系统对心率的整体调节能力。SDNN 越高，意味着心率变异性的范围越广，植物神经系统对心率的调节能力越强。作为 HRV 中最常用的指标之一，SDNN 可反映心脏的整体植物神经调节状态。通常情况下，SDNN 越高，说明植物神经系统的功能越好，心血管系统的健康状况也越好。SDNN 常常被用来研究植物神经系统的功能状态，以及评估各种干预措施的效果，例如药物治疗、心理干预、运动训练等。同时，SDNN 也被广泛用于临床研究中，以评估心血管疾病、糖尿病、自闭症等疾病的风险评估和疗效评估。

◆ RMSSD：RMSSD 计算相邻心跳间隔差的平方均值的平方根，以毫秒（ms）为单位，主要反映短期心率变异性，被认为是副交感神经活动的敏感指标。较高的 RMSSD 值通常与更好的植物神经功能和心血管健康相关。RMSSD 常被用作一种非侵入性的方式来评估运动、压力和其他干预措施对植物神经功能的影响。RMSSD 在运动科学中常被用于运动员的耐力训练，以监测身体对训练的反应，并检测过度训练的可能性。它也被用于临床研究，以评估心血管疾病和其他健康结果的风险。

◆ PNN50：PNN50 是指相邻 RR 间期差值大于 50ms 的 RR 间期数量与总 RR 间期数量的比值，是衡量心率变异性高低的一个重要指标，主要反映心脏节律的稳定性。PNN50 通常用百分比表示，较高的 PNN50 值提示较好的心率变异性和植物神经调节能力，而较低的 PNN50 值可能表明心率变异性较差。需要注意的是，PNN50 的解释应结合具体的临床背景和其他相关指标综合评估。

◆ Stress index：Stress index 是一个综合指标，它通过时间域和频域方法来评估个体的应激水平，包括心理和生理的应激反应。时间域方法是通过计算相邻心跳间期之间的标准差来测量 HRV，标准差越小，HRV 就越低，表示身体处于应激状态。频域方法则是通过将 HRV 分解为不同频段来分析其特征，较高的低频成分与应激反应相关。Stress index 值越高，表示处于更高的压力状态。因此，Stress index 可以作为评估身体应激水平的指标之一，可以帮助人们更好地了解身体对压力和应激的反应，并提醒个体采取适当的应对措施，以保持身心健康。值得注意的是，Stress index 的评估需要结合实际情况和其他心理生理参数来综合解读。

HRV 的指标在不同的研究中可能存在一定的差异，具体结果还需根据实际情况进行评估和分析。尽管 HRV 作为一种生理指标能够反映潜在的植物神经功能变化，其在抑郁症患者中的特定模式可能具有研究价值，但 HRV 的变化是抑郁症的特异性表现，因此不应单独用于诊断。诊断抑郁症需结合详细的临床评估以及可能的其他辅助检查。

·HRV 监测方法

HRV 的指标可以通过多种方式进行监测。如果监测到 HRV 持续偏低，可能提示植物神经系统存在潜在不平衡。在这种情况下，建议寻求医疗专业人员进行评估，以便采取适当的干预措施来恢复生理平衡。

◆ 心率变异性检测仪器：这些仪器包括脉搏波采集仪、ECG 采集仪等。这些仪器能够测量心率变异性，并生成 HRV 分析报告。这些仪器通常需要专业的医疗设备或专业机构来进行检测。

◆ 可穿戴设备：现在市面上有许多可穿戴设备，如智能手表、健康手环等，可以测量心率和 HRV 等指标。虽然这些设备利用先进的传感器来监测心率和心脏活动水平，并能将数据上传到云端进行存储和分析，但它们的准确性可能会受多种因素影响。因此，对于临床决策或深入的健康分析，推荐使用医疗级的监测设备，并在专业医疗人员的指导下进行 HRV 分析。

◆ 手机应用程序：现在市场上有许多专门用于测量 HRV 的手机应用程序，如 Elite HRV、HRV4Training、Welltory 等。一些手机应用程序利用内置摄像头或通过蓝牙连接的传感器来估计心率变异性，尽管它们提供便捷的健康追踪功能，但用户应注意这些应用程序不能替代专业医疗评估。用户在使用这些程序时应当谨慎解读结果，并在必要时咨询专业医疗人员。

◆ 神经反馈治疗仪器：一些神经反馈仪器，根据现有的实验研究，可能辅助用户通过特定的训练程序来提升其 HRV 水平。这些训练如呼吸控制，旨在调节植物神经系统的平衡。应在专业指导下使用这些设备，以确保方法的适宜性和安全性。

第四章　音乐治疗临床干预方法和机制

音乐治疗的方法技术众多，被大家熟悉的分类方式有接受式音乐治疗、即兴演奏式音乐治疗、再创造式音乐治疗和创作式音乐治疗。除此之外，还可以根据技术目的、技术形式、应用对象等方式进行分类。如根据受众分类为儿童音乐治疗、青少年音乐治疗、成人音乐治疗、老年音乐治疗等。根据音乐治疗的理论流派分为行为主义音乐治疗、精神分析（心理动力学派）音乐治疗、人本主义音乐治疗、认知行为音乐治疗等。

本章将从"音乐放松与稳定"和"音乐对话与探寻"两个应用方向，介绍临床音乐治疗的具体方法。由于篇幅有限，本章只展示其中的一些方法，并结合第五章具体案例进行说明。当然，这些方法只是作者在临床实践中的经验总结，治疗师应该根据来访者或患者的具体情况和需求，采用个性化的治疗方法。本章旨在为音乐治疗从业者提供参考和启示，帮助他们不断创新和完善音乐治疗技术和方法，为临床实践提供更加科学、高效、多样的干预策略。

第一节"音乐放松与稳定"中介绍的多种干预方法，包括渐进式音乐放松、音乐振动放松、音乐呼吸训练、导向性音乐想象和音乐感官联合技术等。这些方法通过音乐的节奏、旋律、和声等元素，刺激人体的感官系统和情感系统，从而帮助来访者放松身心、缓解压力和焦虑，改善睡眠质量和心理健康状况。这些方法的具体应用需要根据来访者的具体情况和治疗需求进行个性化制订，同时也可根据需要结合其他治疗手段，例如药物治疗、心理治疗等。

第二节"音乐对话与探寻"中，介绍了乐器演奏和演唱、音乐讨论与改编创作、音乐视觉表达、音乐脱敏和音乐律动等多种方法。这些方法通过音乐与来访者之间的交流和互动，激发来访者的情感表达和自我认知，提高来访者的自信心和自我效能感。同时，这些方法也有助于帮助来访者通过音乐表达情感、理解自身内在世界和身体信号、增强自我调节能力、提高社交能力和生活质量。这些方法的具体应用也需要结合来访者的个人情况进行选用，并且需要考虑来访者的文化背景、音乐背景、认知能力和治疗目标等因素。

总体来说，音乐治疗在临床上的具体应用方法需要根据来访者或患者的具体情况和治疗需求进行个性化制订，并且结合其他治疗手段进行综合运用。同时，这些方法的应用也需要考虑技术原理和机制，以此为基础进行技术干预和延伸应用。随着研究的不断深入和应用推广，相信音乐治疗的多模态技术方法在未来会发挥更加广泛和重要的作用。

第一节　音乐放松与稳定

一、渐进式音乐放松

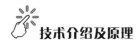 **技术介绍及原理**

在音乐治疗中，渐进式肌肉放松技术（又称 PMR）是常用的一种方法，可分为主动式和接受式两种形式。主动式渐进音乐放松是一种结合了音乐和肌肉放松的方法，涉及自愿收缩和放松身体中的所有肌肉组，旨在帮助个体缓解压力并改善整体幸福感。而接受式渐进音乐放松是一种更加被动的方法，个体在听音乐的过程中通过将注意力集中在不同部位来感受身体的放松状态，从而达到放松身心的效果。

·渐进式肌肉放松

渐进式肌肉放松技术最初于 1938 年由 Edmond Jacobson 提出，至今仍被广泛应用于临床。这种技术是最简单易学的放松技术之一，可以积极影响人体的自动平衡机制（Ghafari 等，2010）。治疗师会让来访者坐在舒适的椅子上，然后逐一指导他们收缩和放松不同的肌肉群。来访者练习拉紧肌肉群，直到感觉到轻微的收缩，然后练习放松。来访者按一定顺序学习并练习各个部位的收缩。当来访者放松特定部位时，他们同时放松先前练习过的所有部位。经典的渐进式肌肉放松技术每次治疗时长通常为 30~60 分钟。该技术在现代治疗焦虑症中持续发挥重要作用，并对惊恐障碍（PD）和广泛性焦虑症（GAD）有效（Conrad 等，2007）。

渐进式肌肉放松技术也可以被认为是建立在交互抑制理论基础上的。交互抑制理论认为情绪状态与肌肉活动之间，通过神经系统的作用而互相影响。肌肉放松与焦虑情绪是两个对抗过程，其中一种状态的出现必然会对另一种状态起着抑制作用，即交互抑制。渐进式肌肉放松训练是依次放松和紧绷上肢、躯干和下肢的肌肉群，将注意力集中在某一肌肉群后，体会肌肉紧绷与放松的不同感觉。

渐进式肌肉放松练习被认为是一种改善睡眠的非药物方法。研究表明，许多患者在新型冠状病毒感染治疗期间会出现严重的睡眠问题，而渐进式肌肉放松技术会对此产生积极的影响。多项研究表明，渐进式肌肉放松技术对于肺切除患者、慢性阻塞性肺疾病患者、多发性硬化症患者、血液透析患者、癌症患者以及重症监护患者的睡眠质量都有明显改善作用。

·主动式渐进音乐放松

主动式渐进音乐放松是一种结合音乐放松和渐进式肌肉放松的方法。这种方法是一种身心体验，与传统的渐进式肌肉放松技术不同的是，主动式音乐渐进放松技术结合了音乐的元素，如节奏、旋律和和声，以帮助个体更好地放松身体和心理。

在这种技术中，来访者需要选择适合自己的音乐，并在治疗师的指导下，将注意力集中在肌肉群上，逐渐收缩和放松。在每个肌肉群放松时，音乐的节奏和旋律会帮助个体进入更深层次的放松状态，从而增强效果。通过多次练习，可帮助个体减轻压力、增强放松状态并改善整体幸福感。

一些研究表明，主动式渐进音乐放松技术可以降低焦虑和抑郁的程度，并且对睡眠障碍和身体疼痛的缓解也有一定的帮助。该技术在心理治疗、康复治疗、瑜伽和冥想等领域中得到了广泛的应用。

需要注意的是，每个人的身体状况和经历都不同，因此在使用渐进式肌肉放松技术时需要个体化的指导和监督。在治疗之前，需要与治疗师沟通并做好身体健康评估，以确保安全性。

·接受式渐进音乐放松

接受式渐进音乐放松是一种无须主动收缩肌肉的放松方法，它通过音乐和语言引导来促进身体和心理的放松。接受式渐进音乐放松的技术原理是基于身体和心理之间的相互作用，以及音乐和语言的作用。

在接受式渐进音乐放松中，来访者通常会躺在舒适的位置上，治疗师会通过音乐和语言引导来访者放松身体。音乐在其中扮演着重要的角色，它可以创造出轻松的氛围，减轻焦虑和紧张情绪。在放松的过程中，治疗师会通过语言引导来访者注意身体的各个部位，从而让来访者更加专注和深入体验身体和心理的变化。

接受式渐进音乐放松的关键在于感知和专注，而非收缩和控制。通过音乐和语言引导，来访者可以感受到身体和心理的变化，从而达到放松的效果。这种放松方式不需要来访者主动地控制身体的肌肉收缩和放松，因此更适合那些身体不适或行动不便的来访者。

接受式渐进音乐放松的技术原理与传统的渐进式肌肉放松技术有所不同，但二者都是基于身体和心理之间的相互作用关系来达到放松的效果。

接受式渐进音乐放松技术在治疗焦虑、抑郁、失眠等方面具有一定的疗效。研究表明，接受式渐进音乐放松可以降低焦虑和紧张情绪，改善睡眠质量，提高身体和心理的舒适感。同时，接受式渐进音乐放松技术易学易用，广泛应用于各种临床场景中。

·转换状态

渐进式音乐放松的两种形式，即主动式和接受式，可以帮助人们进入"转换状态"。在心理学中，转换状态是指一个人从一种心理状态逐渐进入另一种心理状态的过渡阶段，也可以理解为从一种心理状态到另一种心理状态的缓冲区域。这种状态通常是在放松、冥想、沉思、睡眠等状态下出现的，人们会感觉到意识逐渐模糊、心境渐渐平和，思维变得缓慢和深入，产生一种非常放松和安逸的感觉。

在这种状态下，人的意识和身体都处于一种深度松弛的状态，人们可以更加容易地接受外部刺激，思维也变得更加清晰和敏锐，同时也更容易进入自我探索和深度思考的状态，从而提高创造力和思考能力。

在治疗过程中，转换状态常常用于帮助来访者放松身心，减轻压力，改善睡眠质量，缓解焦虑和抑郁症状等，同时也可以增强身体免疫力，提高身体的自我修复能力，达到身心健康和平衡的状态。

综上所述，渐进式音乐放松技术是通过人体对于音乐的天然反应来刺激身体部位，从而促进其心理层面的放松。音乐和肌肉放松的配合不仅能有效转移关注或疼痛，还能使来访者的不良情绪得到纾解。并且渐进式音乐放松技术具有易习得、易操作、低成本等特点，对于大多数人来说是一种缓解身心压力的良好方式。

 方法步骤

·主动式音乐肌肉放松

（1）准备：在进行放松训练时，首先要让来访者感觉舒适，所以尽量找一个安静的环境，采用平躺或坐姿都可以，尽量调整到舒适的姿势。大多数人喜欢采取平躺的姿势，躺在床上或沙发上。如果没有平躺的条件，采取坐姿会比较方便。

（2）引导放松：尽量让来访者闭上双眼，关注并调整呼吸。用鼻深吸气后，用嘴轻缓吐气，使每一次呼吸都能够慢而深。可参考以下引导语：

◆"请将注意力放在呼吸上，感受气息的进出，每次呼吸都是身体得到新鲜氧气的机会。"

◆"你现在置身于一个安静的环境中，仔细感受周围环境的和谐与宁静。"

◆"请放松你的身体，感受身体的沉重感，让它们渐渐沉到床面上，让身体变得越来越轻松。"

（3）使用音乐：在音乐材料的选择上，治疗师可以自行演奏和录制，也可以使用成品音乐。在旋律舒缓优美的基础上，可以适当加入节律提示，以便配合肌肉发力和保持。

（4）肌肉收紧与放松：引导来访者在进行渐进式肌肉放松训练时，按照一定的步骤进行肌肉收紧和放松的练习。该练习应该从上到下，逐渐放松肌肉，并且集中注意力在要训练的肌肉群上。每组肌肉收紧5秒钟后，引导来访者放松相应的肌肉，然后停留在放松状态5秒钟，体验肌肉的松弛感。练习过程中逐步加深肌肉松弛感，直至全身放松。可参考以下引导语：

◆"请握紧你的拳头，感受手指和手腕的收紧，保持，1、2、3、4、5，好，慢慢放松……感受放松……"

◆"请将头向下靠近胸部，感受颈部的肌肉紧绷，保持，1、2、3、4、5，好，慢慢放松……感受放松……"

◆"请将肩膀向上提，感受肩膀周围的肌肉紧绷，保持，1、2、3、4、5，好，慢慢放松……感受放松……"

◆"请将腹肌收紧，感受腹部的肌肉紧绷，保持，1、2、3、4、5，好，慢慢放松……感受放松……"

◆"请将大腿肌肉收紧，感受大腿的肌肉紧绷，保持，1、2、3、4、5，好，慢慢放松……感受放松……"

◆"请将脚趾向内侧弯曲，感受双脚的肌肉紧绷，保持，1、2、3、4、5，好，慢慢放松……感受放松……"

注意，引导语中的"1、2、3、4、5"是为了让来访者更好地感受肌肉的紧张和放松，也可以根据需要调整语速和数字的数量。此外，指令可以根据来访者的具体情况进行调整，比如增加或减少肌肉群的练习，或是针对某些特殊的问题进行个性化指导。

（5）巩固放松：跟随引导语，对全身各个部位先收紧，再放松。使来访者在"用力"和"无力"的状态转换中，慢慢体验全身放松。完成全身肌肉的放松后，治疗师通常会继续巩固放松的效果。这个过程主要是让来访者回归自然呼吸，仔细感受身体的放松状态。可以转换音乐，利用导向性音乐想象技术引导来访者通过想象自己置身于一些美好的、平静的场景中，比如海边、森林等，来加深对放松状态的感受。

（6）结束放松：音乐放松训练的最后一步是结束放松。在结束放松前，治疗师需要让来访者慢慢地回到清醒状态，避免突然的刺激或动作。可以适当使用一些语言提示，比如：

> "音乐已经结束了，现在再次感受全身放松的感觉，然后将注意力重新转移到你的呼吸上，做 3 次深呼吸……好的，现在轻轻转动手腕，转动脚踝，稍微移动一下身体……当你适应了就睁开眼睛。"

·接受式渐进音乐放松

（1）准备：让来访者感到舒适，找一个安静的环境，采用平躺或坐姿，尽量调整到舒适的姿势。

（2）引导放松：尽量让来访者闭上双眼，关注并调整呼吸。用鼻深吸气后，用嘴轻缓吐气，使每一次呼吸都能够慢而深。除了上述主动式渐进音乐放松中的引导语，还可以使用以下方式：

> ◆ "调整一下姿势，让自己感到舒适。然后闭上眼睛，将注意力集中到你的呼吸上。鼻腔吸气，嘴巴呼气（重复 3~5 次）……随着你的呼吸，你的身体开始逐渐变得放松了……"

> ◆ "闭上双眼，关注并调整呼吸，使每一次呼吸都能够慢而深。用鼻深吸气后，屏息 2~4 秒，然后用嘴轻缓吐气。重复呼吸 3 次，使自己安静下来……"

（3）使用音乐：接下来就开始播放放松用的音乐，在音乐材料的选择上，治疗师可以自行演奏和录制，也可以使用成品的音乐，尽量避免使用带有歌词或者明显旋律声线的音乐素材，以舒缓、优美、平静为佳。

（4）逐步深入：播放音乐的同时，对来访者进行放松的语言指导。治疗师可以根据自己的治疗习惯自行组织引导语，接受式渐进音乐放松的顺序可以从上至下，也可以按从下往上的顺序进行。如果来访者思虑严重，难以集中注意力，可从双脚开始引导放松，顺序如下：双脚、小腿、大腿、臀部、腰部、背部、腹部、胸部、双手、双臂、肩部、颈部、头部。具体引导语如：

> "现在请将注意力集中到你的双脚，感受脚底的触感，感受它们所在的地方。然后，想象你的双脚逐渐放松……放松……这种自然放松的状态使你感到双脚越来越轻盈……越来越轻盈……感受这种

轻盈和放松的感觉。现在将这种感觉扩散到你的小腿，你的小腿也逐渐开始放松……放松……这种自然放松的状态使你感到小腿越来越轻盈……越来越轻盈……感受这种轻盈和放松的感觉。将这种感觉继续传递到大腿（以此类推其他部位）……让整个身体都感受到这种舒适和轻盈的状态……"

（5）全身放松：当每个身体部位都得到了放松之后，治疗师会引导来访者进入全身放松的状态，"现在，你的整个身体都放松下来了。请在这个状态下停留片刻，感受全身的放松"。

（6）结束放松：在结束放松前，治疗师需要让来访者慢慢地回到清醒的状态：

"音乐结束了，再次感受全身放松的感觉……感受你的呼吸……感受你身体的重量……感受你身体每个部位与床接触的地方，头部、肩部、背部、臀部、双腿、双脚……好的，现在试着活动一下双手，活动一下双脚，然后慢慢睁开眼睛。"

【注意事项】

（1）治疗师的语调和语速：治疗师在使用指导语时，语调应自然，语速稍慢一点，可以配合来访者的呼吸节律进行。

（2）指导语原则：指导语应简单、重复和可预期，不要使用过于文学的语言。指导语的作用是让来访者的注意力转移到自身的体验上，而不是在语言体会上停留太久。

（3）防止睡着：防止来访者睡着，如果出现梦境，精神可能处于紧张状态。可以通过逐渐提高音量使来访者醒来。或者使用导向性音乐想象和更换音乐的方式，如果对方仍然没有醒过来，可以轻轻地叫他的名字。

（4）逐步结束：结束练习时不要让来访者突然清醒和睁开眼睛，应逐步唤醒，以避免造成不适。

（5）避免劳累和拉伤：在主动式渐进音乐放松练习过程中如果觉得坐着太累，也可以躺着，且要避免过度用力，防止肌肉拉伤。如果感到不适，请立即停止以上练习。

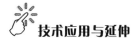 **技术应用与延伸**

渐进式音乐放松技术是一种非药物疗法，引导来访者逐渐放松身体和心理，进而达到舒缓紧张、缓解压力、减轻疼痛等作用。其实，渐进式音乐放松技术有许多应用和延伸。

对心理疾病的辅助治疗

渐进式音乐放松技术可以作为心理疾病的辅助治疗手段，如抑郁症、焦虑症、创伤后应激障碍等。当人们在心理上感到紧张和不安，渐进式音乐放松技术通过让来访者逐渐放松身体和心理，可以帮助来访者减轻紧张感，提高他们的情绪状态和自我控制能力。同时，渐进式音乐放松技术还可以帮助来访者改善睡眠质量，缓解因疾病引起的失眠症状。

对慢性疼痛的缓解

渐进式音乐放松技术也可以作为慢性疼痛的辅助治疗手段。许多慢性疼痛的患者都很难通过传统的药物治疗得到缓解，而渐进式音乐放松技术可以帮助患者放松身体和心理，从而缓解疼痛。实际上，渐进式音乐放松技术不仅可以缓解疼痛，而且可以提高患者的自我效能感，增强其自我控制能力，从而提高他们对疾病的应对能力和生活质量。

对癌症的辅助治疗

癌症是一种严重的疾病，会给患者带来巨大的心理负担和身体痛苦。渐进式音乐放松技术可以帮助患者缓解痛苦，减轻疾病带来的负面情绪，提高患者的生活质量。研究表明，采用渐进式音乐放松技术可以帮助癌症患者减轻疼痛和焦虑，促进睡眠和增强自我疗愈力。

在癌症治疗中，渐进式音乐放松技术可以通过增强自我疗愈力，让患者更好地抵抗疾病的侵袭，减轻化疗和放疗带来的不良反应。此外，对于那些可能需要手术治疗的患者来说，使用渐进式音乐放松技术可以减轻手术前的紧张和不安，有助于术后康复。

渐进式音乐放松技术的应用还包括帮助患者面对和应对疾病带来的情绪困扰。疾病带来的身体痛苦和生活方式的改变往往会引起患者的负面情绪，如焦虑、抑郁和恐惧等。通过渐进式音乐放松技术，患者可以减轻这些情绪困扰，提高对疾病的应对能力和自我调节能力。

此外，渐进式音乐放松技术还可以帮助癌症康复患者改善睡眠质量。睡眠质量的改善可以促进身体恢复，提高免疫力，减轻疲劳感，改善患者的情绪状态。

总之，渐进式音乐放松技术是一种简单、易学、易行的放松技术，适用于各个年龄段和不同疾病的人群。

【案例技术展示】

《纵有疾风起　人生不言弃——一名飞机制造师克服晕厥恐惧之路》片段：飞机建造师坐飞机晕倒了

《破茧成蝶　重回春天——一位产后抑郁妈妈的自我蜕变》片段：不只是"奶牛"

二、音乐振动放松

技术介绍及原理

研究发现，当音乐振动频率与人体生理振动频率相匹配时，会发生"共鸣"的共振现象，这种共振效应被人体积极吸收。音乐振动中特殊设计的音色、旋律、节奏、强弱和调式可以与人体生理振动频率共振，从而促进人体的健康运作。音乐振动能够穿过血脑屏障进入脑组织，并对中枢神经系统产生积极影响。音乐振动频率可以"共振"大脑奖赏系统，激发快乐的神经递质，带来愉悦的情绪体验。

音乐振动放松技术是一种综合性身心放松方法，基于振动调频原理，结合了多种技术，包括渐进式肌肉放松、声音康复法、乐器音乐振动和音乐聆听等技术。该方法通过让人体不同部位在不同频率的音乐振动中逐渐产生共振和放松，达到身心全面康复的效果。在身体放松中使用的音乐具有流畅的旋律和不增加静息心率的节奏，可以帮助练习者更深入地放松身心，缓解抑郁、焦虑、紧张等不良情绪，缓解疼痛，改善睡眠。

通过多次练习，音乐振动放松技术可以帮助个体减轻压力、增强放松状态并改善整体幸福感，适用于不同的人群和领域。此外，不同乐器的振动频率也可以产生不同的放松效果。手碟、大提琴、空灵鼓和音叉等是常用的乐器。例如，当手碟被敲击时，它会产生一系列振动，这些振动在空气中传播，形成声波。同时，这些振动也会传至来访者皮肤表面，引起皮肤振动，从而产生微弱的触觉反馈。这种体验被形容为"听觉–触觉交互"。这也是为什么有些人认为手碟音乐具有治疗和放松的效果，因为这种触觉振动可以引发身体上的共鸣和放松感。

此外，音乐振动放松中，为了使触觉振动更加明显，还可采用音叉振动接触皮肤或肢体的方式，达到较高物理振动的效果。不同音高的音叉振动频率与身体的不同部位和器官相应的频率进行匹配，利用特定频率的声波作用于人体，以达到放松、治疗和提高身心健康的效果。

方法步骤

以下是以乐器手碟为例的音乐振动放松技术的操作步骤。

（1）选择安静的环境和空间：选择安静无干扰的地方，放置舒适的椅子、坐垫、躺椅或床。

（2）舒适的体位：找一个舒适的体位，如坐在椅子上，身体放松，脚放在地上。

（3）调节感官系统的注意力：来访者可以先仔细观察周围的环境，然后闭上眼睛，停止视觉输入，用嗅觉来调整呼吸，从胸式呼吸过渡到腹式呼吸。再将注意力转向听觉系统，专注地聆听周围的声音。

（4）渐进式同频共振：治疗师敲击手碟的不同音高，来访者跟随感受身体不同部位的同频振动（触觉系统），体验身体的振动和酥麻感。

（5）音乐推动自由联想：在舒缓空灵的即兴手碟音乐下，带领来访者感受全身麻酥的松弛感，推动他们进行深入体验，以达到心理层面的"高峰体验"，完成身体与心理的双重放松。

（6）逐步清醒：缓慢回到当下现实中，逐渐恢复其他感官系统，结束时再次感受情绪的平静与放松。

以下是作者在临床音乐治疗实践中经常使用的引导语（仅供参考）。

《渐进式音乐振动放松训练引导语》

渐进式音乐振动放松训练的练习时长约15分钟，当你准备好了，我们就开始。

现在请找一个舒适的椅子、沙发或者床，坐着或躺着，调整到一个让自己感到舒服的姿势。现在，请仔细观察一下你周围的环境，视野的上面、左边、右边、下面，再看向视野的前方。好，现在头部不动了，轻缓地闭上眼睛，你的视觉系统暂时关闭了。现在请将注意力集中到你的嗅觉系统，仔细闻一闻此刻空气里的味道。用鼻子深深地吸气，让这个味道在你的胸腔停一会，然后用嘴轻轻地呼出去，再次闻一闻这个味道，吸气，让它在你的腹腔停留一会，把它呼出去——吸气——停留一会，呼气。很好。现在请你将注意力集中到你的听觉系统，仔细聆听周围的声音。

（敲击音高）

随着声音的振动，你感到头皮也开始跟着轻微振动了（敲击音高）——振动了（敲击音高）——振动了……振动的感觉使你的头皮感到发麻了（敲击音高）——发麻了（敲击音高）——发麻了（敲击音高）……体会头皮振动和发麻的感觉。

（敲击音高）

声音的振动使你的面部也跟着轻微振动了（敲击音高）——振动了（敲击音高）——振动了……振动的感觉使你的面部感到发麻了（敲击音高）——发麻了（敲击音高）——发麻了（敲击音高）……体会面部振动和发麻的感觉。

（敲击音高）

声音的振动使你的肩部跟着轻微振动了（敲击音高）——振动了（敲击音高）——振动了……振动的感觉使你的肩部感到发麻了（敲击音高）——发麻了（敲击音高）——发麻了（敲击音高）……体会肩部振动和发麻的感觉。

（敲击音高）

声音的振动使你的双臂跟着轻微振动了（敲击音高）——振动了（敲击音高）——振动了……振动的感觉使你的双臂感到发麻了（敲击音高）——发麻了（敲击音高）——发麻了（敲击音高）……体会双臂振动和发麻的感觉。

（敲击音高）

声音的振动使你的双手跟着轻微振动了（敲击音高）——振动了（敲击音高）——振动了……振动的感觉使你的双手感到发麻了（敲击音高）——发麻了（敲击音高）——发麻了（敲击音高）……体会双手振动和发麻的感觉。

（敲击音高）

声音的振动使你的腹部跟着轻微振动了（敲击音高）——振动了（敲击音高）——振动了……振动的感觉使你的腹部感到发麻了（敲击音高）——发麻了（敲击音高）——发麻了（敲击音高）……体会腹部振动和发麻的感觉。

（敲击音高）

声音的振动使你的背部跟着轻微振动了（敲击音高）——振动了（敲击音高）——振动了……振动的感觉使你的背部感到发麻了（敲击音高）——发麻了（敲击音高）——发麻了（敲击音高）……体会背部振动和发麻的感觉。

（敲击音高）

声音的振动使你的臀部跟着轻微振动了（敲击音高）——振动了（敲击音高）——振动了……振动的感觉使你的臀部感到发麻了（敲击音高）——发麻了（敲击音高）——发麻了（敲击音高）……体会臀部振动和发麻的感觉。

（敲击音高）

声音的振动使你的双腿跟着轻微振动了（敲击音高）——振动了（敲击音高）——振动了……振动的感觉使你的双腿感到发麻了（敲击音高）——发麻了（敲击音高）——发麻了（敲击音高）……体会双腿振动和发麻的感觉。

（敲击音高）

声音的振动使你的双脚跟着轻微振动了（敲击音高）——振动了（敲击音高）——振动了……振动的感觉使你的双脚感到发麻了（敲击音高）——发麻了（敲击音高）——发麻了（敲击音高）……体会双脚振动和发麻的感觉。

仔细体会身体每个部位都在振动的感觉，体会从头到脚都麻酥酥的感觉。

（一段原创或即兴旋律）

再次体会全身麻酥酥的感觉。当我从 3 数到 1 时，你就逐渐清醒了。

3——（敲击音高）

2——（敲击音高）

1——（敲击音高）

清醒了，不要着急，先仔细聆听一下周围的声音，闻一下清新的空气。然后轻缓地活动一下你的手和脚，慢慢睁开眼睛。再看一下周围的一切，似乎变了，似乎也没有变。感受你的情绪，希望此时的你是平静与放松的。本次练习就到这里。

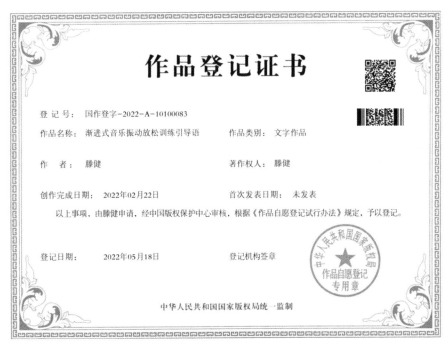

（本技术已获国家版权局作品登记）

【注意事项】

使用音乐振动放松是一种便捷和有效的放松方式，但有一些注意事项需要注意，以确保练习者能够获得最佳效果和安全的体验。

（1）环境和光线：确保环境安静，没有干扰，可以专注于音乐和放松。如果空间里能够避光或昏暗，效果更佳。

（2）姿势限制：如果没有平躺的条件，也可以坐着练习。

（3）注意力聚焦：如果在练习过程中走神或想到其他事情，没有关系，当觉察到这一点时，回到引导中继续练习即可。

（4）不适与停止：练习过程中，可能会感到身体部位"不能动了"，大多数情况下是身体放松的体现。如果感到身体不适，如头晕、恶心、心跳加速，应该立刻停止放松，尝试站起来，缓慢地移动身体。

（5）禁止不宜放松的情形：这种放松方式会让你感到非常放松，却会降低警觉性和反应能力，因此不要在驾驶或进行危险作业时进行。

（6）健康问题：如果有任何疾病或健康问题，请在使用这种放松方式前咨询医生。

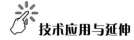

技术应用与延伸

音乐振动放松技术是一种利用音乐的节奏和频率来促进身体和大脑放松的技术。音乐振动放松技术在实践中已被广泛应用于不同领域，如心理健康、身体康复、运动训练等。

（1）睡眠：音乐振动放松技术可以帮助人们更好地入睡。研究表明，低频音乐可以减轻焦虑和抑郁症状，帮助人们更快地入睡。同时，中等音量的轻柔音乐可以帮助人们保持安静，防止因外界噪声而打扰睡眠。

（2）心理治疗：音乐振动放松技术也被用于心理治疗。音乐振动放松技术可以减轻抑郁、焦虑、紧张等不良情绪，提高情绪稳定性和幸福感。在心理治疗中，治疗师可以使用特定的音乐来帮助来访者放松并改善他们的情绪。

（3）教育：音乐振动放松技术可以被用于帮助学生在学习和考试时放松。一些研究表明，低频音乐可以帮助学生减轻考试焦虑情绪，并提高其学习成绩。

（4）健身和运动：许多人在运动时使用音乐振动放松技术来帮助他们放松身体，增强训练效果。例如，在瑜伽、普拉提和身体训练中，音乐振动放松技术可以帮助人们更好地控制呼吸和心跳，更好地调节心理状态、提高专注力和表现力。

（5）物理治疗：音乐振动放松技术也可以用于物理治疗，例如帮助恢复运动损伤或放松紧张的肌肉。研究表明，音乐可以帮助减轻疼痛，提高运动灵活性，并改善肌肉功能。

音乐振动放松技术还可以用于减轻压力、改善免疫系统功能和提高注意力等。同时，一些科技公司正在研究和开发与音乐振动放松技术相关的产品，例如能够识别身体状态并自动调整音乐频率和节奏的耳机或音响系统。

无论是在日常生活中，还是在专业领域，音乐振动放松技术都具有广泛的应用前景，值得我们进一步研究和探索。

【案例技术展示】

《纵有疾风起　人生不言弃——一名飞机制造师克服晕厥恐惧之路》片段：我又回来了

《开启后半生的多彩生活——一位退休老人的自我价值转变》片段：刚退休，就这样了吗

三、音乐呼吸训练

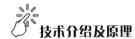

技术介绍及原理

呼吸是指人体与外界环境之间气体交换的过程。通过呼吸可以使体内气体进行有效的新陈代谢，维持身体平衡。呼吸在治疗中作为一种媒介进行应用。通过对来访者呼吸的频率和深度的控制，可以改善大脑的供氧状况，增强身体的活动能力，调节心率和血压，进一步改善来访者的情绪，提高其身心健康水平。

· 共振频率呼吸（RFB）

研究发现，每个人都存在一个最佳的呼吸速度，通常成年人的呼吸速度在 4.5~6.5 次/分（Vaschillo 等，2002）。

此外，当人们呼吸速度在最佳范围内时，会出现一种叫作"共振"的状态，这种状态下心率、呼吸和血压的节律会高度同步，形成一种生理一致性的状态，此状态被认为有益于心理和生理健康（Lehrer 等，2014），此时心率

变异性大幅增加。在很短的时间内，植物神经系统转变为副交感神经支配，人体处于放松和较低压力水平的状态。由于产生的放大效应和几个生理系统之间的同步性，这种最佳频率被称为"共振频率"。共振频率呼吸（RFB）是指通过控制呼吸频率和深度，使呼吸与身体的共振频率相同，从而促进身体的放松和自我调节，缓解焦虑、压力和疼痛等症状。

· 音乐呼吸训练

音乐呼吸训练是一种结合了共振频率呼吸和音乐的治疗方法。音乐呼吸训练将 RFB 与音乐的节奏和情感相结合，通过音乐的引导和调节，更好地帮助来访者进行深度呼吸和放松。

据研究表明，音乐呼吸训练对许多不同类型的患者具有积极的治疗效果，如焦虑症、抑郁症、慢性阻塞性肺疾病、疼痛等。例如，一项研究招募了 63 名抑郁症患者，并将其随机分配到接受音乐治疗组、音乐治疗加呼吸训练组以及等待治疗的对照组。研究发现，音乐治疗加呼吸训练组在治疗后的抑郁症状显著改善，且改善程度明显高于仅接受音乐治疗或等待治疗的对照组。这项研究表明，音乐治疗干预措施中增加 RFB 可以提高抑郁症患者的治疗效果（Erkkilä 等，2021）。另外，一些研究还发现，音乐联合呼吸训练可以促进植物神经系统的平衡，改善心率变异性等指标，具有调节身体生理功能的作用。

◆ 呼吸控制的生理效应：共振频率呼吸可以刺激迷走神经的活动，从而使心率和呼吸节律变得更加平稳。通过控制呼吸，还可以减轻交感神经的兴奋，进而缓解压力、焦虑和疼痛等症状（Lehrer 等，2014）。

◆ 音乐对心理状态的影响：音乐可以通过触发大脑中的多个区域，影响人的情感、认知和行为等方面。例如，快节奏的音乐可以刺激人的运动神经系统，使人产生兴奋和愉悦感；慢节奏的音乐则可以减轻情绪压力，帮助人放松和入睡（Thoma 等，2013）。

◆ 共振频率呼吸与音乐的互补效应：共振频率呼吸和音乐的节奏可以相互调节，使身体的节律变得更加平稳和协调。例如，通过与音乐节奏相匹配，呼吸可以变得深沉而有力，从而达到更好的放松效果（Lee，2016）。

方法步骤

音乐呼吸训练是通过音乐来引导呼吸，帮助来访者放松身心、调节呼吸，以下是音乐呼吸训练的方法步骤。

（1）找到或制作合适的音乐：选择舒缓、慢节奏、没有歌词的音乐。最好提前制作特定的呼吸训练音乐，例如加入呼吸节点的提示音。

（2）找到一个舒适的姿势：可以坐下或躺下，手放在腹部上方，准备开始训练。

（3）感受和调节呼吸：首先，专注于呼吸。吸气时，感受胸部和腹部的膨胀；呼气时，感受胸部和腹部的收缩。慢慢地调整呼吸的深度和节奏，使呼吸变得平稳、深沉。

（4）呼吸与音乐相匹配：跟随音乐和治疗师的引导进行呼吸，使呼吸更加平稳、深沉。

（5）注意力转移：当呼吸变得平稳、深沉时，将注意力从呼吸调频转移到音乐体验上。感受音乐所传达的情感和能量，帮助放松身心，缓解压力。

（6）结束训练：训练时间可以根据来访者情况而定，建议每次训练10~20分钟。训练结束时，慢慢地将呼吸节奏调回正常水平，重新感受自己的身体。

以下是一段典型的音乐呼吸训练的指导语（仅供参考）：

现在，请找到一个舒适的躺姿，请把双手放在腹部上方，放松双臂。接下来我们准备开始音乐呼吸训练。不要紧张，保持均匀的呼吸，慢慢跟随我的引导。当你吸气的时候，用鼻腔吸气，让气息均匀地通过你的咽部、肺部，到达腹部，使你的腹部微微鼓起。当你呼气的时候，用嘴巴呼气，将气均匀地慢慢呼出。

把你的注意力集中在呼吸上，我们尽量保持吸气5秒、呼气5秒的频率。现在让我们来一起尝试一下。

准备，鼻子吸气——2——3——4——5——感受肚子微微鼓起的感觉，嘴巴呼气——2——3——4——5——把气慢慢呼出去。

将双手放在腹部，感受自己的气息，在进行呼吸训练的时候，尽量不要憋气，如果不能保持吸气5秒、呼气5秒的频率，或者感到任何不舒服都请随时告诉我。

接下来，跟随音乐持续地呼吸……

注意，治疗师开始播放事先准备好的音乐，引导来访者逐渐跟着音乐的节奏进行自主呼吸，如果来访者无法跟随音乐的节奏，也可以暂停音乐，依靠治疗师的引导，带领来访者进行自主呼吸。

注意聆听音乐中的重音（提示音），当听到它的时候开始吸气，再次听到时呼气，好，跟随我，吸——2——3——4——5——，呼——2——3——4——5——（重复5次）

你做得很好，接下来你可以自己重复刚才的呼吸节奏……

（由来访者自行重复多次，10分钟后逐渐引导训练结束）

好，最后3次深呼吸，鼻子吸气——2——3——4——5——，嘴巴呼气——2——3——4——5——

（重复3次，音乐渐弱直至停止。结束时不要让来访者突然改变呼吸频率，这样会让来访者感到不适。）

现在音乐已经停止了，不要着急，继续维持刚才的呼吸频率，同时感受一下你身下的躺椅……呼吸一下新鲜空气，慢慢地调整到自由的呼吸频率……活动一下双手，活动一下双脚，等你感到舒服的时候再慢慢睁开眼睛。

【注意事项】

（1）音乐的选择：选择适合的音乐至关重要。不同类型的音乐适用于不同的人群。对于初访者，轻柔的音乐是最合适的选择，而需要更高强度训练的人则应选择节奏感强的音乐。音乐的选择并不是固定的，治疗师应尽可能根据来访者的文化背景、喜好、精神状态等基本信息选择合适的音乐。一般情况下，治疗师可以选择轻柔舒缓的慢节奏音乐，曲调风格以舒缓、流畅、悠扬为基准，让来访者重点关注自己的吸气和呼气，调整自己的呼吸节奏，从而唤起来访者积极稳定的情绪。有研究表明，对于慢性肺部疾病患者而言，一些重症来访者如果选择快节奏的音乐，会导致呼吸频率加快，从而对来访者的健康产生不利影响，而使用较慢节奏的音乐可能更合适。

（2）找到适合的节奏：音乐呼吸训练需要根据节奏进行呼吸，因此找到适合自己的节奏非常重要。如果节奏太快或太慢，会让训练变得困难或不舒服。某些来访者由于受自身疾病（如肺部疾病等）的影响，很难自主进行有节奏的呼吸，因此，呼吸训练还包括个性化的呼吸模式，但这通常需要治疗师的专业指导，或者配合呼吸训练仪辅助进行。

（3）坚持练习：音乐呼吸训练需要长期练习才能达到最佳效果。建议每天从练习 15~20 分钟开始，逐渐增加到 30 分钟及以上。

（4）注意呼吸姿势：正确的呼吸姿势可以帮助来访者更好地进行训练，同时减少身体的压力和不适。建议坐在直立的椅子上，让双脚平放在地面上；或斜躺在躺椅上，让身体保持放松。

（5）注意呼吸节奏：呼吸节奏应该是自然的，不应该让来访者感到不适。如果来访者感到呼吸困难或不适，应该停止训练，休息一下。例如，某些来访者可能无法达到吸气 5 秒、呼气 5 秒的频率，如果强行要求来访者保持规定的频率，可能会导致来访者不自觉开始屏气，从而影响放松和治疗效果。治疗师需要针对个体情况及时调整，可选择"426 呼吸法"或者三角呼吸法等。

（6）引导语方式：对于一些年纪较大、认知欠佳的来访者，可以利用通俗易懂的话语进行引导，如用"闻花香"的动作吸气、"吹蜡烛"的动作吐气等，尽可能避免因理解上的问题影响呼吸训练的效果（李静等，2019）。

（7）医生咨询：如果来访者患有呼吸系统疾病或其他健康问题，请在进行音乐呼吸训练之前咨询医生的意见。

总而言之，治疗师要尽可能实行具有针对性、个体化的音乐呼吸训练。在训练过程中，要及时掌握来访者的身体与心理变化，并据此调整引导内容。

技术应用及延伸

临床实验证明，音乐呼吸训练能提高不同患者的生理、健康水平，是一种有效的止痛方法，通过刺激脑垂体，使疼痛缓解，可放松肌肉，降低耗氧量，降低血压，减慢呼吸速度，减少心跳次数。在深呼吸音乐训练时，放松全身肌肉，同时将注意力集中在调整呼吸的过程中，从而缓解疼痛，有利于疾病治疗（夏萍，2015）。

孕产妇领域的应用

音乐呼吸训练在孕妇中的应用越来越受到关注。研究显示，在孕期和分娩过程中，音乐呼吸训练可以帮助孕妇应对身体和心理上的挑战，减轻焦虑和恐惧感，提高自我控制能力和自信心，改善心理状态和睡眠质量。此外，音乐呼吸训练还可以降低分娩疼痛和需要药物镇痛的概率（Liu 等，2010）。

在实践中，专业医务人员或专业音乐治疗师可以指导孕妇进行音乐呼吸训练。孕妇可以选择自己喜欢的音乐，根据音乐的节奏和情感色彩进行呼吸练习。可以采用平均呼吸频率的方法，也可以使用吸气短呼气长的方式，帮助放松和减轻疼痛。同时，将注意力集中在音乐和呼吸上，可以转移注意力，减轻孕吐（参考第五章"什么时候才可以放下'垃圾桶'"案例）、疼痛和不适感。

分娩过程对产妇来说是一个持续刺激的过程，会对孕妇的身心健康产生负面影响。音乐呼吸训练有助于调节孕妇的呼吸频率，创造轻松愉悦的氛围，使产妇全身放松、情绪稳定，缓解产痛并保持体力，这有助于提高自然分娩率，同时改善医患关系（苏浪，2021）。

总之，音乐呼吸训练是一种安全、简单、易行且有效的方法，可用于帮助孕妇缓解压力、减轻疼痛、提高自我控制能力和自信心。

对脑卒中后疲劳的治疗

卒中后疲劳是脑卒中后的一种常见症状，对患者的功能恢复和生活质量造成了严重影响，同时伴随着较高的致残率和死亡率。研究表明，通过呼吸训练，可以显著改善患者的炎症反应和肺功能，缓解疲劳症状，改善呼吸肌的血液供给，减轻机体缺氧状况，提高运动耐力，促进患者的康复（李浅峰等，2017）。

对心脏瓣膜置换术患者的术后治疗

心脏瓣膜置换术是一种创伤大、耗时长的手术，术后患者常常面临呼吸功能下降、痰液排出不畅等问题。研究表明，通过呼吸功能训练，患者可以在术后有效咳嗽，促进痰液排出，有助于保持气道通畅，减少胸腔积液、肺部感染等并发症发生率。此外，通过在术前、术后为患者进行音乐呼吸训练，可以增加瓣膜置换术后心功能的储备，增强心肌收缩力、改善冠状动脉血流灌注，缓解或减轻因体力活动引起的心功能不全的症状，减少患者术后呼吸机使用时间，缩短住院天数，促进患者的康复（孙琪等，2018；卢义娟等，2019）。

对肺大疱患者的术后治疗

肺大疱是一种疾病，其特征为肺泡壁的破裂和融合，形成含气囊腔，通常表现为胸闷、气短等症状。手术是治疗肺大疱的主要方法，但术后可能会出现气胸等并发症，导致患者出现焦虑和紧张等不良情绪，进而影响其生活质量。音乐呼吸训练可以改善患者的呼吸功能，促进恢复，同时还可以缓解患者的负面情绪，减轻心理压力，稳定情绪，提高生活质量（胡洪伟，2020）。

对慢性肺部疾病患者的治疗

对于患有慢性肺部疾病的患者来说，听音乐可以分散注意力，促进体育锻炼，并减少抑郁和呼吸困难的症状。研究表明，通过音乐呼吸训练可以产生较为明显的生理和心理反应，从而达到治疗效果。如果患者能够长期保持自主音乐呼吸训练，那么其疗效可能会提高。

提高肝脏磁共振增强扫描的检查效率

在进行肝脏磁共振增强扫描检查时，患者需要屏气和多次吸气才能获得清晰有效的图像。然而，患者常常由于检查时间长、环境封闭、噪声大等原因无法完成有效的呼吸配合，并产生一定的心理负担。对于神经衰弱患者来说，这些问题尤为严重，噪声会加重其神经衰弱症状，干扰其检查配合度，影响检查结果。

通过音乐呼吸训练，可以有效减轻患者在检查前的心理压力，提高其心理素质，改善焦虑状态与血清神经递质水平，降低生理重影概率，从而提高患者的检查配合度（陈华等，2019）。

减轻晕车症状

呼吸技术本身可以减少患者的晕车发生率，甚至可以用于飞行员和宇航员进行慢性疾病的脱敏训练和治疗。当辅以音乐时，不仅可以减少患者由于视觉刺激引起的晕车症状，还可以帮助患者控制呼吸节奏，避免深呼吸可能引起的过度换气风险。虽然音乐呼吸训练的效果比不上药物，但它易于实施，并且没有药物可能引发的不良反应（Fleur 等，2003）。

总体来说，音乐呼吸训练作为一种非药物治疗方法，具有可行性、安全性和有效性，可以在临床实践中得到广泛应用。同时，随着人们对于健康和生活质量的重视，音乐呼吸训练也逐渐被更多人所关注和接受。

【案例技术展示】

《纵有疾风起　人生不言弃——一名飞机制造师克服晕厥恐惧之路》片段：飞机建造师坐飞机晕倒了

《什么时候才可以放下"垃圾桶"—— 准妈妈的角色调适》片段：我打呼了吗

四、导向性音乐想象

技术介绍及原理

导向性音乐想象是音乐治疗中一种常用的心理康复和治疗方法。治疗师将音乐作为治疗工具，并通过语言指导使来访者进入内心世界的想象状态，以探索自己的内心世界和情感体验。治疗师会使用渐进式的放松技巧来帮助来访者进入放松状态，并在此基础上使用语言指导，引导来访者在音乐的引导下想象自己身处于某个情境中，如自然风景中、心灵空间中等。治疗师通常会选择适合来访者的音乐，并根据来访者的需要和情感问题进行个性化的治疗。导向性音乐想象可以帮助缓解焦虑、抑郁、压力等情绪问题，并改善来访者的睡眠质量。这还是一种探索性技术，探索在理性状态下无法体验到的深层自我和深层情感。

·意识转换状态与导向性音乐想象

在本章节"渐进式音乐放松"技术中我们提到了"转换状态"的概念，在音乐治疗中，意识转换状态和导向性音乐想象之间存在相互促进的关系。意识转换状态是一种更深入的放松状态，它有助于来访者更深刻地探索自己的内心世界和情感体验，进而促进来访者的情感表达和情感调节能力。而导向性音乐想象可以帮助来访者进入意识转换状态，以加强来访者的情感表达和情感调节能力。同时，音乐在意识转换状态中也扮演着重要的角色，通过美妙的旋律和节奏，引导来访者进入深度放松的状态，并作为治疗工具帮助来访者更深刻地探索自己的内心世界和情感体验。

在意识转换状态中，来访者可以体验一种躯体上的"扭曲感"，如感觉自己变成了雄鹰，在天空中自由翱翔。这是一种象征性的表达方式，有助于来访者表达用语言难以表达的情感体验，并增进对自己内心情感的觉察和理解。此外，在意识转换状态中，时间感和空间感减弱或消失，从而激发来访者的想象力和创造力，帮助来访者找到解决问题的创新性途径和方法，重新体验自己的童年情感经历，幻想未来，甚至有超自然的体验，从中汲取丰富的人生哲理。

综上所述，意识转换状态和导向性音乐想象之间是相辅相成的关系。意识转换状态可以促进导向性音乐想象的效果，帮助来访者更深刻地探索自己的内心世界和情感体验。同时，导向性音乐想象也可以帮助来访者进入意识转换状态，加强来访者的情感表达和情感调节能力。在这个过程中，音乐作为治疗工具和引导发挥着重要的作用。

导向性音乐想象的具体技术多种多样，下面列举常用的三种：自然场景音乐想象、安全岛和音乐积极资源强化。

·自然场景音乐想象

自然场景音乐想象是导向性音乐想象中的一种常见技术。该技术通过治疗师引导来访者在放松状态下，想象自己身处于自然环境中，如海滩、森林、草原等，来促进情感表达、提高情感调节能力。

根据相关研究，自然场景音乐想象是一种有效的音乐治疗技术，其有效性可能与以下机制相关。

◆ 自然场景具有平静、美丽和放松的特征，这些特征可以促进来访者的情感体验和情感表达。根据一项研究，自然环境音乐可以促进情感表达和情感体验，并改善情感体验的质量（Annerstedt 等，2013）。

◆ 自然场景音乐想象可以提高来访者的情感调节能力，使其能够更好地处理负面情绪和情感问题。研究表明，自然场景音乐可以促进身体的生理恢复，提高情感调节能力，并减少焦虑和抑郁等消极情绪的产生（Annerstedt 等，2013）。

自然场景音乐想象可以通过其平静、美丽和放松的特征来促进来访者的情感体验和情感表达。同时，减轻心理压力和焦虑，提高来访者的生活质量，使其能够更好地处理负面情绪和情感问题。这些机制的协同作用使得自然场景音乐想象成为一种有益于来访者心理健康的音乐治疗技术。

·安全岛

安全岛是导向性音乐想象中的另一种常见技术，其主要目的是通过治疗师引导来访者创造一个安全、温暖和舒适的心理空间，使来访者在面对压力和挑战时能够感到更加安全和自信，从而帮助来访者缓解负面情绪和情感问题。在安全岛技术中，来访者需要想象一个安全、舒适的地方，可以是舒适的房间、自然场景或者是某个心灵空间。在此基础上，治疗师需要通过音乐来强化来访者这种心理环境的感受和情感体验。

通过安全岛技术，来访者可以想象自己身处于一个安全、舒适和令人愉悦的场所，通过调动联觉和想象力，提高来访者的情绪感知和情感表达能力。它还能减轻来访者的负面情绪和情感问题，包括焦虑、抑郁和创伤后应激障碍等。同时，安全岛技术结合音乐可以强化情感体验，提高自我认知，帮助来访者更好地处理情绪问题。

·音乐积极资源强化

音乐积极资源强化是导向性音乐想象中的另一种技术，其主要目的是通过治疗师引导来访者在放松状态下，想象自己身处于一段与音乐相关的积极体验中，这一过程旨在增强来访者的情感表达、自我认知和情感调节能力。在音乐积极资源强化技术中，来访者需要回忆与音乐相关的积极经验，如听音乐时的愉悦体验、与音乐相关的美好回忆等。在此过程中，来访者通过音乐和治疗师的引导来强化这种积极的情感体验。

通过回忆与音乐相关的积极经验，来访者可以提高自我认知和自我价值感，从而缓解负面情绪和情感问题。通过音乐强化积极的情感体验，可以提高来访者的情感调节能力和自我掌控能力，缓解压力、减轻焦虑和抑郁等情绪。

总之，自然场景音乐想象、安全岛和音乐积极资源强化等技术的有效性，可能与它们在增强来访者情感表达和情感调节能力方面所发挥的作用有关。这些技术通过创造一种安全、舒适和积极的心理环境，来帮助来访者缓解负面情绪和情感问题，从而增强正面情绪，提高来访者的心理健康水平。

 方法步骤

·自然场景音乐想象

（1）确定治疗目标和来访者需要：治疗师需要与来访者沟通，了解其治疗目标和需要，以便制订个性化治疗方案。

（2）初步准备：治疗师和来访者协商选择合适的自然场景和音乐，来访者选择一个舒适的姿势，闭上眼睛或保持半闭状态。

（3）引导来访者放松：治疗师引导来访者通过深呼吸或渐进式音乐放松等方法放松身体和思绪，以使他们更好地感受到自己的身体和周围环境。

（4）想象自然场景：治疗师引导来访者想象自己身处于一个安静、美丽的自然场景中，如海滩、森林或草原等。治疗师可以详细描述这个场景，包括场景的视觉、声音和气味等感受，引导来访者逐渐融入这个场景中。

（5）引入音乐：引入适合的音乐，并加入自然场景音效，如海浪声、鸟鸣声、风声等，以产生一种安静、放松和舒适的氛围。

（6）引导情感体验：在想象场景的同时，治疗师会引导来访者感受自然的美好和音乐的韵律，帮助来访者体验积极的情感，如平静、放松、愉悦等。

（7）增强体验：治疗师引导来访者专注于自然场景和音乐的感受，通过调节音乐的节奏和音调等，以适应来访者的情感需求，增强来访者的身体和情感体验。

（8）结束和总结：治疗师逐渐引导来访者从想象中的自然场景和音乐中回到现实世界，并保持放松状态。同时与来访者总结此次治疗的效果和收获。

注意：根据治疗目标，可以制定个性化想象主题，如在孕产妇来访者中，可以加入与宝宝有关的想象主题，例如宝宝的模样、与宝宝的互动、一起嬉戏玩耍等内容，加强亲子互动，提高孕期和产后的自信感和满足感。

以下是作者常用的一些导向性音乐想象（自然场景）的引导语（仅供参考）。

①晨曦

"当音乐缓缓响起，你仿佛置身于广袤无垠的大草原上。远方，初升的太阳从东方云层的缝隙中露出一角，微光透过朦胧的晨雾，映照出一片绚丽的金黄色。你轻轻地闭上双眼，深吸一口气，感受着清晨的芬芳气息填满肺腑，然后缓缓地呼气，将被露水浸润的泥土与淡淡的青草香气送入大地。微风轻拂过你的脸颊，带来一丝湿润和凉意，仿佛是大自然为你特别留下的温柔抚慰。你慢慢地展开双臂，面向朝阳，身体微微前倾，让晨曦温柔的光芒洒满全身。温暖的阳光穿透肌肤，温润如丝绸般的触感令你感到舒适无比。你慢慢抬起双手，敞开胸怀，将自己完全融入这美妙的自然之中，感受生命之澎湃的流动。此刻，太阳已跨越地平线，舞动着火红的身姿，散发出璀璨耀眼的光辉，如同一颗憧憬之星，将你的心灵唤醒……

在这一刻，你的心情如此舒畅，宛如盛夏的微风穿过心头，轻轻地荡漾开来。那些曾经迷离的困惑和纷扰在此刻渐渐消散，仿佛被柔和的光芒所净化。一切沉重和疲惫都被甩开，只剩下轻盈与自由，宛如凤凰展翅飞翔，飞向通往梦想的道路。此刻的你注满充沛的能量，你的内心燃起一团火焰，熊熊燃烧着希望和勇气。如同璀璨的星辰，拥有无限的可能，你是可以驾驭命运的舵手，指引自己的航向。无论前方是险峻的山峦还是波澜壮阔的大海，你都敢于迎接挑战，勇往直前！

在这充满希望的时刻，它如同这动人的乐曲，在你心中奏响。你能感知到每一个节拍的跳动，每一个音符的荡漾，仿佛与宇宙共振，与生命共鸣。每一天都是一个新的起点，每一次醒来都是全新的蜕变。仔细体会和感受这生命的无限魅力！

音乐已经结束了，但你的内心音律还在继续奏响，带着它慢慢回到当下来，感觉它正陪着你感受身体的重量，陪着你一呼一吸。好，慢慢睁开眼睛，看一下这全新的世界。"

②绿茵

"当音乐的旋律轻启，请开始想象。你穿越一片无垠的广袤草原，视野尽头无边无际，宛如一幅永恒的画卷。阳光柔和地洒在你身上，恣意温暖你的心房。身旁轻风时而拂面而来，带给你一抹清凉的触感，萦绕着宁静与清新。微风轻轻吹拂，弥漫着芬芳花草、潮湿泥土和细腻的花香，令你深深吸入一口气，感受大地的芬芳。

你俯下身子，近距离凝视离你最近的一朵花，细细端详它的形状和色彩。轻柔地触碰花瓣，如丝绸般细腻温和。你光脚踏在草地上，感受它柔软舒适的触感，微微的痒意愉悦地传来。你躺了下来，将身躯投入草原的怀抱，你的双臂、双腿、双足、脑袋都陷入那柔软草地，舒适无比。轻轻挪动双手，感受着植物在指尖丛生。你沉醉于柔软草地之中，宛如被拥抱、被托起，草原慈爱地包容着你的一切，无论美好与否，都得以宽容待之。你感觉自己如同一棵植物，深深扎根于这片草原之中。你所有的烦恼、焦虑、不愉快的情绪，逐渐顺着你在草原的根系传送到了土壤里，你感到越来越放松、越来越轻快了……沿着根系，你重新汲取草原奉上的养分，感受着满满的滋养，你感觉自己变得无限充实……此刻你觉得非常放松、舒适与安全，全身都洋溢着生命的活力。

随着你的呼吸起伏，草原亦与你互相呼应。让你的想象自由翱翔，去实现你内心所渴望的一切，感受那最心爱的风景，领略生命中最美妙的时刻……

草原是你无尽想象的舞台，它为你敞开着无限的可能性。

现在音乐结束了，但你仍然可以感受到这片草原带给你内心深处的喜悦、安宁和创造力。无论你走向何方，草原始终是你坚实的依靠，为你提供力量与支持。试着将这片草原带入现实生活中，将它的美丽与宁静融入你的日常。无论何时，当你感到疲惫或困惑时，你可以回想起这个美妙的时刻，重温那份轻松与自在。草原的能量将一直陪伴着你，成为你坚强的根基，让你勇往直前，追求内心真正向往的自由与幸福……好，慢慢让自己清醒过来，慢慢睁开眼睛，活动一下肢体，伸个懒腰，此刻，你充满能量得回来了。"

③林间鸟语

"当悦耳的音乐响起时，它像一阵柔和的风，轻轻拂过你的耳畔。请你闭上双眼，聆听着旋律的流动，感受它们在空气中轻盈地飞舞。试着将你的注意力集中到呼吸上，感受一下你的身体随着呼吸起伏的变化，仿佛与音乐的旋律融为一体。

随着音乐的引导，你的想象力带你来到了一片神奇的森林。这里绿树浓荫，阳光透过树叶的缝隙洒在地面上，形成斑驳的光影。野花遍地绽放，绚烂的色彩在风中轻轻摇曳。梅花鹿自由自在地在溪边优雅地散步，它们的优美身姿仿佛诉说着森林的宁静与和谐。猴子们在树间嬉戏玩耍，快乐的声音回荡在空中。

你沿着林间的小路继续前行，一股清新的空气立刻迎面扑来，仿佛在欢迎久别重逢的好友。你深深地呼吸着这股空气，闻到了松脂的清香，还能隐约感受到森林特有的气味，那是一种淡淡的、令人神清气爽的甜味，让你心旷神怡。

继续沿着小路前行，阳光像一缕金色的细沙穿过茂密的树枝，洒落在你的身上和绿草地上。温暖的阳光包围着你，让你感到无比舒适。草地上闪烁着晶莹的露珠，散发出青草、鲜花和湿润泥土的芳香。你深深地吸一口气，这花草的香气充盈在你的身体里，让你感到无比愉悦。你张开双臂，迎接着阳光的拥抱，仿佛与大自然融为一体。此刻，你的身心被这美丽的景色净化了。你找了个舒适的姿势坐下，将双脚轻轻地浸泡在溪水中。清凉的溪水滑过你的脚背，带走了你所有的烦恼和疲惫。你感受着水流的流动，仿佛自己也在大自然的律动中飞舞。

你聆听着鸟雀欢唱，整个森林里充满了各种生命的声音，充满了欢乐和生机。你感受着这份活力，感受着它们传递给你的力量和勇气。你被鸟儿的歌声所感动，感受到生命的美妙和无限可能。带着这份活力和喜悦，你决心迎接人生中的所有挑战。你相信自己拥有无限的想象力和创造力！你决定让想象力自由地发挥，让它引导你体验更多的美好时刻。

随着音乐渐渐淡去，你走出森林，踏上了回归现实的旅程。但你心怀感激，对下次与大自然的邂逅充满了美好的期待。无论未来有怎样的挑战和机遇，你都将带着森林的祝福和大自然的旋律继续前行，追求内心真正渴望的幸福与成长。

你缓缓地睁开眼睛，带着感激和喜悦，重新面对一切。欢迎回来!"

④雪中木屋

"音乐响起，美妙的旋律带你来到一座木屋前，那是一座被雪覆盖的森林中的小屋，在这满天冰雪中它是那样静谧和温暖。你推门走进屋里，面前有一个生着火的壁炉。走近壁炉，能感受到温暖的气息弥漫在屋内。火焰在壁炉中燃烧，发出舒缓的噼啪声……你可以听到木头燃烧的声音，同时还能闻到淡淡的炭火味。温暖的光芒投射在屋子的角落，让整个空间显得更加舒适和怡人……在这样的环境中，你感受到无比的宁静与平和。你将手靠近壁炉，感受到温暖从手部逐渐传到胸膛、背部、头部，温暖的感觉渗透全身……一切都是如此温暖和安详! 你凝视着被暖黄色灯光包围的房间，深深地呼吸着干燥木头的香气以及热茶的清香。在这一刻，你觉得一切疲惫和不愉快都离你远去……

现在，你来到了窗边，仔细凝望着窗外的景象：院子里的栅栏上堆满了雪，前方是一片被白雪覆盖的森林，整个世界看起来是如此纯净……此刻你的心情无比放松，所有的焦虑和烦躁都被抚慰，逐渐平静下来。你敞开心胸，静静地享受这宁静的时刻，沉浸在这样的美好时刻中，感到自由和满足……你仔细体会这生命的美妙和无限可能 (音乐结束)

音乐结束了，但是你还能体会到置身于雪中森林里的小屋的感觉。保持这种感觉，慢慢地回到现实中来，感受一下身下的床或椅子，呼吸一下新鲜的空气，活动一下双手和双脚。慢慢清醒过来，等你感到舒适的时候再慢慢地睁开眼睛。"

·安全岛

(1) 确定治疗目标和来访者需要：治疗师需要与来访者沟通，了解其治疗目标和需要，以便制订个性化治疗方案。

(2) 引导来访者放松：治疗师引导来访者通过渐进式音乐放松、音乐振动放松等方法帮助来访者放松身心，以使他们更好地感受自己的身体和周围环境。

（3）想象安全岛：治疗师引导访者想象自己身处一个安全、舒适的地方，如某个舒适的房间、自然风景或者是心灵特定场景。治疗师引导来访者详细描述这个场景，包括场景的视觉、听觉和嗅觉等感受，引导来访者逐渐沉浸在这个场景中。

（4）引导情感体验：在想象安全岛的同时，治疗师引导来访者感受内心的情感变化，如愉悦、宁静、放松等情感体验，并帮助来访者表达这些情感。

（5）鼓励自我掌控：治疗师引导来访者认识到自己可以在安全想象空间里通过增减物品的方式来提高舒适度和自我调节能力，增强自我掌控能力。

（6）增强情感体验：治疗师通过音乐来增强来访者的身体和情感体验，根据来访者的需要和情感状态选择合适的音乐，强化来访者对这个安全岛的情感体验。

（7）建立和加强联想：帮助来访者建立与安全岛的情感更深刻的联系。治疗师引导并鼓励来访者建立随时进入安全岛的方式和触发器。

（8）结束和总结：治疗师逐渐引导来访者回到现实世界，并与来访者总结此次治疗的效果和收获。

·音乐积极资源强化

（1）确定治疗目标和来访者需求：治疗师需要与来访者沟通，了解其治疗目标和需求，以便制订个性化的治疗方案。

（2）讨论音乐和积极事件：根据来访者需要和治疗目标，来访者向治疗师分享积极回忆或经验，如和某个人一起共度的愉快经历、令人愉悦的旅行、一次成功的经历等。并与治疗师共同选择与积极事件相匹配的音乐，选定的音乐通常是舒适的、愉快的或兴奋的。如果来访者无法提供积极事件，治疗师也可以引导来访者想象一些具有象征意义的事物，例如成长的大树、盛开的花朵等，这些事物可以代表着来访者的成长、希望和美好未来。

（3）引导来访者放松：治疗师引导来访者通过渐进式音乐放松、音乐振动放松等方法帮助来访者放松身心，以使他们更好地感受自己的身体和周围环境。

（4）回忆积极经验：治疗师引导来访者回忆与音乐相关的积极体验，以便来访者更加深入地回忆这些体验。

（5）引导情感体验并植入音乐：在回忆积极体验的同时播放选定音乐。

来访者在音乐引导下感受自己的情感变化，如愉悦、放松、自信等情感体验，治疗师帮助来访者表达自己的感受。

（6）增强情感体验：治疗师通过增大音量或更换更积极的音乐曲目等方式来增强来访者的情感体验，以满足来访者的情感需求。

（7）引导进入高峰体验：治疗师引导来访者认识到自己可以通过回忆积极体验和音乐来自我调节情绪，增强自我掌控能力和自我效能感，从而达到心理上的"高峰体验"。

（8）结束和总结：治疗师逐渐引导来访者回到现实世界，并与来访者总结此次治疗的效果和收获。

需要注意的是，以上步骤仅为大致的干预流程，实际操作中可能会因来访者差异和治疗师风格而有所调整。

【注意事项】

（1）来访者差异：不同来访者对音乐和想象技术的反应因人而异，治疗师需要了解来访者的情感需求、喜好和心理特点，根据来访者的需求和特点来调整治疗方案。

（2）治疗环境：导向性音乐想象技术需要在安静、舒适、私密的环境下进行，以确保来访者能够放松身心并专注于治疗过程。

（3）音乐的选取：音乐应该是积极、美好、愉悦的，但应避免引发过度兴奋。根据想象的场景，可以加入自然声音，但要避免与来访者心理创伤有关的元素。

（4）想象时的逻辑：进行导向性音乐想象时需要遵循一定的逻辑，比如由远及近再具体，或者沿着某个景象或故事情节逐步展开。引发联觉的想象动作也需要符合景象的逻辑，避免矛盾和不协调的情况出现。

（5）治疗师的语调和语速：治疗师在引导时应该保持放松状态，使用自然的语调和语速，适当停顿以留给来访者想象时间。如果来访者难以进入放松状态，治疗师可以配合来访者的呼吸节律调整引导语。

（6）治疗时间：导向性音乐想象技术的治疗时间需要控制在适当的范围内，避免过度沉浸和长时间想象导致的疲劳和不适。

（7）治疗师专业性：治疗师需要具备一定的心理学、音乐治疗、音乐学等专业知识和技能，以确保治疗过程的质量和效果，同时需要注意自己的情绪和言行，避免对来访者产生不良影响。

（8）不适症状：在治疗过程中，如果来访者出现不适症状，如剧烈头痛、恶心、呕吐等，治疗师需要及时停止治疗并引导来访者寻求相应医疗帮助。

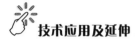

技术应用及延伸

医疗领域

根据研究，使用导向性音乐想象可以作为非药物辅助干预措施，对减轻疼痛、增强患者的舒适感、促进恢复等具有良好的效果。例如，对视网膜病变患者的干预结果表明，使用导向性音乐想象可以缓解患者术前的紧张和焦虑，抵消心理和生理应激的负面影响，达到确保患者围手术期平稳、减少术后并发症的目的（王建宏等，2009）。此外，王建荣等人（2006）将导向性音乐想象与呼吸训练、渐进式肌肉放松训练相结合，组合成音乐放松想象训练，对腹腔镜肝切除术后患者进行干预，结果表明该训练对减轻术后急性疼痛有一定作用。

但需要注意的是，导向性音乐想象并不适合所有人群，如患有心理疾病和精神疾病的人群，因为他们可能存在难以区分幻想和现实的情况，使用该治疗方法可能无法缓解其心理压力和痛苦，还可能激发其内心的负面情绪和想法，造成二次创伤。

孕产妇领域

导向性音乐想象技术在孕产妇领域的应用也受到越来越多的关注。导向性音乐想象的干预可以明显缓解孕妇的焦虑情绪，减轻疼痛感，并提高孕妇的产程满意度。一项研究（Bauer等，2021）显示，孕期进行放松训练（包括导向性音乐想象），可以降低孕妇的压力水平，皮肤电导率显著降低（当人感到紧张或激动时，皮肤电导率会升高，而在放松或睡眠时则会降低）。导向性音乐想象可以作为一种有效的方法，还可以用于住院卧床休息的高危妊娠女性的干预。一篇研究（Yeager，2019）收集了这些女性在住院卧床休息期间对幸福感的影响要素，以及与引导意向和听音乐干预相关的主观体验的观点，研究结果显示，这种干预可以改善身体健康和睡眠，对高危妊娠这一人群的健康产生积极影响，从而为其带来更积极的结果。

此外，一篇关于妊娠高血压和子痫前期女性心身干预的安全性和有效性系统评价（Smith CA等，2020），回顾了以管理怀孕引起的高血压和子痫前期的心身干预的安全性和有效性，包括放松技术、以正念为基础的减压和瑜伽。其中一项引导意象试验发现，与对照组相比，干预组孕妇平均动脉压有所降低。导向性音乐想象等放松干预措施在改善血压、减少压力、改善孕产妇和胎儿健康方面具有积极作用。

综上所述，导向性音乐想象技术还可以降低孕产妇的焦虑和抑郁水平，改善睡眠质量，增强其自我控制能力和心理适应能力。同时，这种干预方法还能够提高产妇对产前、产中和产后医疗护理的接受度和满意度，增强家庭支持，促进家庭和谐。因此，导向性音乐想象技术可以被视为一种安全、有效的非药物干预手段，为孕产妇的身心健康和生产提供积极的帮助。

镇痛作用

导向性音乐想象可以作为一种有效的术后疼痛管理方法，可以减轻患者的病痛。一篇综述性文献（Felix MMDS 等，2019）回顾了导向性音乐想象技术在术后疼痛管理中的应用和效果。综述中提到，导向性音乐想象被广泛认为是一种有效的非药物治疗方法，可以减轻术后疼痛和减少药物使用。对术后疼痛管理具有显著效果，可以降低患者的疼痛感知和疼痛程度，提高患者的满意度和生活质量。

教育和工作领域

导向性音乐想象在教育领域中应用广泛，主要用于缓解学生的负面情绪和压力。使用音乐想象对学生进行干预以缓解考试焦虑，从生理和心理两个方面缓解学生学习压力所带来的影响，帮助学生放松身体，营造积极的心理环境，提高与消极情绪对抗的能力。

除此之外，导向性音乐想象在改善记忆力和提高学习工作效率方面具有积极影响。例如，一项研究发现（Hudetz 等，2000），导向性音乐想象可以增强工作记忆力和提高工作效率，帮助减轻工作压力，从而提高工作表现。导向性音乐想象可能有助于提高个体在工作和学习方面的表现，同时也提供了一种非药物干预的方式，帮助人们提高生产力和生活质量。

想象主题的延伸

导向性音乐想象的内容通常是美好的大自然场景和良好的自我体验，但也可以根据来访者的实际需求进行适当调整。例如，前文提到的针对孕产妇的亲子互动想象。一项对癌症化疗患者生活质量干预的研究中，患者想象的内容除了愉快的情绪和美丽的自然景观外，还可以想象自己体内的肿瘤细胞被摧毁，自己感觉到疾病逐渐消失、身体逐渐恢复。研究结果表明，这种导向性音乐想象可以加速癌症患者化疗期间和之后功能状态的恢复及症状的缓解，缩短化疗导致的不愉快体验的时间（谢忠等，2001）。

除此之外，导向性音乐想象技术还可以进行各种想象主题的延伸，包括但不限于以下几个方面。

◆ 想象旅行：通过音乐想象来进行旅行，让人仿佛置身于异国他乡，感受不同的文化氛围和自然风光。

◆ 想象未来：通过音乐想象来预想未来的场景和自己的未来，帮助人们制定更清晰的人生目标和计划。

◆ 想象自我：通过音乐想象来探索内心世界，发掘自己的内在资源和潜能，提高自我认知和自我意识。

◆ 想象角色：通过音乐想象来扮演不同的角色，体验不同的生活，了解不同的人物性格和情感经历。

这些想象主题的延伸可以根据个人需要和目的进行选择，以达到更加精准和有效的干预效果。

线上平台领域

导向性音乐想象技术可以通过在线音乐平台、教育平台等线上渠道进行应用，以便更广泛地普及和使用。例如，一些音乐平台已经推出了针对焦虑、压力、睡眠等不同主题的导向性音乐想象歌单，用户可以在平台上收听这些歌单，以帮助他们缓解负面情绪和促进放松。此外，一些在线教育平台也开始将导向性音乐想象技术应用于学习和考试中，例如在学习前进行短暂的导向性音乐想象训练，以缓解学生的学习压力、提高其专注力。通过在线平台的使用，导向性音乐想象技术可以更加方便、快捷地为人们提供帮助和支持。

【案例技术展示】

《乐启人生，跨越迷茫——一个青少年的自我发现故事》片段：演奏出一个"小目标"

《纵有疾风起 人生不言弃——一名飞机制造师克服晕厥恐惧之路》片段：我又回来了

《什么时候才可以放下"垃圾桶"——准妈妈的角色调适》片段：看到"你"，我流泪了

《破茧成蝶　重回春天——一位产后抑郁妈妈的自我蜕变》片段：一个孩子，一地"鸡毛"

《破茧成蝶　重回春天——一位产后抑郁妈妈的自我蜕变》片段："你说永恒是把一切宽恕"

《开启后半生的多彩生活——一位退休老人的自我价值转变》片段：还是年轻好啊

五、音乐感官联合技术

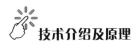

技术介绍及原理

音乐感官联合技术是一种创新的综合治疗模式，它通过同时刺激来访者或患者的听觉、嗅觉、触觉等多种感官，达到促进身心健康的目的。此技术将音乐治疗与其他感官治疗相结合，形成一个多层次、全方位的治疗体系。在此体系中，多元美学疗法（本书第一章第二节中的"音乐治疗的整体形式"进行过讨论）在整合艺术和感官方面发挥着至关重要的角色，艺术不仅是感官体验的一部分，更是人类理解世界和表达情感的基本方式。治疗过程中，音乐、视觉艺术以及触觉和嗅觉艺术相互融合，创造出全面的感官体验。这种多感官的综合作用不仅能让患者沉浸于美学环境，而且通过艺术形式的互动，促进情绪的释放和心理平衡。

感官系统

感官系统由多个器官和神经组成，帮助我们感知外部世界。

◆ 视觉系统：包括眼球、视神经和视觉皮质等组成部分，主要负责接收、处理和传递视觉信息，它帮助我们识别物体，感知颜色、形状、大小等信息，使我们能够观察外部世界。

◆ 听觉系统：包括耳朵、听神经和听觉皮质等组成部分，主要负责接收、处理和传递声音信息，它帮助我们听到外部世界的声音，包括语言、音乐、自然声音等，并帮助我们识别声音的来源、距离和方向。

◆ 嗅觉系统：包括鼻腔、嗅神经和嗅觉皮质等组成部分，主要负责接收、

处理和传递气味信息，嗅觉系统可以帮助我们嗅到并辨别不同的气味，例如花香、食物的气味和烟草味等。

◆ 味觉系统：包括舌头、味蕾和味觉神经等组成部分，主要负责接收、处理和传递味道信息，帮助我们品尝味道，如甜、咸、酸、苦、麻等不同味觉感受。

◆ 触觉系统：包括皮肤、神经和感觉皮质等组成部分，主要负责接收、处理和传递触觉信息，帮助我们感知外部世界的温度、压力等。

音乐感官联合

在音乐感官联合技术中，可以使用多种感官疗法，如芳香疗法、按摩疗法、颜色疗法等，来刺激来访者的感官和情感，提高治疗效果。

本章节内容仅列出其中两个经常运用于临床的具体联合技术，分别是音乐芳香联合技术和音乐泌乳联合技术。音乐、芳香、按摩等被用来刺激听觉、嗅觉、触觉和情感等，从而达到综合治疗的目的。

音乐感官联合技术可以用于治疗多种身体和心理问题，如焦虑、抑郁、睡眠问题、疼痛、创伤后应激障碍等。

1. 音乐芳香联合技术

芳香疗法可以通过刺激嗅觉和情感来促进身体和心理上的康复。研究表明，气味能够直接作用于嗅觉神经，进而影响多个脑部区域，包括情感区、记忆区等，从而产生各种生理和心理反应。通过选择不同的气味，可以引起不同的情感体验，如放松、愉悦、清新等。此外，芳香疗法还可以通过吸入精油分子、皮肤接触等方式，发挥其生物学活性，对身体产生直接的生理作用。研究表明，芳香疗法可以减轻压力、焦虑、疼痛等问题，并有助于提高免疫系统的功能。一项研究（AlMohammed HI，2022）回顾了芳香疗法对心血管疾病患者的影响。研究表明，薰衣草、大马士革玫瑰和薄荷等常用于芳香疗法的植物，它们的使用改善了某些疾病和状况，尤其是焦虑和睡眠质量。

音乐芳香疗法将音乐治疗和芳香疗法相结合，音乐被用来刺激听觉和情感，芳香疗法被用来刺激嗅觉和情感，从而增强治疗的效果。音乐联合芳香疗法可以减轻压力、焦虑、疼痛并改善睡眠等问题。一项音乐联合芳香疗法应用于儿童牙科的研究结果表明（Janthasila N 等，2023），音乐治疗与芳香疗法相结合比单一疗法更能减少儿童对牙科诊治的焦虑和恐惧。

2. 音乐泌乳联合技术

产妇处于轻松、平静的状态时，体内的激素水平通常更加平衡，包括催乳激素和催产素，这些激素对促进母乳分泌起着重要作用。因此，放松和缓解压力对促进泌乳能产生积极影响。研究表明，音乐治疗可以帮助产妇放松、减轻焦虑和压力，并提高其自信心和自我效能感，从而实现有效的母乳喂养。此外，听音乐还可以使产妇的情绪变得更加愉悦和积极，这些心理因素也可以在某种程度上影响母乳分泌（Varişoğlu 等，2020）。

一项研究探讨了在婴儿重症监护室中使用音乐治疗对母乳营养成分、量和产生的总热量的影响，研究结果表明，与对照组相比，接受音乐治疗的母亲的母乳中脂肪含量、热量和产量都有所增加（Keith DR 等，2012）。该研究提供了使用音乐治疗作为一种简单、有效和安全的方法来增加母乳量和改善母乳营养价值的证据。虽然音乐治疗不是直接促进乳汁分泌的方法，但它可以作为一种辅助方法，帮助新妈妈们调节情绪和心理状态，从而对母乳分泌产生积极影响。

音乐泌乳联合技术是一种专门为产妇设计的综合治疗方法，它将音乐治疗和泌乳刺激相结合，通过刺激听觉、触觉和情感来促进泌乳。在音乐泌乳联合技术中，柔和的音乐被用来创造放松、愉悦的环境，吸奶器、手法按摩被用来刺激乳房和乳汁分泌，从而促进母乳喂养。还有研究发现，两侧乳房同时泌乳，比左右侧先后泌乳更高效（Prime DK 等，2012）。因此，音乐泌乳联合技术中更加强调对双侧乳房同时进行泌乳刺激，以增加泌乳量，从而提高母乳喂养的成功率。

音乐感官联合技术为来访者提供了一种立体的恢复体验，它的多方位治疗计划不仅加深了治疗的影响力，还拓展了其覆盖面。值得指出的是，虽然这里所述的技术原理比较概略，但每项技术背后都有着复杂的科学支撑。在具体应用时，治疗师需仔细考虑来访者独特的需求，制订个性化治疗计划。同时，灵活运用多种治疗手段，目的是为来访者提供有效的康复支持。

方法步骤

·音乐感官联合技术（音乐芳香联合技术）的方法步骤

（1）来访者评估：在进行音乐芳香疗法前，需要对来访者进行评估，了解其健康状况、情感状态、症状表现等信息，以确定治疗方案。治疗师需要与来访者沟通，了解其对音乐和气味的喜好和反应，以便制订个性化的治疗计划。

（2）选择音乐和香气：根据来访者的需求和评估结果，选择适合的音乐和香气。一般来说，选择柔和、缓慢的音乐，如轻音乐等，避免过于刺激的音乐。选择适合的香气，如薰衣草、柠檬、玫瑰等，以其舒缓、放松的特性来促进治疗效果。

（3）准备治疗环境：在治疗前，需要营造一个安静、温暖、舒适的治疗环境。调节好温度和照明，让来访者在治疗中感到舒适、安全和放松。

（4）选择具体音乐治疗技术：在治疗过程中，治疗师根据治疗目标，选择结合导向性音乐想象、渐进式放松、音乐振动放松等方法来增强治疗效果。

（5）散发香气：在合适的治疗时机散发出选择好的香气，可根据需求选择使用扩香仪、香薰灯、香气喷雾等方式。例如，在引导来访者进行导向性音乐想象的过程中，当引导其想象进入一片果园时，治疗师可以在扩香仪中滴入香橙精油，使音乐和香气可以同时作用于来访者的听觉和嗅觉，让其感到"身临其境"，并放大愉悦、放松和治疗的效果。

（6）适时调整：在治疗过程中，要密切关注来访者的反应和症状变化，及时调整治疗方案，以达到最佳治疗效果。

·音乐感官联合技术（音乐泌乳联合技术）的方法步骤

（1）产后情况评估：在进行音乐泌乳联合技术前，需要对产妇进行评估，了解其产后恢复情况、乳房状况、泌乳情况等信息，以确定治疗方案。治疗师需要与产妇沟通，了解其对音乐和按摩的喜好及反应，以便制订个性化的治疗计划。

（2）讨论并选择音乐：在治疗前，了解产妇的音乐喜好，选择柔和、缓慢的音乐，如轻音乐等，避免过于刺激的音乐。音乐可以创造放松、愉悦的环境，让产妇在治疗中感到舒适和放松。

（3）准备治疗环境：在治疗前，需要营造一个安静、温暖、舒适的治疗环境。调节好温度和照明，让产妇在治疗中感到舒适和放松。很多情况下，此技术在产科病房床边进行，需告知病房内的相关人员，尽量配合营造安静的环境。

（4）使用低频脉冲仪器：使用低频脉冲仪器等设备是音乐泌乳联合技术的一个重要组成部分。治疗师需要在产妇双侧乳房同时使用低频脉冲仪器进行刺激，以促进乳汁的分泌。

（5）手法按摩乳房：结合产妇泌乳具体情况，在治疗中可以考虑进行轻柔的乳房按摩，特别是在出现严重乳汁淤积时。需由产科专业护理人员辅助进行，以确保安全性和专业性。按摩时应该轻柔、温和，避免过度刺激，同时要密切关注产妇的反应和症状变化，及时调整治疗方案。

（6）选择具体音乐治疗技术：在治疗过程中，治疗师根据治疗目标，选择结合导向性音乐想象、渐进式放松、音乐振动放松等方法来增强治疗效果。

【注意事项】

·音乐感官联合技术（音乐芳香联合技术）的注意事项

专业治疗师的指导：音乐感官联合技术需要在专业治疗师的指导下进行，治疗师需要具备专业的音乐治疗和芳香疗法的相关知识，掌握音乐感官联合技术的方法和技巧。

（1）避免过度刺激：音乐和气味的刺激可以对人的情绪和感官产生影响，但过度刺激可能会产生负面效果。治疗师需要在治疗过程中避免过度刺激来访者，以免造成不必要的伤害。

（2）个性化的治疗方案：每个人的身体和情感状态都是不同的，因此治疗方案需要根据来访者的具体情况进行个性化设计。治疗师需要根据来访者的反应和症状变化调整治疗方案，以达到最佳治疗效果。

（3）来访者的健康状况：来访者的健康状况是进行音乐芳香联合技术前需要评估的重要因素。如果来访者患有严重的身体和心理疾病，治疗师需要在治疗过程采取特殊的安全措施，并注意监测来访者的身体状况和情感状态。

（4）注意使用香气：在使用香气时，需要避免过度使用，以免产生负面效果。一些来访者可能对某些香气过敏，因此在使用前需要先测试来访者的反应，并根据反应调整治疗方案。

·音乐感官联合技术（音乐泌乳联合技术）的注意事项

（1）专业治疗师的指导：音乐泌乳联合技术需要在专业治疗师的指导下进行，治疗师需要具备专业音乐治疗和辅助催乳相关知识，掌握音乐泌乳联合技术的方法和技巧。通常情况下，音乐泌乳联合技术中涉及的专业催乳部分需要治疗团队中的专业产科护理人员辅助开展。

（2）避免过度刺激：低频脉冲仪器和手法按摩可以促进泌乳，但过度刺激可能会造成不必要的伤害。

（3）个性化的治疗方案：每个产妇的身体和情感状态都是不同的，因此治疗方案需要根据产妇的具体情况进行个性化设计。干预过程中动态调整治疗方案，以达到最佳治疗效果。

（4）产妇的健康状况：音乐泌乳联合技术干预前需要评估产妇的健康和心理状况。如存在严重心理情绪问题，需纳入整体治疗方案设计中。

（5）注意卫生和安全：治疗师需要注意卫生和安全，确保使用的仪器和按摩手法是卫生和安全的。同时，需要避免在有感染或伤口的乳房区域进行接触式操作。

总之，音乐泌乳联合技术需要在专业治疗师的指导下进行，并需要根据产妇的具体情况和需求进行个性化设计。产妇在接受治疗前需要了解治疗的原理和注意事项，并选择信誉良好的治疗师进行治疗。

技术应用及延伸

音乐感官联合技术在临床和日常生活中都有广泛的应用和延伸。它可以帮助人们放松身心、减轻压力、缓解疾病症状，同时也可以成为人们的个人兴趣、爱好和社交活动。

临床应用

音乐感官联合技术在临床上被广泛应用于疾病的治疗和康复，如焦虑、抑郁、失眠、疼痛等。其中，音乐芳香联合技术在化疗、手术等治疗过程中可以减轻来访者的痛苦和不适感。音乐泌乳联合技术可以帮助产后妈妈促进乳汁分泌，缓解乳房疼痛和不适感。

放松和减压

音乐感官联合技术可以通过多种方式帮助人们放松身心，减轻压力和焦虑。在日常生活中，人们可以借助柔和的音乐、手法按摩、使用香薰等方法来缓解身体和心理上的紧张感。

社交活动

音乐感官联合技术也可以成为一种社交活动，促使人们更好地交流和互动。例如，一些人喜欢参加音乐活动，与他人分享音乐的乐趣。此外，一些社交团体提供音乐和芳香疗法的课程内容，使人们能够在学习的过程中建立社交联系。这些社交活动有助于促进社交互动和人际关系。

【案例技术展示】

《纵有疾风起　人生不言弃——一名飞机制造师克服晕厥恐惧之路》片段：通过音乐带离恐惧

《破茧成蝶　重回春天—— 一位产后抑郁妈妈的自我蜕变》片段：一个孩子，一地"鸡毛"

第二节　音乐对话与探寻

一、乐器演奏和演唱

技术介绍及原理

音乐治疗运用音乐和音乐活动帮助人们获得身心健康和幸福感。其中，演奏和演唱是最常用的技术之一。而与演奏和演唱相关的技术和方法数不胜数，本节仅简要介绍了乐器演奏、歌曲演唱、即兴演奏和演唱、团体合奏和演唱的技术及其原理。

·乐器演奏

演奏技术涉及使用乐器演奏音乐以影响个体的情绪和生理反应。音乐治疗师可以根据个体的需求和情境选择不同的乐器，比如钢琴、吉他、鼓等。乐器演奏通过提供情感表达的出口，减轻焦虑、压力和疼痛，放松身心，并在改善个体的运动协调等方面产生治疗效果。

作为来访者和治疗师之间的沟通桥梁，乐器建立了彼此之间的信任，并成为来访者宣泄负面情绪（如压力、紧张）的途径。乐器演奏提供了一种联动多种感官体验的艺术表现形式，通过演奏乐器（例如打击或弹拨乐器），来访者能够欣赏到新颖而优美的乐曲，调整思维和情绪，并将自己的心理活动聚焦在音乐上。研究表明，演奏者对音乐的兴趣、心态和情绪，有助于其慢慢地流露和表达自己的情感（朴力，2015）。

研究表明，演奏技术可以改善个体的心理健康状况。一项研究（Seinfeld 等，2013）显示，参与音乐学习和钢琴练习的老年人比未进行钢琴练习的对照组表现出更好的认知功能、更好的情绪和更高的生活质量。该研究还发现，钢琴练习可以显著减轻情感问题和抑郁症状，并提高幸福感。

·歌曲演唱

演唱技术涉及使用声乐演唱歌曲。通过唱歌的过程来产生深度呼吸、声音共振和肢体运动，进而影响个体的生理和心理状态。音乐治疗师可以根据个体的需要和情境选择不同的歌曲，比如轻松、快乐、悲伤的歌曲等。演唱技术可以在减轻焦虑，增强个体的自我意识、自信心，以及改善言语和语言技能等方面产生治疗效果。

研究表明，演唱技术可以改善个体的心理和生理健康状况。一项研究（Fancourt 等，2016）发现，唱歌可以显著减轻压力和焦虑，同时可以降低患者的生物标志物水平，包括皮质醇和细胞因子。另一项研究（Fancourt 等，2014）发现，唱歌可能对免疫系统产生积极影响。

·即兴演奏和演唱

即兴演奏和演唱是音乐治疗中的一种常用技术。这些技术要求音乐治疗师和来访者在没有预先编排的情况下即兴创作音乐或歌曲。即兴演奏和演唱可以帮助来访者通过表达情感和创造性的实践来提高自我意识，减轻焦虑和压力，增强个体的情感表达和交流能力，提高个体的自信心和积极情绪。

音乐治疗中的即兴演奏，是使用乐器或声音创造新的音乐作品。即兴演奏技术的原理是通过音乐创作和演奏的过程来激发个体的想象力和情感，进而影响个体的生理和心理状态。音乐治疗师可以根据个体的需求和情境选择不同的音乐风格和乐器，比如爵士乐、古典音乐、吉他、钢琴等。

即兴演唱是在音乐治疗中使用声乐创造新的歌曲。即兴演唱技术的原理与即兴演奏类似，通过音乐创作和演唱的过程来激发个体的想象力和情感，进而影响个体的生理和心理状态。音乐治疗师可以根据个体的需求和情境选择不同的歌曲风格和情绪，比如快乐的歌曲、悲伤的歌曲等。

研究表明，即兴演奏和演唱技术可以改善个体的心理和生理健康状况。一项对音乐即兴演奏的神经科学研究（Beaty RE，2015）表明，即兴演奏可以提高创造力，并且对大脑结构和功能产生积极影响。另一项研究（Bittman 等，2004）表明，演奏乐器和唱歌等音乐活动可以作为一种低成本、高效的策略，帮助学生缓解疲劳和压力，提高情绪状态。

·团体合奏和演唱

在音乐治疗中，团体合奏和演唱是一种常用的技术，可以帮助个体增强社交技能、提高情感表达能力、减轻压力等。

团体演唱涉及多个来访者通过演唱歌曲来进行团体活动。通过歌唱的过程来激发个体的情感和自我表达能力。音乐治疗师可以选择不同的歌曲风格和情绪。演唱可以帮助来访者表达自己的情感、增强自信心和自尊心，以及提高个体的社交技能。

合奏涉及多个来访者通过各自演奏相同或不同的乐器，在音乐治疗中合作演奏乐曲。在合奏的过程中，来访者需要互相协作、互相倾听和支持，才能演奏出和谐的乐曲。音乐治疗师可以引导来访者学习如何相互合作、沟通和协调，提高团队意识和团队凝聚力。

合奏的团体活动能够有效地增强个体的人际交往、调动生命活力、体验到不同以往的乐趣。研究表明，合奏对焦虑和抑郁方面的症状具有积极作用，同时增强了社交弹性和免疫系统的反应（Fancourt D 等，2016）。合奏技术可以改善个体的社交技能和情感表达能力，提高个体的社交技能和自尊心，减轻焦虑和抑郁症状。

同时，乐器演奏技能的学习也是一个克服困难和产生愉悦情感的过程，可以增强个体的抗挫折能力和信心，体验到成功的喜悦。不同乐器之间和不同种类的音乐之间大多数情况下是相互补充的，反映生命和世界的多样性和美好。

在乐器合奏和合唱中，来访者需要掌握自己的集体行为，学习和适应在集体活动中充当领导或服从者的角色，并努力与他人合作。在音乐合作过程中，眼神交流能够传递情感，拉近团体成员之间的距离，促进人际交往和与他人的互动。

方法步骤

·乐器演奏技术

音乐治疗中，乐器演奏技术是一种常用的治疗手段。在操作乐器演奏技术时，可参考以下步骤。

1. 个体演奏技术操作步骤

（1）评估个体的音乐水平和演奏技能：音乐治疗师应该评估个体的音乐水平和演奏技能，了解其音乐背景、喜好和能力。

（2）选择合适的乐器和曲目：根据个体的喜好和音乐水平，音乐治疗师可以选择合适的乐器和曲目，以激发其兴趣和参与度。

（3）指导个体进行基本的演奏练习：音乐治疗师应该指导个体进行基本的演奏练习，包括音阶练习、节奏练习和技巧训练等，避免出现不良习惯和错误。

（4）鼓励个体进行表演和表达：音乐治疗师应该鼓励个体进行表演和表达，以提高其自信心和表达能力。

（5）反馈和探讨：音乐治疗师需要评估个体的演奏效果，并为其提供反馈和改进建议，引导来访者进行演奏和情感探讨。

2. 团体演奏技术操作步骤

（1）选择适当的乐器：音乐治疗师需要根据团体的人数和乐器能力，选择适当的乐器，以确保团体演奏的和谐性和平衡性。

（2）设置适当的难度：乐器演奏技术需要根据团体的音乐能力和经验，

设置适当的难度。音乐治疗师可以选择适合团体演奏的乐曲，并根据团体的需求调整曲目。

（3）合奏角色分配：根据乐器类型和音色特点，将团体成员分配到不同的角色和小组中。例如，弦乐组、管乐组、打击乐组等。

（4）指导演奏技术：音乐治疗师需要为团体演示正确的演奏技术，教授团队成员在音乐演奏方面的技巧，根据团队成员的需求提供必要的指导。

（5）合奏乐曲：团体在掌握演奏技术后，在音乐治疗师的指导下进行乐曲合奏。

（6）反馈和探讨：音乐治疗师需要评估团体的演奏效果，并为其提供反馈和改进建议，引导来访者进行演奏和情感探讨。

3. 即兴演奏技术操作步骤

（1）是否确定音乐风格和情绪：根据来访者或团体的需求和情境，选择是否规定主题、音乐风格和情绪。

（2）选择合适的乐器：音乐治疗师需要根据个体的喜好和音乐能力，选择适合的乐器。例如，鼓圈活动就是团体乐器即兴演奏的一种常用活动形式。

（3）制订计划：确定即兴演奏的演奏方式等，并根据个体的可用时间和能力水平制订演奏计划。

（4）指导即兴演奏技术：提供必要的演奏指导，包括即兴演奏的技巧和表现等方面的指导。

（5）开始即兴演奏：音乐治疗师可以与来访者一起即兴演奏，创造新的音乐作品。

（6）完成和讨论：结束演奏后，音乐治疗师和来访者进行回顾和讨论，探讨演奏过程中的感受和体验。

·歌曲演唱技术

1. 个体演唱技术操作步骤

（1）评估个体的音乐水平和演唱技能：音乐治疗师应该评估个体的音乐水平和演唱技能，了解其音乐背景、喜好和能力。

（2）选择合适的歌曲和音乐风格：根据个体的喜好和音乐水平，为了激发其兴趣和参与度，音乐治疗师可以选择曾经给来访者带来愉悦体验的歌曲。

（3）指导个体进行基本的演唱练习：音乐治疗师应该指导个体进行基本的演唱练习，包括音准练习、声音控制和呼吸技巧训练等。

（4）鼓励个体进行表演和表达：音乐治疗师鼓励来访者进行演唱和表达，如果演唱初期有畏难情绪，可以与来访者共同演唱，并可以用乐器为其进行伴奏，以提高其自信心和表达能力。

（5）反馈和探讨：音乐治疗师需要评估个体的演唱效果，并为其提供反馈和改进建议。评估的指标包括音准、声音控制、情感表达和表现力等。除此之外，重要的是深入探讨演唱过程中的情感体验和自我觉察。

2. 团体演唱技术操作步骤

（1）选择适当的歌曲和歌唱形式：音乐治疗师应该根据团体成员的兴趣和音乐水平选择适合的歌曲和歌唱形式，例如轮唱、合唱、分声部等形式。

（2）分配歌唱角色：根据歌曲的音调和歌词，将团体成员分配到不同的歌唱角色中，例如主唱、和声、伴唱等。

（3）指导歌唱技巧和表现：音乐治疗师需要教授团体成员正确的歌唱技巧，包括发声、节奏、和声和情感表达等。

（4）进行歌唱练习：在指导下，团体成员需要进行歌唱练习，以提高歌唱技能和表现能力。

（5）合唱表演：团体在掌握歌唱技巧后，在音乐治疗师的指导下进行歌曲合唱。

（6）反馈和探讨：音乐治疗师需要评估团体的演唱效果，并为其提供反馈和改进建议。在团体演唱中，音乐治疗师还可以借助合唱的互动性和团体动力来促进成员之间的沟通和社交，并对演唱过程中的情感体验进行探讨。

乐器演奏和演唱技术的操作步骤都需要根据来访者的需求和情境进行定制。对于音乐治疗师来说，熟悉乐器演奏和演唱技术的操作步骤和要点可以帮助他们更好地指导来访者进行音乐治疗干预中的演奏和演唱表现，并获得有所助益的实践体验。

【注意事项】

（1）明确治疗目标：在音乐治疗活动中，乐器演奏和演唱的主要目标是让来访者通过音乐和演奏的过程获得愉悦，进行情感表达和自我提升，而不仅仅是关注音乐的审美效果。

（2）安全性：对于乐器演奏，需注意安全问题，如正确使用乐器，避免意外伤害。对于演唱，需注意保护嗓子，避免过度用力而出现声带受损或嗓子疼痛。

（3）难度设置：对于乐器演奏和演唱，应根据个体的音乐能力和经验，设置适当的难度，避免因难度过高或过低而影响治疗效果。

（4）乐曲选择：乐器演奏和演唱的乐曲应根据个体的喜好和音乐水平进行选择，以激发兴趣和参与度。同时也需要注意乐曲是否与来访者的情感状态相符。

（5）乐器选择：大多数乐器都应该是简单、易操作的，团队成员可以自愿选择自己喜爱的乐器。如果成员想尝试不同的乐器，音乐治疗师可以让成员轮流或交换使用不同的乐器。

（6）技巧训练：音乐治疗师应该为个体提供基本的技巧训练，以帮助其掌握正确的演奏技巧。

（7）音量控制：在演唱和演奏乐器时，需要注意音量的控制。过大或过小的音量都可能影响演奏效果和治疗效果。

（8）监控情感变化：在乐器演奏和演唱的过程中，需要密切监控来访者的情感变化，确保治疗过程的安全和有效。

（9）个体差异：乐器演奏和演唱存在广泛的个体差异，包括音乐技能水平、音乐喜好、情感状态和认知能力等方面。音乐治疗师需要根据来访者的需求和特点进行个性化的指导和治疗，以确保最佳治疗效果。

（10）疾病和健康状况：对于那些存在特殊疾病或健康问题的来访者，在乐器演奏和演唱过程中应格外关注他们的身体状况，避免出现不良反应。在演唱和演奏中，需要注意个人卫生，例如保持手部清洁、保持口腔卫生等，以减少传播疾病的风险，这对于集体活动尤为关键。

技术应用及延伸

乐器演奏和演唱技术在音乐治疗中扮演重要角色，不仅可以提高来访者的情感表达和社交技能，还可以在其他方面进行应用延伸。

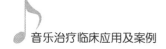
神经科学和认知科学领域

乐器演奏和演唱技术可以应用于神经科学和认知科学领域，探索音乐对大脑和认知功能的影响。研究表明，乐器演奏和演唱可以改善大脑中的神经连接，提高注意力、记忆和空间认知能力。此外，还可以使用乐器演奏和演唱技术来帮助康复和治疗失语症、阅读障碍和认知障碍等问题。

智障儿童和具有攻击性行为的儿童

乐器的演奏及合奏对于智障儿童、有攻击性行为的儿童有益。治疗师可以通过指导这些群体进行简单的乐器演奏来表达不良情绪，增强其自身的情绪意识，逐渐学会情绪控制能力和表达能力，减少攻击行为。

抑郁症学生和有社交障碍的青少年

乐器演奏可以激发抑郁症学生对外界事物的兴趣，改善症状。具有社交障碍的青少年与他人进行乐器合奏，可以增进其与外界的互动。

肿瘤患者和老年人

对肿瘤患者而言，演奏或合奏乐器可以消解他们的负面情绪，增强人际互动。对老年人而言，演奏乐器时可以锻炼手眼协调性，从而减缓身体功能的退化。此外，老年人是阿尔茨海默病的高发群体，通过乐器演奏及合奏可以产生各种互动式的交流活动，促进阿尔茨海默病患者的认知能力和反应力的维持。

反社会行为和退缩紧张患者

在乐器合奏中，治疗师可以观察来访者在社会生活中的行为特征。如果来访者在生活中常表现出反社会行为，拒绝与他人合作。在集体的音乐演奏中，他们可能会打击不正确的节奏与集体反抗，从而使乐器合奏活动难以进行下去。通过精心选择符合他们感兴趣的音乐曲目，并在合奏中积极参与，帮助其建立秩序感和社交技能，从而融入社会。对于一些退缩紧张的来访者，他们回避和害怕与他人交往，也可以通过乐器合奏和合唱的活动，使其逐渐融入集体，提高其社会互动水平。

【案例技术展示】

《乐启人生，跨越迷茫——一个青少年的自我发现故事》片段："音乐诉描"、演奏出一个"小目标"

《与过往难题的和解——一位焦虑少女的自我救赎》片段：画出来的"音乐"

《什么时候才可以放下"垃圾桶"—— 准妈妈的角色调适》片段：用音乐和宝宝对话

《破茧成蝶 重回春天—— 一位产后抑郁妈妈的自我蜕变》片段：彩虹之约

《开启后半生的多彩生活—— 一位退休老人的自我价值转变》片段：我家老太婆"吃醋"了

二、音乐讨论与改编创作

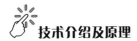
技术介绍及原理

音乐治疗中，音乐（歌曲）讨论和改编创作是两种常见的技术手段，用于帮助个体处理情感问题，促进个体的心理成长和发展。

·音乐（歌曲）讨论

音乐（歌曲）讨论通过对音乐（歌曲）的歌词、旋律、节奏等元素的讨论，来促进个体的情感表达、自我认知和心理成长。

音乐（歌曲）讨论首先对音乐元素进行分析，包括歌曲的歌词、旋律、和声、节奏等。通过对音乐元素的分析，可以帮助个体更好地理解歌曲的内涵，深入探讨个体与歌曲之间的情感联系。

◆ 情感表达：音乐（歌曲）是情感表达的强大媒介。在音乐（歌曲）讨论中，个体可以通过对歌曲的情感内容进行探讨，来更好地表达自己的情感状态。这有助于个体更好地理解和处理自己的情感，减轻情感压力。

◆ 自我认知：通过对音乐（歌曲）的探讨，个体可以发现自己内心深处的感受和需求，从而更好地认识自己。讨论可以引导个体反思自己的人生经历和成长历程，有助于个体的心理成长和发展。

◆ 互动和支持：音乐（歌曲）讨论有时是在团体中进行的。通过团体中的互动和支持，个体可以获得更多的情感支持和认同感。在团体中分享自己的经历和感受，可以促进团体成员之间的相互理解和支持，从而增强个体的社交能力和人际关系。

·音乐改编创作

在音乐治疗中，改编创作通过对已有音乐素材的重新编排和演绎，达到促进个体情感表达、调整情绪状态和促进心理康复的目的。

◆ 情感需求：音乐治疗师通过与个体的沟通和观察，了解个体的情感状态和需求，从而确定适合个体的音乐（歌曲）。

◆ 音乐创作技能：根据个体的情感需求和个性特点，来访者在音乐治疗师的协助下对已有的音乐（歌曲）进行改编和创作，以达到情感宣泄、情感调节和促进心理成长的效果。

◆ 个性化的音乐体验：改编创作可以为个体提供个性化的音乐体验。通过改编已有的音乐（歌曲），为其提供更加贴近内心的音乐体验。这种个性化的音乐体验可以促进个体的情感宣泄和情感调节，从而促进个体的心理成长和发展。

◆ 建立积极的情感体验：改编创作可以帮助个体建立积极的情感体验。通过改编和创作，从而让个体在音乐中体验到更多的积极情感，如喜悦、希望等。这种积极的情感体验有助于提高个体的心理抗压能力和自我肯定感。

◆ 团体互动：音乐改编创作可以通过团体合作的方式进行，增强个体的社交技能和人际交往能力。在团体中共同完成一首改编歌曲，可以加强团队凝聚力，促进成员之间的互动和合作。

这两种技术手段在音乐治疗中经常结合使用，既可以通过音乐（歌曲）讨论来了解个体的情感需求和音乐偏好，又可以通过改编创作来满足个体的情感需求和提供个性化的音乐体验。这种综合方法在音乐治疗中被广泛应用，并且在理论和实践上都得到了充分的支持。

方法步骤

针对来访者的不同需求和治疗目标，可以选择单独应用音乐（歌曲）讨论或改编创作技术，或者将二者结合使用。音乐（歌曲）讨论可以作为治疗过程的第一步，帮助来访者识别和表达情感，提高自我认知和社交能力。而改编创作则可以通过音乐和歌词的创作，帮助来访者更深入地了解和表达内心世界，达到更好的心理康复效果。

在一些情况下，来访者可能需要同时进行歌曲讨论和改编创作。例如，在团体治疗中，治疗师可以通过歌曲讨论的方式帮助来访者建立起相互信任和理解的基础，再逐步引导他们进行改编创作。这种综合应用的方法可以更好地发挥来访者的潜力，更快地达到治疗效果。以下是一种常用的方法步骤。

（1）确定治疗目标和主题：首先，治疗师需要和来访者一起确定治疗的目标和主题，例如情绪管理、自我认知、社交技能等。也可以根据来访者的偏好和需要，确定要讨论的特定歌曲或主题。

（2）选择适当的音乐（歌曲）：根据治疗目标和主题，治疗师或来访者可以讨论选择适当的音乐（歌曲），并了解所选音乐（歌曲）的背景、历史、意义和风格等。

（3）进行音乐（歌曲）欣赏和讨论：治疗师播放所选音乐（歌曲），引导来访者或小组成员聆听和欣赏音乐（歌曲），然后鼓励其对音乐（歌曲）的内容、情感和主题进行讨论，可以从旋律、歌词、情感、回忆等多个角度入手。

（4）基于音乐（歌曲）的改编创作：基于所选音乐（歌曲）的内容和情感，治疗师可以引导来访者进行音乐的改编创作，例如更改歌词、调整旋律、加入乐器和声音等。这有助于来访者更深入地理解和表达自己的情感和主题，同时提高其创造力和自我表达能力。

（5）结合认知行为技术进行认知重构：结合认知行为技术，治疗师可以引导来访者探索其内在的思维、信念和观念，以促进认知重构和自我成长。例如，治疗师可以帮助来访者分析歌词中的负面思维模式，并提供正向的思维方式来促进情感的转化和成长。

（6）总结和反思：治疗师在结束讨论和改编创作活动前，可以帮助来访者进行总结和反思，回顾讨论和改编创作的过程和成果，梳理自己的感受和体验，以及思考如何将所学到的技能和经验应用到日常生活中。

歌曲讨论技术的具体提问方式

歌曲讨论的方法步骤也需要根据治疗目的和干预深度的不同，选择不同层次或不同方面的讨论方式，帮助来访者实现治疗的目的。下面列出三个方面的提问方式（仅供参考）。

（1）通过询问来访者对这首歌曲的感受和体验，以便了解他们对音乐的初步反应和情感体验。具体的提问方式包括：

"在你看来，这首歌曲的节奏和旋律如何？"

"你觉得这首歌曲的音乐风格有什么特点？"

"这首歌曲中使用的乐器给你带来了什么感觉？"

"听这首歌时，你的身体有什么样的感觉？"

"你能给我描述一下这首歌曲给你带来的感受吗？"

（2）通过帮助来访者将对音乐的体验与过去的经历、有重要关系的人联系起来，以便深入了解其情感和人际关系。具体的提问方式包括：

"这种感受/体验是否勾起了你的任何回忆？"

"这首歌曲让你想起了什么场景或者情境？"

"这首歌曲的哪些方面让你喜欢/不喜欢？"

"除了音乐之外，在你生活中是否有人/经历能够引发类似的感觉/体验？"

"这首歌曲的歌词对你来说有什么意义？"

"你认为这首歌曲所表达的情感和情绪是什么？"

"这首歌曲是否让你想起了某个人？如果是，那个人和这首歌曲有什么关联？"

（3）通过帮助来访者把对音乐的体验与自己现在的生活联系起来，以便更好地了解他们的当前状态和需要。具体的提问方式包括：

"你会选择在什么时候听这首歌曲？"

"你会和谁分享这首歌曲？为什么？"

"你认为这首歌曲在不同的场合和情境下有什么不同的解读和感受？"

"你觉得这首歌曲所带来的这种感觉/体验是否符合你目前生活的期望或状态？"

"你认为这首歌曲所带来的这种感触对你今天的生活有什么的影响？"

【注意事项】

（1）确定治疗目标和需求：在使用歌曲讨论和改编创作技术之前，需要了解来访者的治疗目标和需求，以便选择最合适的技术和方法。

（2）尊重来访者的个人喜好和感受：在进行歌曲讨论和改编创作时，需要尊重来访者的个人喜好和感受，不要强迫来访者接受治疗师的观点。

（3）选择合适的歌曲：在进行歌曲讨论和改编创作时，需要选择适合来访者的歌曲。需要提前了解歌曲的背景，并根据治疗目标及来访者特点去选择。这些歌曲应该与来访者的个人喜好和感受相关，以及符合治疗目标。

（4）前期准备：在前期准备时，可以将歌词打印下来，并根据治疗目的以及想要引导的框架进行设计，将歌词进一步处理，以便与来访者分享讨论。

（5）确保安全性：在进行音乐治疗时需要确保安全性，例如避免在来访者有自杀倾向或自伤行为的情况下使用某些歌曲或主题。

（6）建立良好的沟通：在进行歌曲讨论和改编创作时，需要建立良好的沟通，以便理解来访者的想法和感受，帮助其更好地表达自己。

（7）灵活选择治疗思路：治疗师需要根据来访者的需求和治疗目标，灵活地选择采用积极资源取向或问题取向的思路。

（8）引导讨论：在讨论过程中，治疗师需要适时引导讨论，围绕此次讨论的主题针对歌曲的主题、曲风、情感对来访者讨论的内容进行引导。同时，治疗师应该鼓励来访者积极表达自己的看法和情感，并帮助来访者更好地理解自己。

（9）避免说教和权威主义：在讨论中，治疗师应该避免以权威的角色对来访者进行说教，特别是在团体中应该促进不同观念之间的互动和交流，从而引导积极的成员去影响消极的成员。治疗师应该以开放、理解和尊重的态度与来访者进行交流，建立起互相信任的关系，以帮助来访者更好地改善心理状态。

（10）避免跑题：治疗师在讨论中应该克制自己探索和分析的欲望，不要轻易把话题引到主题内容以外，以避免对来访者造成伤害。当确实需要探讨时，治疗师应尽可能避免指责、评判或刻板印象的表达，而是应该以开放、包容和探究的态度引导讨论。

（11）确保版权合法：可以考虑使用公共领域的音乐资源，这些资源不受版权限制，可以自由使用。在进行歌曲改编创作发布时，需要确保版权合法，避免侵权行为发生。

（12）确保保密性：在进行音乐治疗时，治疗师需要确保保密性，避免将来访者的信息泄露给未授权的人员。治疗师需要在治疗开始前明确告知来访者隐私政策，以及他们如何保护自己的隐私信息。

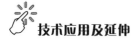
技术应用及延伸

音乐（歌曲）讨论和改编创作技术可以应用于多种心理治疗领域，例如精神疾病、成瘾、自闭症、创伤后应激障碍等。

精神疾病治疗

通过音乐讨论和改编创作技术，患者可以更好地理解自己的情绪和情感，并通过音乐表达和释放负面情绪，可以减轻许多精神疾病的症状，如抑郁症、焦虑症、双相障碍等。

成瘾治疗

音乐治疗可以作为成瘾治疗的补充手段，帮助来访者减轻戒断症状、提高心理素质。例如，通过改编歌曲的方式，来访者可以更好地认识自己的成瘾情况，并尝试通过音乐的方式减轻内心的痛苦。

自闭症治疗

通过音乐讨论和改编创作技术，可以帮助来访者更好地表达自己，提高社交技能和注意力，并学习如何通过音乐进行社交互动和情感表达。

创伤后应激障碍治疗

音乐治疗可以帮助创伤后应激障碍来访者缓解内心的痛苦和焦虑，提高心理素质和身体健康状况。通过音乐讨论和改编创作技术，来访者可以更好地理解和处理自己的创伤经历，并尝试通过音乐释放和减轻痛苦。

除了上述的应用场景，音乐讨论和改编创作技术还可以延伸到其他领域，如音乐教育、社会工作、文化创意等。例如，通过音乐讨论和改编创作技术，可以帮助学生更好地理解和学习音乐知识，提高音乐素养；社会工作者可以利用这些技术更好地与他们工作的社区成员进行互动，帮助社会工作者更好地与不同文化背景和经历的人一起以音乐为共同语言，促进情感支持和康复。在创意产业中，利用讨论和改编创作来获得新的灵感和观点，并促进跨学科合作，将音乐与其他艺术形式融合，创造出独特的作品。

【案例技术展示】

《乐启人生，跨越迷茫——一个青少年的自我发现故事》片段：沙盘上的未来

《与过往难题的和解——一位焦虑少女的自我救赎》片段：音乐引导下的"人生拼图"

《开启后半生的多彩生活—— 一位退休老人的自我价值转变》片段：还是年轻好啊

三、音乐视觉表达

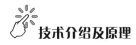

技术介绍及原理

·音乐绘画技术

绘画治疗作为一种表达性艺术治疗方法，通过绘画、白描、水彩、撕贴、剪贴、表格等方式来宣泄情感、剖析行为模式，解决涉及心灵和家庭系统等深层次的成长问题。绘画治疗在治疗师与来访者之间建立联系方面极具吸引力，透过绘画作品，治疗师可以更好地理解来访者的情感和潜意识，让来访者通过视觉呈现更好地洞察自身问题。绘画艺术治疗的独特性在于它的意象沟通，艺术作品成为视觉呈现的语言，能够提高治疗对象的认知能力和自信心，改善心理健康和沟通能力。

音乐绘画技术是一种整合性的治疗方法，结合了音乐治疗和绘画艺术治疗两种形式，通过音乐和绘画的有机结合来促进个体的身心健康。其原理涉及以下几方面。

◆ 艺术表达：音乐和绘画都可以作为一种非语言表达方式，通过艺术表达来帮助个体探索内在情感和感受，促进情感的释放和情感管理能力的提升。

◆ 多感官体验：音乐和绘画都提供多感官的体验，可以通过听觉、视觉和触觉等多种感觉来激活和刺激个体的感官系统，从而促进身心的放松和愉悦感的提升。音乐和绘画的结合创造了更加强烈和丰富的艺术体验。音乐可以为绘画提供情感和节奏，而绘画则可以为音乐提供视觉元素。

◆ 激发创造力和想象力：音乐和绘画都可以激发个体的创造力和想象力，音乐和绘画的结合可以在视觉上创造出抽象的艺术形式。通过自由表达和创作来增强个体的自我认知和自我表达能力，从而提高个体的自信心和自尊心。

◆ 调节生理节律：音乐和绘画都可以对人的生理节律产生影响，如音乐可以通过节奏和节拍来调节呼吸和心率，而绘画可以通过手部运动来促进手眼协调性。音乐中的节奏和速度可以为绘画提供灵感和动力。绘画的线条和形状可以反映音乐中的节奏和速度，这可以产生视觉上的动态效果。

◆ 促进社交互动：音乐和绘画都可以作为一种社交活动来促进个体之间的互动和交流，增强社交支持和社会认同感。

综上所述，音乐绘画技术通过艺术表达、多感官体验、激发创造力和想象力、调节生理节律和促进社交互动等多种方式来促进个体的身心健康。这种整合性的治疗方法提供了一种丰富而有效的途径，帮助个体更好地理解和处理内在情感，并促进身体与心灵的和谐。

·音乐沙盘技术

沙盘游戏疗法的治疗原理是基于荣格分析心理学的理论，它利用箱庭模型和沙子等材料在三维空间中创建一个安全的环境，让来访者自由地表达和探索内心世界，从而激发潜在能量，促进内在整合和自我治愈。在治疗过程中，治疗师通过引导来访者投射内在的心理形象，帮助他们与这些原型进行有意识和无意识的对话，并探索内在的冲突和问题。通过沙盘制作和治疗过程中的反思，来访者可以逐渐实现自我探索、自我认知和自我成长，提高心理健康水平。沙盘治疗是一种非常适用于各种心理和精神问题的心理治疗方法，例如创伤后应激障碍、焦虑症、抑郁症等，因为它可以提供一个安全的环境，使来访者在没有压力和评判的情况下自由表达自己，从而帮助他们更好地处理情绪和解决心理问题。

音乐沙盘技术是一种综合性的治疗方法，将音乐治疗和沙盘疗法相结合，利用沙盘和音乐等工具帮助来访者达到情感、认知、行为等多个方面的治疗效果。使用音乐沙盘技术，音乐可以作为沙盘场景的背景音乐，通过与沙盘形象的联想、情感和意义等相互作用，增强来访者对自我内心的感知和体验。同时，音乐还可以根据来访者的情感状态和治疗目的，选取不同类型和风格的音乐，以达到特定的治疗效果。

音乐沙盘治疗的主要目标是帮助来访者提高自我认知和自我控制，增强内在动力和应对能力，减轻情感困扰和行为问题，促进心理健康和生命质量的提升。同时，音乐沙盘技术还可以在来访者和治疗师之间建立良好的信任关系，增强来访者的社交技能。

·音乐视觉表达

音乐视觉表达是一种将音乐与视觉艺术相结合的表达方式，这个领域涵盖了多种形式，包括但不仅限于音乐绘画和沙盘等技术。这种表达方式为心理治疗、艺术创作、情感表达以及提高认知提供了一种新颖而富有创意的途径。这个领域的实践和研究不仅有助于更深入地理解个体的内心世界，还为情感处理提供了有力的工具。

◆ 艺术审美：音乐视觉表达的核心在于将音乐中的情感和意义转化为可视化的艺术形式，通过精准的表达创造出与音乐相关的视觉效果。在音乐绘画和音乐沙盘技术的实践中，治疗师引导来访者将音乐的元素转译为绘画或其他艺术作品，并通过操纵这些元素来表现音乐的特征，创造出一个与音乐和情感相关的视觉场景。通过参与创作视觉艺术作品，来访者能够感知到美学的价值，这不仅有助于提升个体的审美能力，还可以增进其对艺术的深刻理解。

◆ 心理学原理：音乐视觉表达的心理学作用机制在于它们可以共同作用于人们的情感体验和认知过程。通过创造可视化的形式来表达和处理情感，音乐视觉表达可以帮助人们更好地理解和处理自己的情感。例如，在音乐沙盘设计中，来访者可以通过操纵沙盘中的物品来表达自己的情感和经历，通过这种表达来解决心理问题缓解压力。此外，音乐视觉表达还可以通过创造美学体验来激发人们的积极情绪和认知，提高心理健康水平。

方法步骤

音乐视觉表达，如音乐绘画和沙盘，通常包括以下操作步骤。

（1）聆听音乐：仔细聆听音乐，理解其内容、情感和意义。

（2）捕捉音乐元素：聆听音乐的同时，捕捉音乐的元素，如声音、节奏、曲调等。

（3）音乐讨论：讨论并提炼音乐给来访者带来的情绪和情感体验。

（4）准备材料：准备所需的绘画或沙盘材料，如颜料、画纸、沙子、摆件等。

（5）进行创作：根据捕捉到的音乐元素和体验进行创作，通过绘画或沙盘来表现音乐的情感和意义。在治疗师引导下，鼓励来访者进行个人创作，自由发挥。

（6）作品诠释：引导来访者对作品进行语言诠释，通过视觉、听觉、触觉等多重感官理解和表达自己的作品。

（7）标记作品：完成音乐绘画或沙盘作品，可以在作品旁注明作品名称、作者、时间、感受等相关信息。

对于音乐绘画，运用画布、颜料、画笔等绘画工具，通过聆听音乐并用颜色、线条等方式表现出音乐所传达的情感和氛围。在绘画过程中可以根据音乐的节奏和速度调整画笔的运动方式和绘画的节奏。

对于沙盘制作，需要准备沙盘、沙子、小模型等道具。在听音乐的同时，可以通过摆放模型、调整沙子的形态等方式来表达自己的想法和感受，通过调整沙子的位置、高低、形状等来表达音乐所传达的节奏和速度。

【注意事项】

音乐视觉表达是一种将音乐和视觉元素结合起来的艺术形式，包括音乐绘画和沙盘等。在进行音乐视觉表达的过程中，需要注意以下事项。

（1）安全性：制作音乐视觉表达作品时，务必确保安全，如使用绘画工具时要小心不要划伤皮肤，使用小模型时要防止误食等。

（2）适宜性：在使用音乐视觉表达治疗前，需要对来访者的心理健康状况进行评估，以确定其是否适合接受治疗。

（3）尊重个人隐私：音乐视觉表达治疗中涉及的信息可能是来访者的隐私，因此治疗师有责任对来访者的信息进行保密。

（4）注意时间控制：制作音乐视觉表达作品需要合理控制时间，避免耗费过多时间，以致影响治疗进度。

（5）适度表达：在进行音乐视觉表达时，需要注意适度地引导来访者表达自己的情感和想法，不要使其过度沉浸其中，以确保治疗的平衡性。

（6）清洁与保养：在进行沙盘制作时，需要注意沙子的清洁和保养，以确保下次使用时的卫生和质量。

（7）保护作品：制作完成的音乐视觉表达作品需要妥善保管，以免遭受破坏或丢失。

（8）心理状况：音乐视觉表达治疗可能会引发来访者的情绪波动，因此治疗过程中应有专业的治疗师陪伴并对来访者情绪进行监测。如来访者出现过大情绪波动或焦虑等，应及时调整治疗方案。

技术应用与延伸

音乐视觉表达，如音乐绘画和音乐沙盘，在心理治疗中应用广泛。据研究，音乐视觉表达可以应用于以下几种疾病中。

◆ 抑郁症：音乐视觉表达可以用于抑郁症患者的心理改善，帮助患者缓解抑郁情绪，提高自我认知和自我控制能力，改善生活质量。

◆ 焦虑症：音乐视觉表达可以用于焦虑症患者的心理改善，帮助患者缓解焦虑情绪，提高自我放松和自我调节能力，改善生活质量。

◆ 创伤后应激障碍：音乐视觉表达可以用于创伤后应激障碍患者的心理康复，帮助患者缓解应激反应，促进情绪平衡和自我修复。

◆ 自闭症：音乐视觉表达可以用于自闭症儿童的心理康复，帮助患儿表达情感和想法，提高社交和沟通能力，改善行为和社会功能。

◆ 心身疾病：音乐视觉表达可以用于心身疾病患者症状的改善，帮助患者缓解疼痛和不适感，提高自我调节和自我疗愈能力，从而提高生活质量。

除了在心理治疗中的应用，音乐视觉表达还有其他延伸应用领域。

◆ 创意教育：音乐视觉表达可以用于创意教育中，帮助学生提高创造力和想象力。例如，在音乐绘画中，可以通过听音乐和画画的方式让学生自由表达自己的感受和想法，同时提高其绘画技巧。

◆ 文化传承：音乐视觉表达也可以用于文化传承中，例如将民间音乐和绘画艺术相结合，来展示传统文化和民俗风情，以便更好地传承和发扬。

◆ 儿童心理疏导：音乐视觉表达可以用于儿童心理疏导，帮助儿童表达自己的情感和压力，缓解心理问题。

◆ 景观设计：音乐视觉表达也可以用于景观设计中，例如将沙盘艺术和景观设计相结合，以此来展示自然景观和人文景观。还可以与景观治疗相结合，通过自然环境和艺术创作来促进情感平衡和康复。

◆ 职业培训和团队建设：音乐视觉表达可以用于增强创造力、团队合作和

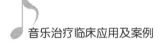

沟通能力。通过共同创作音乐视觉表达作品，团队成员可以更好地理解彼此，建立更紧密的合作关系。

【案例技术展示】

《乐启人生，跨越迷茫——一个青少年的自我发现故事》片段：沙盘上的未来

《与过往难题的和解——一位焦虑少女的自我救赎》片段：画出来的"音乐"、聚焦"窒息感"

《开启后半生的多彩生活—— 一位退休老人的自我价值转变》片段：活着真好

四、音乐脱敏

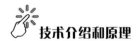**技术介绍和原理**

脱敏治疗是一种心理治疗方法，常用于治疗创伤后应激障碍等。该方法旨在通过向来访者逐渐引入触发其症状的刺激，帮助来访者逐渐适应这些刺激，并减少与之相关的恐惧和不适感。在脱敏治疗中，音乐可以被用作一种辅助性工具，帮助来访者在逐渐接触症状触发物的过程中保持平静和放松。

音乐治疗中针对特定事件的脱敏治疗，是一种针对个体在某些特定事件中出现的强烈情绪反应（如焦虑、惊恐等）的治疗方法，其基本原理与一般的曝露疗法相似，主要依赖于条件反射理论。根据这个理论，人们在经历某个特定事件并感受到相应的情感反应后，可能会将这种情感与相关的刺激（如声音、图像等）联系起来。这种联系可能导致以后每次遇到相同的刺激时产生负面情感反应。

音乐治疗中的脱敏技术旨在通过创造一个安全的环境，使用音乐作为替代刺激来减少对原刺激的负面情感反应。治疗师可能首先引入类似于原刺激的音乐，唤起来访者的相关联想和情感反应，然后逐渐过渡到使用与原刺激无关的音乐（欢乐明快的音乐），以帮助来访者逐渐减少或消除与原刺激相关的负面情感反应。

音乐脱敏的方法多种多样，下面列举两种作者在临床中经常使用的音乐

脱敏方法：一种是音乐情感重编脱敏技术（植入积极），二是音乐同步情绪脱敏技术（从消极到积极）。

·音乐情感重编脱敏技术

音乐情感重编脱敏技术，旨在将积极音乐植入来访者的记忆中，以改变其对负面认知的态度。在治疗中，治疗师会引导来访者回忆起自己的创伤经历，并在回忆的过程中播放选定的积极的音乐。通过这种方式，来访者会将某些特定的音乐或声音和创伤事件联系在一起，帮助来访者改变对负面情绪、创伤或恐惧的看法和情感体验，实现情感的重编和康复。这个治疗方法的核心在于通过音乐重编来访者的情感和记忆，使其能够建立更健康、积极的情感连接。技术中使用的音乐或声音往往是轻松愉悦的，并具有积极作用。

◆ 撤离注意力：音乐可以将来访者的注意力从恐惧的事件中分散开来，帮助来访者减少对事件的过分关注，从而减少对事件的情感反应。

◆ 心理放松：音乐可以通过节奏、旋律和和声来促进来访者的心理放松，从而减轻来访者的情感紧张。

◆ 触发情感：音乐可以帮助来访者唤起积极的情感，例如安全、舒适和温馨的情感，以取代负面的情感。这些情感可以帮助来访者建立对恐惧事件的新的情感反应。

◆ 联想：音乐可以帮助来访者联想到某些正面的经历或记忆，从而使来访者的情绪得到平衡和稳定。

·音乐同步情绪脱敏技术

音乐同步情绪脱敏技术的原理是基于音乐与情绪的相互关系。研究发现，音乐可以影响情绪和生理反应。当听到悲伤的音乐时，人们可能会感到沮丧和哀伤；而听到快乐的音乐时，人们可能会感到快乐和兴奋。因此，通过精心挑选的音乐，治疗师可以引导来访者感受到与音乐相一致的情绪。除上述音乐情感重编脱敏技术中的原理作用外，该方法还与本书第一章中提到的"ISO"原则类似。

◆ 插入（Insertion）：音乐同步情绪音乐脱敏治疗中，治疗师会将音乐插入来访者的回忆和情绪体验之中，从而改变来访者对创伤事件的认知和情感反应。这种方式符合 ISO 原则中的插入原则。

◆ 选择（Selection）：音乐同步情绪音乐脱敏治疗中，治疗师需要选择与来访者体验相同步的音乐，从而达到治疗效果。这种方式符合 ISO 原则中的选择原则。

◆ 优化（Optimization）：音乐同步情绪音乐脱敏治疗中，治疗师需要根据来访者的反馈不断调整音乐的使用方式，从而实现最佳治疗效果。这种方式符合 ISO 原则中的优化原则。

因此，可以说音乐脱敏治疗与 ISO 原则密切相关，通过 ISO 原则的应用可以帮助治疗师更好地指导音乐脱敏治疗，提高治疗效果。结合音乐在特定事件的脱敏治疗中发挥的多重作用，为来访者提供一个安全的环境，帮助其逐渐适应并处理特定事件的情感反应，从而达到脱敏治疗的目的。

方法步骤

·音乐情感重编脱敏技术

音乐情感重编脱敏技术是一种通过将特定的音乐或声音与来访者的创伤事件联系起来，以帮助来访者改变对负面情绪、创伤或恐惧的认知和情感体验的方法。该技术的具体步骤如下。

（1）评估情况：在使用音乐情感重编脱敏技术前，治疗师需要评估来访者的心理状况和治疗需求，确定适合使用该技术的群体。

（2）确定治疗目标：在使用音乐情感重编脱敏技术之前，治疗师应该与来访者一起确定治疗目标，并确保来访者对技术具备基本的理解和预期。

（3）确定事件并打分：首先需要明确导致强烈情绪反应的事件，例如交通事故、失恋、遭受欺凌等。然后请来访者对该事件的负面影响进行打分量化，在 0~10 分进行赋分，其中 10 分表示最强烈的消极情绪体验。

（4）筛选音乐或声音：治疗师应该筛选与来访者个人经历或情感体验相关的积极音乐或声音，并与来访者进行充分讨论。这些音乐或声音应该是轻松愉悦的，以撤离来访者的注意力和促进来访者的心理放松。（此环节的具体操作可参考音乐讨论中的方法）

（5）创建联系和重编：在治疗中，治疗师会引导来访者回忆起自己的创伤经历，并在回忆的过程中播放选定的积极音乐或声音。通过将某些特定的音乐和创伤事件联系在一起，来访者可以逐渐改变对负面情绪、创伤或恐惧的认知并重编新的情感体验。治疗师会帮助来访者调整刺激曝露的时间和强度，以确保治疗的效果和安全性。

（6）监控反应：在治疗过程中，治疗师需要不断观察来访者的反应，以确保背景音乐或声音对来访者产生积极的影响。如果来访者感到不适或情绪波动，治疗师应该及时调整音乐或声音以及播放方式。

（7）重复刺激与植入：多次重复目标事件的刺激，并进行积极音乐植入，治疗师根据脱敏进度要求来访者再次进行消极体验打分，直到分数达到0分（根据来访者的具体情况和要求，也可维持在1分）。

（8）巩固治疗效果：治疗师需要巩固音乐情感重编脱敏技术的治疗效果。在治疗后期，治疗师可以帮助来访者制订个人化的音乐治疗计划，以确保其情绪稳定和心理健康。

·音乐同步情绪脱敏技术

音乐同步情绪脱敏技术是一种通过将特定的音乐与来访者的情绪反应相联系，以帮助来访者改变对负面情绪、焦虑或压力的认知和情感体验的方法。该技术的具体步骤如下。

（1）评估情况：在使用音乐同步情绪脱敏技术前，治疗师需要评估来访者的心理状况和治疗需求，确定适合使用该技术的群体。

（2）确定治疗目标：在使用音乐同步情绪脱敏技术之前，治疗师应该与来访者一起确定治疗目标，并确保来访者对技术具备基本的理解和预期。

（3）音乐喜好的讨论：治疗师应该与来访者讨论其音乐喜好，避免治疗过程中治疗师使用的音乐对来访者产生伤害或引发其他消极事件。

（4）确定情绪反应并打分：治疗师需要确定导致来访者负面情绪、焦虑或压力的事件，并了解来访者的情绪反应模式。同样需要请来访者对该事件的负面影响进行打分量化，在0~10分进行赋分，其中10分表示最强烈的消极情绪体验。这有助于制订音乐同步情绪脱敏的具体治疗方案。

（5）选择音乐与情绪同步：治疗师会根据来访者的情绪反应模式，选择特定的音乐或声音与之同步。在治疗中，治疗师会播放选定的音乐或声音，并引导来访者与之同步，从消极体验开始，逐步通过音乐的转换引导来访者转向平静的体验，最后进行积极甚至是热烈的情感体验，以此帮助来访者改变对负面情绪、焦虑或压力的认知和情感体验。

（6）监控反应：在治疗过程中，治疗师需要不断观察来访者的反应，以确保音乐或声音对来访者产生积极的影响。如果来访者感到不适或情绪波动，治疗师应该及时调整音乐或声音以及播放方式。

（7）重复刺激与植入：治疗师会根据脱敏进度要求来访者重复体验导致负面情绪、焦虑或压力的事件，并播放与之同步的音乐或声音，以帮助来访者改变对这些情绪的认知和情感体验。治疗师会逐渐调整音乐或声音的强度和内容，以促进来访者的情感缓解和情感稳定。在干预一段时间后，来访者会逐渐减少对音乐或声音的依赖，以达到持久的情感稳定。

（8）巩固治疗效果：治疗师需要巩固音乐同步情绪脱敏技术的治疗效果。在治疗后期，治疗师可以帮助来访者制订个人化的音乐治疗计划，以确保其情绪稳定和心理健康。同时，治疗师还需要定期跟踪来访者的情况，以确保治疗效果的持续性和稳定性。

【注意事项】

（1）了解过往经历：在进行脱敏治疗之前，音乐治疗师应该深入了解来访者的过去经历，包括可能导致创伤或心理阴影的事件。这可以帮助音乐治疗师更好地理解来访者可能存在的触发点，并制订适当的治疗计划。

（2）使用合适的音乐：音乐治疗师应该选择适合来访者的音乐，以帮助他们放松和减轻压力。选择的音乐应具有温和、舒缓的特点，有助于放松身心，并避免引发不适感。

（3）逐步曝露：在治疗开始时，音乐治疗师应该逐步引导来访者接触与特定事件相关的音乐，而不是突然播放相关音乐。这可以帮助来访者逐渐适应音乐和情感体验，减少可能的负面情绪。

（4）制订个性化计划：音乐治疗师应该根据来访者的需求制订个性化的治疗计划，以确保最大限度地减轻来访者的压力和情感负担。这包括选择适当的音乐和治疗方式，并根据来访者的反应进行必要的调整。

（5）治疗监控：在进行治疗期间，音乐治疗师应该密切关注来访者的反应和情绪状态。如果发现来访者有不适感或情绪波动，治疗师应该及时调整治疗计划或考虑暂停治疗。

（6）与其他治疗方法结合使用：在进行音乐脱敏治疗前期，为了达到稳定化效果，可结合音乐放松、导向性音乐想象、音乐呼吸等技术，同时根据来访者具体情况，结合其他治疗方法，如心理治疗或药物治疗。音乐治疗师应该与其他治疗专家合作，确保来访者获得最佳治疗效果。

技术应用与延伸

音乐脱敏技术，如音乐情感重编脱敏技术和音乐同步情绪脱敏技术，可应用于心理治疗、心理咨询和心理健康教育等领域。

◆ 创伤后应激障碍治疗：音乐脱敏治疗可以帮助个体逐步减轻对创伤事件的不适应反应，从而缓解他们的症状。

◆ 恐惧症治疗：音乐脱敏治疗可以帮助患有各种恐惧症的人群，例如恐高症、恐飞症、社交恐惧症等，通过渐进式的曝露刺激，逐渐克服他们的恐惧感。

◆ 焦虑和压力管理：音乐脱敏治疗可以帮助减轻各种焦虑和压力，例如考试焦虑、职业压力等。通过植入积极音乐来减轻紧张情绪，逐渐放松身心。

◆ 心理创伤治疗：音乐脱敏治疗可以帮助治疗各种心理创伤，例如家庭暴力、性侵犯等。可以通过音乐脱敏治疗逐渐减轻创伤带来的心理刺激和情绪困扰。

◆ 成瘾行为治疗：音乐脱敏治疗可以帮助治疗各种成瘾行为，例如吸烟、酗酒等。可以通过音乐同步情绪脱敏来缓解戒断症状和焦虑情绪，逐渐戒除成瘾行为并实现康复。

总之，音乐脱敏治疗可以应用于许多方面和领域，对于需要减轻焦虑、恐惧、创伤或成瘾的人群具有显著疗效。

【案例技术展示】

《纵有疾风起　人生不言弃——一名飞机制造师克服晕厥恐惧之路》片段：通过音乐带离恐惧

五、音乐律动

技术介绍及原理

音乐律动技术是一种涉及音乐、舞蹈和心理治疗的综合性治疗技术。其主要原理是通过音乐的节奏和舞蹈的动作，刺激人体的感官系统，促进人体活动和情感表达。音乐律动技术被广泛应用于治疗产后抑郁症、焦虑症、创伤后应激障碍等精神和心理问题，也被用于帮助提升个体的自尊心和自信心，促进个人成长和发展。

音乐律动技术与舞动治疗中使用的方法有相似之处，治疗师会通过音乐和舞蹈动作，引导来访者进入一种深度放松的状态，从而促使身体放松和情绪释放。在这种状态下，治疗师会通过一系列技术手段，如舒展、拉伸、摇摆等舞蹈动作，帮助来访者释放身心压力，调节身体和情绪的平衡，达到肢体康复和心理调节的目的。

音乐律动技术在以下几个方面有着独特优势。

（1）音乐刺激：音乐的节奏、旋律和音色能够刺激人体的听觉系统和大脑皮质，促进来访者的感知和情感体验。

（2）舞蹈动作：舞蹈动作能够刺激人体的运动系统和身体的感觉神经系统，促进来访者的身体表达和情感表达。

（3）情境创设：治疗师通过创造舒适、安全和温馨的情境，提高来访者的参与度和自我认知，帮助来访者在放松的环境中更好地探索自己的情感和需求。

（4）情感联结：治疗师通过情感联结，建立起与来访者之间的信任和情感共鸣，提高来访者的自我控制和自我认知能力。

通过以上方式，音乐律动技术能够帮助来访者释放身体和情绪的压力，增强自我认知和自我控制的能力，提高来访者的自尊心和自信心，帮助来访者实现个人成长和发展。

方法步骤

音乐治疗中的音乐律动技术有多种不同的方法和操作步骤，具体的实施取决于来访者的需求和情况。常见的音乐律动技术的操作步骤如下。

（1）选择合适的音乐：治疗师根据来访者的需求和情况，选择合适的音乐，例如具有欢快、轻松、舒缓等特点的音乐。可以选择具有明显的节奏和韵律的音乐，可以帮助来访者更好地跟随节奏做出舞蹈动作。

（2）进行放松练习：治疗师帮助来访者放松身体，通过深呼吸、渐进式肌肉放松等方法帮助来访者减少紧张和焦虑感。

（3）引导舞蹈动作：治疗师向来访者介绍舞蹈动作，然后逐步引导来访者跟随音乐的节奏做出相应的舞蹈动作。

（4）自由表达：来访者通过逐渐掌握舞蹈动作和跟随音乐的技巧，不断改善自己的肢体表现。之后根据自己对音乐的感知和节奏进行自由律动。

（5）结束练习：治疗师在适当的时机结束练习，然后和来访者一起进行放松练习，帮助来访者逐渐回到日常的身心状态。

【注意事项】

（1）确保安全：在采用音乐律动技术时，要确保周围环境安全，地面平稳，不要有尖锐物品或者其他危险物品。

（2）注意音乐选择：应该根据来访者的情况和目的选择适合的音乐，避免过于激烈或者悲伤的音乐，以免引起不适。

（3）注意节奏选择：选择节奏相对明显、稳定的音乐，有助于来访者在初期跟随音乐律动。

（4）关注身体状况：患有心脏病、高血压等疾病的人，应该谨慎参与并避免过度运动，可以根据自己的身体状况适当调整动作强度和频率。

（5）自我调适：如果在进行音乐律动时感到疲劳或不适，应该及时停止，进行自我调适，避免过度疲劳或者受伤。

技术应用及延伸

音乐律动技术已广泛应用于不同病种和人群，包括但不限于情感障碍、心理创伤、疼痛、神经退行性疾病、儿童和老年人等。除了作为独立治疗技术之外，音乐律动技术还可以嵌入其他治疗中，如康复治疗、疼痛管理和情感调节等。

（1）康复治疗：音乐律动技术可以帮助恢复身体的功能，特别是与运动相关的功能，比如言语、步态、平衡、协调等。对于帕金森病、脑卒中后遗症等，音乐律动技术可以起到促进康复的作用。

（2）疼痛管理：音乐律动技术可以有效缓解疼痛和不适感。研究发现，通过音乐律动的节奏体验和身体运动，可以刺激大脑释放内啡肽等内源性镇痛物质，从而缓解疼痛。

（3）情感调节：音乐律动已被证实对缓解抑郁和焦虑等情感障碍具有积极意义。在治疗中，治疗师可以选择与患者共同演奏或跳舞，或者提供一些简单的乐器供患者边演奏边舞动。此外，治疗师还可以根据患者的喜好和情绪状态，选择不同类型的音乐和律动，以促进患者的情感表达和情绪调节。通过音乐律动还可以帮助患者恢复对自己的信心，减少自责和抑郁。

（4）神经退行性疾病：音乐律动技术可帮助患有阿尔茨海默病和帕金森病等神经退行性疾病的患者，促进神经元之间的信号传递，增强大脑的可塑性，减缓病情发展，改善生活质量。

（5）儿童教育：音乐律动技术可用于儿童的教育和发展，帮助儿童发展身体协调性、音乐感知力和社交能力等。

除了上述应用领域，音乐律动技术还可以和其他治疗技术相融合，比如认知行为治疗、心理剧疗法等，可以达到更为综合和协同的治疗效果。综合治疗的目标是提供更加多样化和个性化的治疗选择，以满足不同个体的需求，并在综合治疗中达到更好的效果。

【案例技术展示】

《破茧成蝶　重回春天——一位产后抑郁妈妈的自我蜕变》片段：困在"茧"里

第五章　音乐治疗临床实践——案例

在第二章中，我们深入探讨了音乐治疗在临床应用中的广泛适用性。这些应用包括治疗不同类型的心理障碍，例如抑郁、焦虑、睡眠障碍和与压力相关的精神适应证，以及对神经康复和疼痛及麻醉的适应证。不仅涉及普通成年人，还涉及孕产妇、儿童和老年人等不同人群。

在临床实践中，我们接触到的患者或来访者有着不同的健康问题、性格特点和生命历程，我们使用多维度的音乐治疗方法和技术，为他们提供个性化的治疗方案，帮助其解决心理和生理上的适应问题。

本章不仅介绍了音乐治疗在临床上的实际应用，还通过真实改编案例，展现了音乐治疗作为一种有效的医疗工具如何帮助患者或来访者走出心理和生理疾病的困境。通过治疗对话和技术展示的方式，让读者深入了解音乐治疗的实际操作和改善效果，以及如何利用音乐来促进患者或来访者的躯体和心理精神健康，提高其生活质量。

这些案例讲述了不同的个体经历，涉及多种适应证，跨越人生全程。从迷茫青少年的蜕变到退休老人的自我价值转变，音乐治疗帮助不同年龄段的来访者。例如，"乐启人生，跨越迷茫"讲述了一个沉迷游戏的迷茫少年如何通过音乐治疗找到自我，摆脱心理困境，重新掌舵自己的人生；"与过往难题的和解"则讲述了一位焦虑少女如何通过音乐自我救赎，抚平过去的心理创伤；"破茧成蝶　重回春天"则讲述了一位产后抑郁妈妈如何重新找到内心平衡，让生活重新焕发光彩……

这些案例中，音乐治疗师根据治疗目标和计划，通过各种技术和方法，如音乐放松、呼吸训练、导向性音乐想象和音乐感官联合技术等，来稳定来访者的情绪、调节其生理反应。此外，让来访者通过演奏演唱、音乐创作、音乐视觉表达等方式，来探索和表达自己的情感和内心世界。我们的音乐治疗方案还以音乐为支撑，帮助来访者克服敏感恐惧事件，让他们在音乐中律动、释放、成长和蜕变。这些治疗过程的细节，展示了音乐治疗在实际操作中的多样性和个性化。

当然，除了在本章中展示的音乐治疗适应证案例，我们在临床实践中广泛应用音乐治疗的技术和方法来帮助患者积极面对疾病。例如，我们为接受海扶刀、热灌注、PICC 置管术（又称经外周静脉置入中心静脉导管）等治疗的肿瘤患者进行同步的音乐治疗辅助干预，帮助他们镇痛以及缓解病痛折磨；为血液透析者、术前焦虑者、慢性阻塞性肺疾病患者提供情绪安抚和音乐呼吸指导；为重症病房如 ICU（综合性重症监护病房）、CCU（心血管内科重症监护室）、NICU（神经外科重症监护病房）的患者进行促进神经、心脏、肢体、心理等方面的康复性音乐治疗。

在临床实践中，我们始终坚持以患者为中心的原则，注重个体差异和个性化治疗方案的制订，不断完善和创新音乐治疗方法和技术，以期为更多的患者和来访者带来更好的治疗效果和生命质量的提升。

本章我们通过具体案例，向读者展示了音乐治疗在临床中的广泛应用和疗效。通过引导来访者用音乐表达内心情感和情绪，帮助他们找到心理平衡和自我价值感。它不仅帮助来访者缓解症状和改善身心健康，更重要的是，激发了来访者内在的力量和潜能，让他们重新找到生命的勇气和动力。我们希望通过这种方式，让更多的人了解音乐治疗的潜力和价值，以及它在促进心理健康和生理康复方面的独特作用。

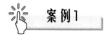

案例1

乐启人生，跨越迷茫

——一个青少年的自我发现故事

【背景资料】

东东：男/17 岁/游戏成瘾

干预次数：10 次

诊断：抑郁状态

其他治疗：抗抑郁药物治疗

干预技术：即兴演奏、安全岛、音乐沙盘、歌曲讨论、音乐积极资源强化、乐器演奏

东东（化名），17 岁，是一位即将迎来高考的高三学生，原本就读在老家山东的一所高中。但由于厌学情绪非常严重，因此休学一年，来到上海，与一直工作在上海的父母同住。父母还是希望他能够回山东参加高考，在上海期间为他找了一所高中借读。

东东读初二时，曾因做错事而遭到同学当面嘲笑，此后，东东觉得同学们总是在背后议论他而不愿与同学交往，只要有几个同学聚在一起聊天，东东就会觉得是在讨论他。因此，他不敢到人多的地方，觉得不自在，害怕被嘲笑。东东的情绪逐渐变得低落，性格孤僻，容易烦躁，经常感到头痛，平日不愿与父母沟通交流，也不愿去借读学校。除了打游戏，对什么事都提不起兴趣。近月来东东头痛更加明显，有时还会头晕，已在家休息一周。随后在精神专家建议下，来到音乐治疗门诊求助。

【评估分析】

初来音乐治疗室时，东东显得有丝拘谨。治疗师根据东东的 SCL-90 量表评估，结合访谈对他的基本信息进行了解。

情绪认知：东东目前情绪低落，难以集中注意力学习，面临着学业危机，对未来充满迷茫。

人际交往：不愿意与父母沟通，同时在与人相处中也显得自卑胆怯，情绪变化较大。自幼胆小，害怕去空旷、漆黑的地方，并且遇事爱哭鼻子，当事情没做好被人责备时，感到愧疚自责。

学业：东东的小学、初中成绩一般，上高中后成绩明显下降。在生活和学习中找不到自我成就感，唯有在网络游戏世界可以寻求到一种快感，这种快感导致了他对游戏的依赖。

表达与倾听：生活学习中，东东的语言能力较差，常常无法与人沟通，遇到问题时容易发脾气甚至会大哭大闹。在治疗过程中他却表现出了较强的语言表达能力以及倾听能力，能迅速理解治疗师意图并做出反应。

音乐表现：东东虽然没有音乐基础，但是对音乐有一定敏感性，通过简单的乐理讲解，便能迅速掌握演奏方法。他在演奏中的专注、准确、流畅令人印象深刻。治疗师对此评价："这个孩子很有音乐天赋"。

【综合目标】

帮助东东认识到沉迷网游的陷阱，并帮助他走出虚拟世界与现实世界交织形成的心理困境。

【干预过程】

音乐诉描

第一次见面，东东低头沉默不语，肢体紧绷，将两个胳膊肘支撑在膝盖上，双手攥在一起。治疗师向东东做了自我介绍，并告知治疗相关注意事项。治疗师想跟他聊聊关于游戏的事情，显然，对于治疗他有些抗拒。治疗师便邀请他一起参观了治疗室并向他介绍了摆放的各种乐器。

先从鼓类乐器开始：非洲鼓、彩虹鼓、手鼓、铃鼓、海洋鼓、中国大鼓……

散响类：沙锤、沙蛋、响板、双响筒、刮壶、碰铃、牛铃、三角铁、卡巴萨……

旋律类：钢琴、吉他、马林巴、古筝、空灵鼓、钢片琴、音块、甩琴、按铃、手碟……

治疗师向东东展示不同乐器的发音方式，并引导他也"上手"试试，他的表情里出现了一丝好奇，当乐器在他的手中发出声响后，他甚至有些笑意。治疗师让东东在所有乐器中选择两件，分别代表自己现实生活和网络世界的自己（或者感受），东东迟疑了一会，最后将卡巴萨和非洲鼓带回了座位。

治疗师："东东，我想邀请你使用一样乐器随意地演奏，不用考虑演奏方法和节奏是否正确，尽可能表达你的现实状态。并且你可以在任何时候，使用另一乐器表达'另一个你'，好吗？"

东东低着头："嗯。"他拿起卡巴萨，右手握着手柄晃了晃，晃了一会，然后用左手手心覆盖在卡巴萨的钢珠上进行摩擦式演奏，他的节奏很慢且没有规律。大概持续了 3 分钟，他切换到了非洲鼓。开始演奏前，他深吸了一口气，然后用手心重重地敲在鼓心中央，双手并用，节奏快而急，像是急于表达出与前者状态的巨大反差。非洲鼓的演奏时长基本与前者相同。演奏结束，他似乎很累，后仰靠在沙发椅上，整个身体比刚进门时放松不少。

治疗师："是演奏得有些累了吗？"

东东："打鼓是个力气活，我有时候打完游戏也会这样，觉得浑身没力气。"

治疗师："你选择的鼓表达的是网络世界的自己？"

东东："嗯，这个（指非洲鼓）声音大一些，另一个（指卡巴萨）声音很小。"

治疗师："这个声音的大小，我可以理解为你愿意社交的程度吗？"

东东："差不多是这个意思。"

平日里东东与人交往不多，"与别人相处的时候会感觉不舒服，也不愿意多和父母交流。"治疗师接着询问东东最近的状态。

东东："我最近心情很不好，不喜欢和人在一起。"

"你认为过去有哪些事情会影响你的情绪，或者哪些事情让你感觉不愉快？"治疗师轻声问道。

东东停顿了一会儿，说道："之前总是有同学在背后说我，比如我刚理完头发、跑步成绩出来的时候，都会被人说闲话。所以后来我看到他们聊天，就觉得是在讨论我，慢慢地我也不愿意跟他们玩了……"

诉说的过程中，东东的目光时而躲闪，时而低下，我不时地点了点头，以示理解，"看来这一经历，对你的生活造成了一定的影响"。

东东点头称是。东东在与外界的联系越来越少之后，就把更多的时间放在了虚拟世界，他认为玩游戏是一种短暂的乐趣，他渐渐意识到自己在游戏上的天赋。

东东："我打游戏时间比较长，但其实我能够控制玩游戏的时间。小时候我妈因为学习问题打过我……我在课堂上无法集中注意力听课，我也努力尝试学习，但作用不大，成绩还是在班级中垫底，所以感觉自己不是学习的料。"

治疗师："你好像对学习没有信心。"

东东："差不多，感觉自己不适合吧，也没啥兴趣，嗯……游戏更好玩些。"

"那我是否可以认为你现在处于一种相对封闭的状态？因为你提到不想跟其他人交流，包括父母，更多的是玩游戏"，治疗师尝试引导他去觉察对自己状态的认知。

东东："我平时只会在网上和人聊天，我在网上认识了一个女朋友，是广东那边的，也是个高中生。我们目前感情很不错，打算未来去找她。其实，我感觉自己在网络世界中还是比较活泼的，只是在现实生活里比较压抑。"

"你认为现在自己有些哪些方面的困扰？"治疗师轻声询问。

东东："自己目前除了游戏对其他事情都提不起兴趣，更不想去学习……我对未来没有什么明确的规划，也不知道自己将来想要从事或者适合什么职业。"

治疗师告诉他，这是许多和他年龄相仿的孩子都会有的"迷茫期"，希望通过"问题的泛化"，让他认识到这个问题并不是一种个性化的、特殊的状态，"我们要做的，就是改变自己的情绪，提高自己的学习能力，同时，给自己的生活设定一个更加明确的目标，让自己的生活更加美好！"

东东点了点头，表示愿意做出尝试。

音乐引导下的"唯一空间"

第二次见面是在半个月之后，东东一个人来到了这里接受治疗。东东这次表达得更多了，他觉得自己心情不错（特别是玩游戏的时候），不用再治疗了。只是在父亲的逼迫下，才不得不过来。

东东："我知道我爸担心我，但是我实在无法对学习提起兴趣，更不想参加高考，感觉自己现在的生活被束缚着。其实上次和你交谈之后，自己也想了一下，之后我暂时可能会选择兼职或在父亲的洗车店里工作。"

治疗师赞扬他现在开始懂得如何考虑自己的生活，并且鼓励他坚持这种思考，同时也希望他能够继续参与到治疗当中。

随后，治疗师建议东东带着对自己的觉知躺到躺椅上。治疗师在旁边的钢琴旁坐下并开始演奏，从单音到柱式和弦，再加入分解和弦伴奏织体，轻柔的旋律缓缓流动着。与此同时，治疗师用语言引导东东从头到脚进行全身肌肉的渐进式放松练习。全身放松后，东东的呼吸变得更加平稳而缓慢，治疗师此时的演奏开始渐弱，最后停止，并使用音响设备开始播放事先准备好的轻音乐（加入了鸟鸣、流水等自然音效）。治疗师引导东东继续聆听并感受音乐。音乐播放 1 分钟后，治疗师开始引导他想象一个安全和舒适的地方，"想象一下，在这个世界上，有一个你认为最安全、最舒服、最美好的地方。它可以是世界的任何一个角落，也可以在宇宙中的任何一颗星球上，它可以存在于任何你想在的地方。我们可以称它为"唯一空间"，这个地方只属于你一个人，没有任何人可以看到、进入或打扰，在这里你是无比安全和自由的"。

治疗师："仔细观赏这个地方和周围的一切，可以告诉我这个地方是什么样子的吗？"

"这里是一片草地，远处有几棵树。"治疗师继续引导东东观察并调动他的感官系统，"地上有一些花，大多是黄色的，有淡淡的味道，像柠檬。"

治疗师："再仔细看看周围的一切，还能看到什么？"

东东："花的不远处有篱笆，围着一座房子，是用青色的砖石修建起来的，看着很牢固。"

治疗师"在这个让你感到舒适安全的地方，进去看看房间里都有什么？"

东东："房间里有床和沙发，还有一张桌子，上面摆着食物和饮料。"

治疗师："房间的温度你觉得怎么样？"

东东："还可以吧，稍微有点冷。"

治疗师："你是否想为这个地方添置点什么，让它变得暖和一些或者变得更加舒适？"

东东："加一扇窗户吧，嗯，让阳光照进来……"

治疗师："嗯，房间里变得温暖明亮起来，你还可以看到外面的景色。再环顾一下四周，是否有什么物品是需要从这个空间去除的？"

东东："床头柜上的书拿走吧！"

治疗师："书从这个空间里移除了。现在一切都是你喜欢的样子，在这个空间，你觉得自己的身体是什么感觉？"

东东："嗯，我觉得身体很温暖，我可以好好享受这里，身体尽情放松。"

治疗师："好极了，这样很舒服。"

治疗师继续说："当你在这个空间里感到温暖舒适的时候，你的心情是怎样的？"

东东："我觉得我在这里很放松、很平静、很自由。"

治疗师接着说:"在这里你可以自由地玩耍、休息,感受它带给自己的舒适感,并觉察自己此时的情绪,继续享受这个空间带给你的美好体验。"(音乐音量升高)

此时的东东,身体变得放松自然,双手垂在身体两侧,面部表情舒展。音乐持续播放了几分钟后,治疗师轻声唤醒东东:"请再次体会这种安全、放松、自由的感觉,再好好看看这个属于你的'唯一空间',它永远不会消失,在任何你想回来的时候,它都会随时出现……(音乐停止)现在请将你的注意力放在你的呼吸上,并感受身下的躺椅,感受身体的重量,活动一下身体,当你感到适应的时候再睁开眼睛。"

等东东重新坐回沙发上,他伸了伸懒腰,说自己在这一过程中想到很多,有绿草、阳光、河流等,"能够暂时感受到自由"。治疗师继续询问:"你认为在这里让你感到最舒服的是什么?"

东东:"我可以尽情地呼吸、休息,还有吃东西,不用担心有危险,也不怕被别人议论。"

治疗师:"你在这里过得挺好的,对吗?"

东东:"嗯,这里很安静,没有人会打扰我,我可以在这里随心所欲……"

治疗师:"刚才在你的'唯一空间'里,你也在打游戏吗?"

东东:"没有!"他的表情有一丝惊讶,继续说:"就是很安静地待着,那个地方跟我自己家里的房间有点像,但是不太一样,我自己在屋里的时候基本都在玩游戏,也不听音乐……嗯,刚才那个音乐不错,还能听到窗外的鸟叫,那个时候我觉得跟真的一样。"

这个音乐画面非常值得被记录下来。

治疗师鼓励东东:"在你随时需要的时候都可以回到你的'唯一空间',体验惬意自在的感觉,并记录自己在这一过程中体验到的不同感受。如果你愿意的话,之后的治疗中都可以与我分享它。"

沙盘上的未来

在前几次的治疗谈话中,治疗师察觉到东东已经有意识地去思考自己当下的生活状态,虽然他愿意做出一些尝试和改变,比如放下手机游戏去兼职打工或去父亲修车店里帮忙,但是依然没有方向,只是想让自己先找点事做忙碌起来。

治疗师："当你偶尔放下手机游戏的时候，有没有什么其他想要的或者想做的？"

东东想了一会儿后回答说，"没有任何想要的东西。我感觉自己像在一个不确定的世界里游荡一样。"

治疗师："嗯，我们看到了一个完全不确定的世界。"

东东："而人却是唯一能够感受到这样一种不确定感的生物。"

治疗师："因此我们需要找到一种方式来面对这种不确定感。"

东东："但我不知道自己什么时候能找到。"

治疗师："不要着急，我会陪你一起去找。那我们先从此时此刻开始，如果我给你两个关键词'当下'和'未来'，你觉得是否会有一首歌，可以表达你的感受？"

东东思考了一下说道："有一首歌，唱的是我是一只小小小小鸟，想要飞呀飞却飞也飞不高。"

治疗师："李宗盛作词作曲，赵传演唱的那首《我是一只小小鸟》，对吗？"

东东："嗯。"（治疗师开始播放《我是一只小小鸟》）

治疗师："你觉得这首歌是旋律还是歌词打动了你？"

东东："是歌词，感觉唱的就是我自己，旋律也挺好听的。"

治疗师："你觉得自己是想要飞的，是吗？"

东东："也许吧，总不能一直这样下去（指每天打游戏）。"

治疗师接下来使用沙盘治疗以进一步了解来访者眼中的理想生活状态是什么，从而帮助他寻找改变的方向和动力。

治疗师："带着对这首歌的聆听感受，我们移步到沙盘区。我想邀请你为自己设计一个主题沙盘《向往的生活》。你可以使用置物架上摆放的各类的物品，有人物、动物、植物、家具、交通工具、生活用品等，根据自己的喜好进行排列，让它们组合成一个沙盘作品，或者在沙盘上创造一幅画也可以。没有对错，无论怎么摆放都可以。我唯一想要强调的是，你所创造的作品尽量和你想要表达的主题有联系。"

治疗师给了东东 10 分钟时间进行物品的选择和摆放。他几乎没有过多犹豫，第一次拿起了一座房子，随后又拿起了另一座房子。东东将两座房子摆放在相隔不远的两处，又围绕房子做了一些布置，有人、树、篱笆、凉亭和沙滩椅等。等东东布置好坐下来欣赏作品时，治疗师问道："我看到你最先拿的是两座房子，可以向我描绘一下围绕这两座房子发生的事吗？"

东东："这一座门前有花花草草的房子前站着我和父母。"他停了一下继续说："我希望可以陪伴着父母，让父母可以颐养天年。另一座房子前站着我和小玲（网络女友），这个房子是我俩以后居住的地方，这样方便照顾父母。"

治疗师："从沙盘作品可以看出，你是一个很有家庭观念的人，也很有责任感。我注意到你在两座房子中间用沙子做了一个区域划分，上面有贝壳，这是什么呢？"

东东："是一条河，虽然离父母住得近，我希望还是有一定的生活距离比较好。"

治疗师："如果你置身于这个作品中，化作代指你的这个人偶，你觉得你那时的心情会是怎样的呢？"

东东："应该很满足吧，父母把我养大，我以后可以靠我自己的双手为他们养老，还有爱人陪伴，应该很开心！"

治疗师："从作品和你的描述中，我也感受到了那份喜悦。你觉得这向往的生活与当下生活的差别在哪里呢？"

东东："我现在就是个穷学生，什么也没有，我学习也不好，只会打游戏……"此时，音乐正在播放"当你决定为了你的理想燃烧，生活的压力与生命的尊严哪一个重要"，东东愣了一下神，继续说："就像这句唱的，那时候可能生存的压力也会很大，不像现在，被父母供着，衣食无忧。不过，如果能靠自己的力量买房，我还是觉得会更好一些。"

东东用手机拍下自己的沙盘作品，看着照片表示对自己触动挺大的，"没想到原来我对生活还抱有感激，虽然目前没有想过自己的职业规划，但是我觉得我擅长打游戏的话，我初步预想做一个网吧老板。"

治疗师认真倾听他对于治疗的感受和近期规划，并表示很高兴他能够有这么多思考："如果想要实现你理想的生活、达成理想的目标，都需要学习哪些技能？需要进行怎样的规划？我想你可以用文字的形式列出自己的五年计划，你觉得这个主意怎么样？"

东东欣然接受并主动说："这个作业我会完成。"治疗师第一次从他脸上看到充满憧憬的神情。

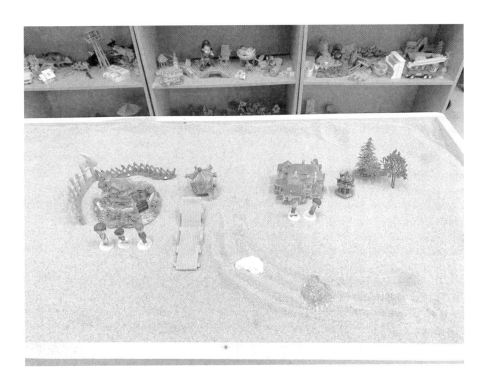

东东沙盘作品《向往的生活》

演奏出一个"小目标"

一进入治疗室，东东便很有兴致地跟治疗师讨论关于上次的未来五年规划。东东仔细思考过，"我打算自己前两年先努力工作，等第三年向银行贷款经营一家小网吧，然后后面几年尽快还清银行贷款，如果经营得好，希望能买个房子。"

治疗师没有评价他的规划内容，而是对他认真思考表示赞赏，并继续询问道："嗯，很高兴你完成我们约定的未来规划，你最近在做这些规划时心情怎么样？"

东东："最近感觉不错。除了做规划，我想着现在就要有实际行动。我这些天在做游戏的代练，我还帮别人代打游戏，赚了150块，但是感觉很累。因为我比较在意结果，我帮别人打游戏输了会生气，甚至开麦骂人，因为是帮别人打，输的话感觉很不好。自己打的话输赢无所谓。"

治疗师："通过你擅长的代打游戏赚到钱，这让你感到挺不错的。"

东东："是的，但是我爸妈并不认可这一赚钱方式，他们感觉我就是不务正业。只要是跟游戏沾边的，他们就很反感。"

治疗师："无论如何,你体验到了因付出而得到回报的欣喜,这种愉悦的获得感,在以往的生活中是否还有类似的经历呢?"

治疗师引导他搜寻过往经历中的积极的自我价值感事件,对此东东分享了两个经历:一个是自己在游戏中的英雄战力排名位列上海市前50名。一个是九年级第一学期期末考所有成绩全部及格,爸爸同意给自己买手机。

治疗师先引导东东进行音乐放松,然后开始播放东东选定的歌曲《光辉岁月》,帮助他强化并放大人生中自我实现的愉悦体验。

虽然东东的自我价值感很低且几乎没有被肯定过,但是治疗师相信他是有动力去改变的。最近的几次治疗中,东东开始积极地去寻找可以让自己变得更好的自我价值感。比如以前他会觉得自己很失败,现在愿意面对和接纳那些曾经觉得自己失败的事情了;他认为自己不够聪明,现在愿意多花时间去思考和研究如何学习来提升自己;以前他觉得生活很无聊甚至绝望,现在愿意用时间和精力去做点兼职;以前他的生活里只有打游戏,现在觉得好像游戏也没那么好玩了,还有一些其他有意思的事。

在一次治疗中,东东尝试用音块进行演奏,他很喜欢音块的声音。他已经不满足于随意敲击旋律片段了,他想要演奏歌曲,但是他看不懂乐谱。在治疗师的帮助下,他很快掌握了《小星星》的视谱演奏,随即就可以边识谱边用音块独立弹奏《欢乐颂》。他只演奏了两遍,便可以背谱表演,虽然节奏不够连贯,但能发现东东善于找寻规律,而且专注力很强。

治疗师积极赞扬他的表现,"你的学习能力很强啊,而且记忆力也很棒!你觉得在课业上是否也有过这样的时刻?"

东东有点不好意思,说道:"可能不是学不会,就是不感兴趣、不想学吧。有时候老师讲得有意思的点我也能记得住。最近我也同意了父母的建议,这个学期结束后我准备回山东了,再有半年要高考了。虽然知道肯定考不上本科,说不定能考个差一点的专科,不知道这算不算是奋斗目标。"东东被自己定的这个"目标"逗笑了,但比起"整日沉迷打游戏"的状态来说,他的生活正在发生改变。

明确目标,走向美好

在回山东复学之前,东东依然在每周相同的时间来到音乐治疗室,与治疗师一起探寻内心那些从未触碰的领域,"通过音乐治疗,我觉得最大的收获就是和别人交流时，可以敞开自己的心扉。"东东说，"因为总是怕说了什么被别人嘲笑，我就更不愿意说话了，担心别人不能理解我说的内容。但现在我发现，如果让别人能够'倾听'和'理解'，我必须把我的真实想法表达出来，这个表达可能是语言，可能是神情，也可能是音乐艺术这些。"在表达的过程中，东东可以越来越清晰地听到自己内心的声音。

每当遇到"挫折"时，他会选择来到音乐治疗室进行"倾诉"，在音乐治疗师的配合下，东东通过乐器演奏来表达内心感受；遇到开心的事时，他甚至会边演奏边唱歌。渐渐地，东东也会主动与朋友分享心中的困惑与压力、欢乐与喜悦，他的社会交往能力也在不断提升。

东东："前段时间，我之前的同学联系了我，让我和他们一起打游戏，感觉跟他们一起玩开心多了。我也很想念自己以前的同学，大家马上都要参加高考了，小玲也是，她学习成绩很好，她的计划是以后当一名老师。"

治疗师："那你对此有什么想法吗？"

东东："所以我准备 5 月份回山东的学校了，现在感觉不上学没有事情干，之前总觉得上学很累，但是现在觉得有同学和自己一起累，怎么说，感觉会好很多……我自己也去了解了一些专业，感觉对商业管理、计算机和交通运输比较感兴趣，希望还是能考上大专吧。"

治疗师："我很为你高兴，感觉你已经没有那么抗拒学习了，对自己的未来也有了初步的规划。"

东东："是的，我有点想回去学习了。"他突然笑了，表情有点害羞，"这个话说出来，真的，我自己也吓一跳。"

治疗师："这是一个很好的转变，不是吗？"

东东若有所思，然后肯定地点了点头。

在复学前，东东尝试了一些兼职，他解释说这可以理解为为以后选择专业做的一个前期调研，像是在父亲的洗车店工作，做仓库管理员，到一家潮玩店里做销售。这些兼职工作大多需要与人打交道，特别是跟陌生人。因此东东也在不断自我挑战、克服畏难情绪，勇于尝试打开自己后，他感觉与人交流并没有想象中那么困难。

这种尝试也让东东加深了对自己的了解，"我当时觉得自己应该害怕跟陌生人交往，所以选了当仓库管理员，但是这个只与物品打交道的岗位我干了三天就干不下去了。我才发现我还是更喜欢和人交流、接触的职业。"东东补充道，"之前潮玩店老板对我的工作还是很认可的，好几次跟我说希望我以后有机会可以继续回店里帮忙，被人认可的感觉很棒！"

治疗师："看得出来，潮玩店老板的肯定给你带来了很大的满足感。"

已经很久没有听东东提起打游戏的事了，不仅如此，东东的家庭关系也在他的个人转变中得到了改善。东东会与父亲谈论父亲创业的经历、日后自己的规划和感兴趣的专业等。父亲对此很是欣慰，原本一心只想儿子远离打游戏，别无他求，看到一个变得开朗、善思、进取的儿子，他感慨道："这就是希望的力量！人啊，都要有个奔头才行。"相信有了人生"奔头"的东东，已经不再被游戏与现实交织造成的巨大落差所牵累，他开始认真思考真正想要实现的人生价值，并已经开始为之付诸行动。

【回顾总结】

在经历了一系列结构化的音乐治疗干预之后，东东在情绪调节与自我认知方面取得了显著进步。他对电子游戏的依赖性行为有所减少，这部分得益于对自身行为模式的深入理解与自我调适能力的提升。

治疗初期，东东的生活规划以个人兴趣为导向，倾向于开一个网吧。经过治疗师的系统引导，东东开始审视这一计划的现实可行性，并根据个人经历、同伴影响以及逻辑思维过程调整未来规划。他逐步明确了对生活的期望，并开始积极地为实现这一愿景而努力。治疗师运用了诸如对话聚焦、问题外化、问题解构等技巧，帮助东东将问题对象化，从而更客观地处理挑战。通过音乐想象法、音乐中的"安全岛"技术以及乐器演奏，东东在治疗师的协助下，能够重新评估自己面对的问题，并通过强化积极的心理资源来巩固治疗成果。

在治疗进入后期阶段，东东认识到自己的转变，无论是在行为习惯还是思维模式上，他展现出更成熟的自我。他确定了明确的目标，减少了对游戏的沉迷，并且以积极的姿态面对生活。虽然偶尔会出现情绪波动，但他的整体情绪水平已经较之前有了实质性的改善。东东计划回老家复习，参加高考，他对未来充满了信心，并意识到自己需要持续学习多种技巧和方法，以应对和克服负面情绪。

综上所述，东东通过一系列音乐治疗干预，实现了自我认知的提升和生活规划的优化，情绪状态得到了根本性的改善。治疗师应用的多样化技术和方法，在这一过程中发挥了重要的辅助作用。该案例展示了适宜的治疗策略能够有效地引导个体掌握管理负性情绪的策略，促使他们向着健康而积极的生活目标前进。

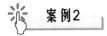

案例2

与过往难题的和解

——一位焦虑少女的自我救赎

【背景资料】

小西：女/16岁/同性性取向/经期前焦虑

干预次数：12次

诊断：焦虑状态

其他治疗：抗焦虑药物治疗

干预技术：即兴演奏、音乐绘画、歌曲讨论与改编、音乐沙盘、音乐积极资源强化

小西（化名），女，16岁中学生，目前处于停学状态。半年前因经期前焦虑而感到困扰，情绪低落无法调节。自信心不足，自我感觉很差，心神不宁，坐立不安，伴随有胸闷、心慌、出汗等躯体症状。小西被诊断为焦虑状态，随后在市精神卫生中心住院治疗2个月。小西以为出院后自己的状态会有好转，可是依然窝在家里不愿出门。

小西初中毕业后没有继续上高中，在妈妈建议下上了一所西点职高，上了一个月，自己实在不喜欢，现在已停学。小西从小喜欢画画，擅长画日本动漫。可是妈妈认为画画是"无用"的，不能"当饭吃"。小西不认可母亲的教育理念，觉得自己从小就不被父母理解，经常因此发生冲突。

半个月前，小西的经期前焦虑越发明显，情绪波动，伴有紧张和恐惧，甚至需要通过摔打物品进行情绪发泄。小西不想再住院治疗，经多方打听，来到我们音乐治疗门诊寻求帮助。

【评估分析】

小西情绪低落，低着头，不愿交流，说话声音不大，但比较清晰。与治疗师缺乏正常的眼神沟通，没有展露过微笑。能够聆听治疗的谈话并配合治疗，无敌对。

情绪认知：小西缺乏对自我情绪的觉察，更不会表达情绪，只是觉得自我感受不好，自我认知不足，不能全面看待自己，自信心不足。

人际交往：不愿过多谈论家庭，不认为父母是自己的支持资源。喜欢跟朋友相处，但是朋友很少，仅有一两个。

学业：小西成绩始终一般，不喜欢读书。初中肄业后，就读一所西点职高，一个月后因无学习兴趣而停学。

表达与倾听：小西能够表达喜好，可以做出选择，并说出基本的需求，不想继续这样"丧"下去。可以倾听并思考治疗师的引导和建议。

音乐表现：小西对音乐的反应能力一般，音乐表现能力也一般。治疗性节奏的改变对小西的演奏节奏较难产生影响。

量表评估：小西的 SCL-90 量表的十项因子中，除恐怖这一项外，其他九项均高于标准分（>2 分），表示在躯体化、强迫症状、人际关系敏感、抑郁、焦虑、敌对、偏执等方面存在阳性症状。其中，人际方面的问题表现最为突出，因子分达到 5.9 分。

【综合目标】

帮助小西提升自我情绪认知，改善人际交往，并提高自我认同感。

【干预过程】

画出来的"音乐"

小西一直在使用抗焦虑药，虽然在精神卫生中心住院治疗过，但是她自己觉得病情没有明显好转。特别是经期前情绪非常不稳定，焦虑到情绪失控，会通过发脾气和摔东西来发泄。经期过后会有一定好转，但是仍然觉得自己状态不好，缺乏兴趣，社交能力下降。

治疗师引导小西认识音乐治疗室内摆放的各类乐器，并向小西简单介绍各类乐器的发音方式，同时让她选择自己喜欢的乐器进行即兴演奏，告诉她没有演奏技术上的对错，完全凭感觉演奏即可。小西选择了空灵鼓、甩琴、非洲鼓三样乐器演奏，治疗师用吉他即兴伴奏。在即兴过程中，小西首先选择了尝试空灵鼓，节奏缓慢均匀，几乎没有旋律性。演奏了几分钟后她开始使用甩琴，演奏了片刻便放下了，然后开始演奏非洲鼓，时间也很短。在结束演奏后，小西没有表现出愉悦的反应，甚至更加坐立不安了。治疗师询问小西演奏的感受，她说有些无聊，但是空灵鼓的声音还是很好听的。小西说她不擅长演奏，比较喜欢听音乐，平时听得比较多的类型是动漫音乐和轻音乐。

开始的几次治疗，小西虽然配合治疗师去尝试不同的音乐治疗体验，但她觉得做什么都挺无聊的，她很"着急"，一直在询问："到底做点什么才能缓解经前焦虑？"

治疗师："小西，我理解你想要解决问题的迫切心情，就像你告诉我的，你的焦虑状态已经持续很长时间了，我们想要改变，同样也需要一些时间，你认同吗？"

小西："我知道这可能需要一个过程，可是我就是急，越着急越焦虑，我感觉陷入死循环了。"

治疗师："我能够感受到你正在遭受焦虑带来的不良情绪，在这段长期焦虑的日子里，是否有过让你感到缓解的时刻？"

小西："捧完东西之后会好点，但是同时会有些愧疚，可是真的忍不住！如果不是特别焦躁的话，画画可能会好点。"

治疗师："平时你会画些什么呢？"

小西："大多都是画日本动漫。"

治疗师："那今天我想邀请你画一幅'当下的自己'，你甚至不用考虑平时的绘画技巧和色彩搭配，随心表达就可以。"

小西："好的。"她对这种表达方式欣然接受，拿起画笔，甚至没有思考就落笔了，可以说这幅命题"作业"一气呵成。

治疗师："绘制这幅作品，你好像没有任何犹豫。"

小西："是的，当你说出这个题目的时候，我脑海里立马就浮现了这个画面。"

治疗师："画里的你是在听音乐吗？"

小西："是的，我听到你播放的音乐了，所以画了耳机，或者可以理解为不想听到外面一切的声音吧。周围是漆黑的，只有画可以陪我。"

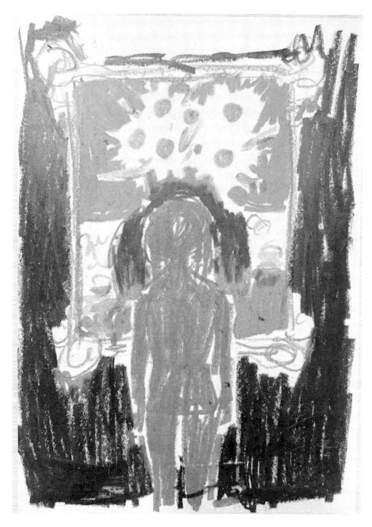

小西绘画作品《当下的自己》

治疗师:"你听到这个音乐(钢琴曲《Sea Breeze》),你的心情是怎样的,可以把它用画笔描绘出来吗?"

小西:"这是一幅海景,有海浪,还有海鸥……"这次拿起画笔的小西聆听了一会音乐,不急不躁地开始描绘她的音乐感受,她把自己画在观景的高处,一座高山的山顶,前方就是大海,远处是群山、蓝天和白云。她欣赏着这铺满金色阳光的海景,"心中那一刻觉得静谧又自在",却又害怕自己在这片陌生的地方迷失,因为她不知道如何"继续"。

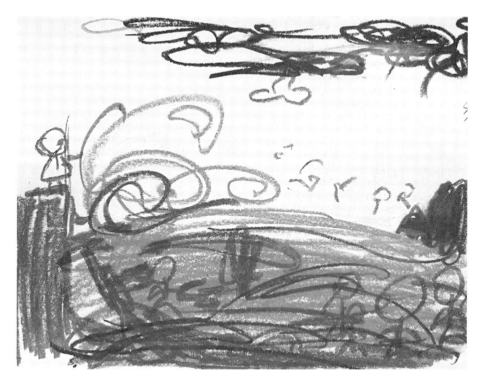

小西绘画作品《缠绕》

治疗师："你感受到了美好，也感受到了挣扎。"

小西："挣扎是常态，美好很少。"

在这一次的治疗中，小西在治疗师的引导下开始有意识地觉察自己的情绪，表达也越来越多。特别是在音乐绘画过程中，治疗师看到了一个平静又专注的小西。

音乐引导下的"人生拼图"

一周后，预约的治疗时间刚到，一进门的小西就着急说道："算着日子，明天就要来例假了，怎么办？"

治疗师："看你黑眼圈很重，昨晚又没睡好？"

小西："临近例假的日子，我总是睡不好，担心又会发作。白天什么都不想做，不开窗帘不开灯。之前还能够适当控制自己，现在完全不行，甚至会用摔东西来缓解。摔完东西，我好了，但我妈会不停念叨我，很烦。"

治疗师："一直以来，你跟妈妈的关系如何？"治疗师试图引导小西去觉察人际互动中的情绪和认知。

小西："不太好吧。我说什么她也不听，她就要按照她的想法来。我也懒得说了。"

治疗师："我看到妈妈每次都陪你来治疗，她还是挺关心你的。"

小西："这种关心，就是表面上的，她从来不关心我心里想要什么。"

治疗师："你跟她表达过自己内心的想法，是吗？"

小西："以前表达过啊，我跟她说我想学电吉他、学日语，我妈说学这些也找不到工作。她说我连个手艺也没有，以后没办法在社会上生存。现在也不上高中了，非得让我去报那个西点培训学校。我去上了一个月实在是不喜欢，受不了，不去了。"

治疗师："你很清楚自己的喜好，不想在不喜欢的事情上浪费时间。妈妈知道你很厌恶后，还会继续强迫你吗？"

小西："没有了，她也不是说非得让我学西点，她应该是觉得我现在对任何事都抗拒，所以想找个事让我忙起来吧。可是我不喜欢的事再怎么强求也没用。也许就是因为这样，我看不惯的人和事，我就远离他们。我从小性格偏内向吧，不太跟其他人接触。从上小学开始，班级里就形成那种小团体，我就经常被排挤和孤立。从小到大，我只有一个朋友，现在生病了，也不跟她联系了。"

治疗师："你渴望人际交流与互动，对吗？"

小西："都可以吧，没有也行，我可以画画、听音乐。"

治疗师："你之前说喜欢林俊杰的歌，是否听过《一千年以后》？"

小西："听过，比较老的一首歌了。"治疗师开始边播放歌曲，边把提前打印好的歌词递给小西，"我们可以一起再听听这首歌。"随后治疗师询问小西的聆听感受，"你觉得这首歌的旋律听起来怎么样？"

小西："旋律还不错，比较流畅。"

治疗师："歌词部分呢？"

小西："之前只听旋律，没注意内容。刚才看着这个歌词，感觉写得很好，会让人忍不住去联想一千年以后的事情。这首歌曲给人带来一个畅想的空间，仿佛一千年以后自己还会有意识和灵魂。"

治疗师："我很想听听你的畅想，我们是否可以把它记录下来？"

小西："可以，用什么方式？"

治疗师递给小西另外一张需要填空的歌词，里面是仅保留了几句原词的《一千年以后》的歌词，治疗师："我们用歌词创作的方式来记录。你提到了未来的畅想，如果我们把它作为歌词的第二部分。那第一部分，我们来描绘一下现在，如何？"

小西点点头，围绕"当下与未来"这个主题，小西在治疗师的引导下，开始了"遗憾"和"愿望"的探寻之旅。小西用"尘埃"比喻自己当下的感受，她感到孤单和黑暗。如果可以的话，自己很向往跟朋友坐火车去旅行，那应该是一种很舒服的感觉，去追寻自由……也许一千年以后是一个很糟糕的环境，但是"我能飞"，对小西来说自由高于一切，想要精神上的满足。治疗师引导小西写一些和亲人有关的事情，她希望千年以后还会继续这一世的亲人关系，自己与父母可以有效沟通，尽量让自己使用他们能接受的方式交流。希望自己能做自己喜欢的事情，充满自由，不被束缚。最后，小西给改编的歌词命名为《拼图画》，歌词创作如下：

"心失去了归宿

梦在黑暗里发光

爱是茁壮成长

是星河滚烫

房间里的尘埃

在月光下飘荡

孤独是一棵幼苗

温馨仿若阳光一样照在我身上

这是属于我的安静世界

我不再是我

可能是飘在天上的气球

可能是在草地上打滚的小狗

别等到一千年以后

再追求自由

还成为落队的孤鸟

在冰岛的上空游翔

和朋友到处吃喝

古镇上的小船载着我们向上游驶去

透过火车的窗可以看到很多美景

把照片发给父母他们看着很开心

因为在一千年以后

父母的话不再多了

可能大多数时间都在家里

担心着在外面世界的我

别等一千年以后

抬起手不再是自己的爱好

迈出家门不再是为了探索世界

不再在意他人的目光

自己永远爱自己"

我被"偶像"夸了

这天的治疗，小西在左耳上方戴了两个卡通发夹，这是小西参加治疗以来第一次"打扮"。治疗师好奇地向小西"打听"上面的图案，小西说是她喜欢的动漫人物，得到治疗师称赞后的小西很开心。小西在音乐治疗室这个场域中，无论是肢体动作还是目光接触，都开始变得越来越自然。

治疗师："最近心情有什么变化吗？"

小西："生活跟之前差不多，但是心情还不错。我前天跟那个朋友（指生病后失去联系的好朋友）一起出去玩了。"提到朋友，小西脸上开始浮现笑容，似乎还在回味那日的愉快时光。

治疗师："那很好啊，你好像已经有一段时间没有这种社交活动了。你们是怎么重新联络上的呀？"

小西："我上次不是写歌词嘛，写到想要跟朋友坐火车去旅行。回去之后，突然很想她，想到我们之前一起去海边玩的事情，想着想着就哭了，然后忍不住给她发了消息，后来就约出来了，聊了挺多的。"

治疗师："真为你开心，你跟好朋友又可以在一起互动了。这种互动带给你最大的感触是什么？"

小西："快乐、轻松和自由。"

治疗师："在过往生活中，给过你这种感觉的事件，可以跟我分享两三件吗？"

小西："嗯……我想想……"

小西跟治疗师分享了三件开心过往，第一件是她将绘制的漫画上传到平台，得到了自己"偶像"的点赞和肯定；第二件是她参加一次漫画展，她扮演了喜欢的漫画角色，造型被大家肯定，特别是得到了一位敬重前辈的赞扬；第三件是跟好朋友去海边玩，遇到了一条流浪狗，她们和小狗一起在海边嬉戏，玩到很晚结果导致打不到回家的车，虽然是不那么完美的一天，但是非常开心。

治疗师："谢谢你跟我分享了这么多开心的过往，如果分别给这几件事情配上'背景音乐'，在你的曲库里，是否有合适的曲目？"

小西几乎没有过多思考，说道："有！让我打开给你听一下。这两首都是日本动漫音乐，分别是《You and me》和《The des Alizes》。"

治疗师："那一会儿我会引导你，在音乐中再次回到那些开心的时光。"

治疗师先引导小西进行音乐肢体渐进放松，然后在匹配音乐的氛围渲染下，治疗师引导小西"身临其境"，重新体验这三件难忘的过往，细化事件的描述并强化小西对情绪的感知。

治疗师询问小西的想象体验，"你现在是什么感觉？"

小西躺在躺椅上，闭着眼睛，洋溢着笑容，"感觉很有成就感，得到了认可。没有人会说我一无是处，感觉自己是有价值的！我做着我喜欢的事情，得到偶像的称赞，我太开心了……"

治疗师："仔细体会这种开心和成就感，它充满了你的整个身体，蔓延到每一个细胞……此时你的身体是什么感觉？"

小西："感觉很轻很轻，轻的可以飘起来……"

治疗师："飘到了哪里？"

小西："飘到了空中，无拘无束……"

治疗师："这种感觉像是什么？"

小西："感觉自己是一只自由自在翱翔的雄鹰，可以俯瞰一切！"

音乐引导的"快乐重现"想象结束后，小西表现得很兴奋，觉得"这次体验很奇妙，好像是身临其境一般，而且比当时发生的时刻还要开心！"那时可能没有好好体会自己的感受，现在觉得"是成就感和价值感让自己感到开心"。小西找到了自己向往的心之自由，也在这次体验中提升了一定的自我认知。

聚焦"窒息感"

最近小西的情绪总体依然不错，觉得自己基本可以应对不良情绪了。感觉自己准备好了，可以参与正常社会生活，不想一直在家里了。

通过前期的治疗，小西的情绪状态得到稳定和提升，但是焦虑的"内核"还未曾近距离"触碰"，治疗师准备使用聚焦式治疗方法引导小西正视过往的"难题"。

治疗师："小西，在前几次治疗中，我们一起体验了情绪中的'正面'，这让你感到开心与成就。如果情绪像硬币一样拥有两面，那'反面'给你带来的体验，你可以尝试用几个词语描述一下这种感觉吗？"

小西："感到压抑、迷茫、不安全感、孤独，还有害怕。"

治疗师："你是从什么时候开始有这种感觉的？"

小西："这种感觉就是没有缘由地出现在生活中了，我也不知道具体是从哪个时刻开始的。"显然停留在理性思考层面的小西并不清楚对自己造成焦虑的原因是什么，或者说这是多重原因作用的综合结果。

治疗师："没关系，不用着急去思考。我们先去体会一下你这几个词语带来的感受。闭上眼睛，将注意力集中到你的呼吸上。鼻腔吸气，嘴巴呼气（重复5次）……"然后治疗师引导小西想象一下，"这五个词语——压抑、迷茫、不安全感、孤独、害怕，感受它们。你觉得它们在你身体的哪个部位？"

小西："在我的胸口。"

治疗师："它们围坐在你的胸口，你走近看看它们是什么神态？"

小西："它们蜷缩着，相互依偎着。"

治疗师："你靠近它们坐下，听听它们说些什么？"

小西："它们说喘不过气，很闷。"

治疗师根据小西的描述，播放纯音乐《失重》，并说道："和它们一起感受这种闷闷的、喘不过气的感觉。将这些感觉想象成一幅图或者一个场景，记住这幅画或这个场景，然后重新将注意力集中到呼吸上。呼——吸——（重复5次）"等到小西重新回到现实中，治疗师邀请小西使用沙盘来描绘构建刚才记住的画面。

　　小西在沙盘的最外围摆放了一圈花草、蝴蝶（象征外界的美好），沙盘正中间摆放了一幢架在桥上的房子（代表自己的内心很封闭、很孤单）。房子附近放置了一棵大树，树是自己种的，它一直在保护自己（树就像屏障，是自己和外面世界的连接者，树可能是妈妈或最好的朋友，是内心深处值得信赖的人）。小西说："不希望树进入自己房间，不是树不可以进，而是对树不好。树需要自然生长，愿意为树建一个院子，那样自己和树都有一个可以共处的空间。房子和树外面有一个无形的'玻璃罩'，自己可以听到和看到外面的美好，却无法到达。"

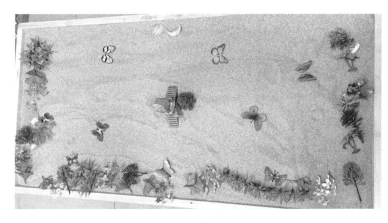

小西沙盘作品《罩》

　　小西将自己比喻为被关在透明玻璃罩中的大鲨鱼，"自己出不去，别人也进不来。自己整日待在房间不出去，日光月光都能透进来，外面世界虽好却远，自己从未探索过，想出去但又不敢一个人。有时会有人敲门，我想让别人进来，自己也想出去，但门打不开。自己就像海里的鲨鱼，鲨鱼每次想游出去的时候都会撞到那个'玻璃罩'，撞的次数多了，即使'玻璃罩'撤开，鲨鱼也会感觉障碍还在。"小西内心充满好奇，对外在世界充满向往，小西自己总结道："但是会害怕自己无法冲破这个'玻璃罩'，这可能是自己内心无形的束缚。"

小西思考了一会儿，突然问："现在放的这个是什么曲子？感觉喘不上气。"

治疗师："一首名叫《失重》的纯音乐，如果你感受到的闷闷的感觉满分是 10 分，你觉得这个音乐带给你的感觉有几分相似？"

小西："感觉有七八分。"

治疗师："曾经什么时刻，让你有过 10 分的感受？"

这种情绪的觉察让小西回忆起一件创伤程度较高的事件（打分 10 分，满分 10 分）。那是小西读初二的时候，她情窦初开，却意识到自己喜欢的是女孩。那时的她虽然觉得同性性取向可能会遭到歧视，但还是异常兴奋，她在确定了自己的心意后向那个女孩表白了。但女孩的回应对小西造成的创伤很大，"我记得她满脸厌恶，然后说了一句'你真让我恶心'就跑开了，再也没有跟我说过一句话。"从那次表白之后，小西感觉身边对自己指指点点的人越来越多，连老师对自己的态度也变得非常不友好，加上成绩很差，考高中几乎没有希望，没过多久小西便停学了。

小西叹了一口气，然后勉强笑了一下说："不过现在回想起这件事，对我的影响应该只剩 2 分了，那个时候的自己可能非常在意别人的眼光，也许就是从那个时候开始，我越来越自卑了……"

这一次的治疗氛围比较低沉，但是小西勇敢地正视过往的"难题"。在不断提升自我认知的同时，也开始觉察并分析自己的问题所在。

是自爱，不是自卑

后来的几次治疗，小西再次面对过往"难题"，闷闷的感觉逐渐消失，也越来越注重觉察自己的情绪，并进行调适。

她说道："感觉和以前不一样了，负面情绪基本没有了。就连来例假前的焦虑都不多了，我已经很久没有摔东西了。"说到这里她咯咯咯笑了起来。

然后继续说道："以前不太敢去想这些，感觉自己已经很焦虑了，只想逃。现在看来也就那样……我现在就想让自己开心快乐，其他的不重要。"

有一次在音乐冥想中，小西说跟随音乐和治疗师的引导进行自爱的觉察，她给自爱的程度打了 10 分（满分 10 分），"感觉自己现在有一种力量在支持自己，非常爱自己。而觉察和调节自己的情绪，让自己感到舒适才是当下爱自己最好的方式。"只有爱自己，才有能力爱他人。

提到自爱，小西跟治疗师讲述了她在情感处理上的改变："有一件事，就是我住院治疗之前谈了一个女朋友，应该是前女友，那时候受她影响很大，最近她又联系我了……"

小西和前女友的是在年初的时候相识，因为有共同的爱好（动漫）。起初在一起很开心，但是相处了一段时间之后，对方开始表现出对小西的各种不满，特别是反复强调小西的学历问题。声称小西以后的学历就是"初中肄业"或者是"高职"，是社会鄙视链的最底端。这种情况愈演愈烈，最后小西因不堪压力而住院，住院期间两人基本无联系，出院后矛盾不断，最终结束了这段关系。

就在前些天，前女友重新联系小西，表达了想要重归于好的想法。小西觉得能找到一个有共同爱好的同性爱人着实不易，想"敞开心扉"重新接纳她，但是她还是之前的"态度"和"方式"，小西再次陷入感情的矛盾中，她不愿意再像之前那样被"精神暴力"折磨，主动提了分手。从这个事件中，小西认为自己已经不再像从前那样在意他人的眼光，不再那么在意学历，不会为了别人委屈自己，现在的自己敢于表达真实想法，勇于拒绝和做出选择。

治疗师："如果下一段感情的对象还是在意你的学历呢？"

小西："我会说'关你什么事，这是我的人生和选择！如果你也爱我，那请尊重我的过往'。我不会再像以前那样一蹶不振，那样'丧'的人估计也没人爱吧，连我自己都不爱。"

关于今后的规划，小西说过了年，自己就正式开始日语学习班的日程，还要同时准备一个高中的入学考试。社会生存的本质还是要靠自己的能力，小西的读书生涯虽然比同龄人落下一段，但她会跟着自己的节奏去锻炼能力，养活自己。

番外篇

最后一次治疗，治疗师跟小西一起演奏乐器，小西演奏了第一次治疗时使用的空灵鼓，治疗师用钢片琴与她一起演奏。

治疗师使用了四种伴奏方式：和声伴奏、同一旋律演奏、无伴奏、无规律伴奏（时有时无，或敲击小西的乐器）。

演奏结束后，"你刚才好像是故意的！"小西假装生气得说。

治疗师："哈哈，被你看出来了。我用了不同的方式跟你合奏，你有什么不同的感受吗？"

小西："我想这就像你之前说过的那样，人生中会出现不同的人，每个人会有不同的交往方式。不管你是否与我同行，是否与我志同道合，是破坏还是支持，我都需要有我自己的节奏，跟着我自己的感觉走。"

小西把这种演奏感受落于画纸，命名《听风》。

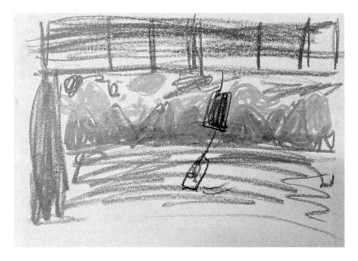

小西绘画作品《听风》

【回顾总结】

在经历了 12 次精心设计的音乐治疗干预之后，小西 SCL-90 量表的 10 项因子中所呈现的阳性症状由初始的 9 项降至 1 项，仅在人际关系敏感方面还存有阳性症状。在干预前，人际关系敏感的因子分高达 5.9，表明这是她心理状况的一个显著症状。经过一系列治疗，该症状得分已显著下降至 2.3 分。通过专业的访谈问询，治疗师得知小西自我感觉在躯体化、强迫症状、抑郁、焦虑、敌对、偏执等心理层面症状均有所减轻，对负性情绪的影响也大为改善。

在干预过程中，小西在自我认知上取得了显著进步，尤其是在处理积极情绪与负性情绪、自我困扰、亲子关系和社交问题等方面。她不仅学会了更准确和有效的沟通表达，也开始尝试调节自我情绪和主动实施改变。同时，小西通过参与干预活动，如音乐积极资源强化、音乐绘画、即兴演奏、歌曲讨论与改编、音乐沙盘等音乐治疗技术，增强了自信心和成就感。她的经前焦虑情绪也得到了有效缓解。

治疗结束时，小西展现出更加自信和积极的生活态度。她开始学习日语，探索自己的职业方向，并且在家继续练习音乐治疗中学到的技巧，来应对今后生活中可能出现的"难题"。

通过语言表达的变化也能直观地观察到小西心态的转变。

前期	后期
"最近情绪不太好，觉得很焦虑"	"最近的心情都挺好的，很少想那些不开心的事情"
"我妈不理解我，不考虑我的喜好，帮我安排和规划"	"我找到了跟她相处的折中方法，会听她的建议，也会表达我自己的想法，我觉得他们（父母）的压力也挺大的"
"我不想出门，只想待在家"	"跟朋友一起出去挺开心的"
"我不知道以后干什么，挺迷茫的"	"我跟妈妈商量过了，等过了春节，我就去上日语班了，现在在家也开始学日语了"
"入睡很困难，会想很多以前的事情，在学校被一些流言蜚语困扰的事情"	"睡觉前我喜欢听一些自己喜欢的音乐，可以帮我很快睡着"
"她（重要的朋友）说我没有学历，以后在社会上怎么混，我没有反驳，就是觉得挺自卑的"	"如果还有拿我的学历说事，我一定说'关你什么事，这是我自己的人生'"

总结来看，音乐治疗的实施有效促进了小西在情绪管理、人际交流和自我价值感方面的积极变化。通过挖掘和应用其内在的积极资源，小西成功地调节了自己的负面情绪，并改善了人际关系。本案例展示了音乐治疗在辅助青少年处理焦虑问题和促进其心理成长方面的巨大潜能。

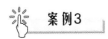 案例3

纵有疾风起　人生不言弃

——一名飞机制造师克服晕厥恐惧之路

【背景资料】

翟越：男/39 岁/机场晕厥恐惧

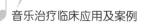

干预次数：18 次

诊断：脑动脉瘤破裂；惊恐发作

其他治疗：神经外科手术治疗

干预技术：音乐呼吸训练、主动式肌肉放松、音乐振动放松、安全岛、音乐脱敏技术、导向性音乐想象联合芳香技术

翟越（化名）的工作是一名飞机制造工程师。一年前在机场候机时突然晕厥，住进神经外科，诊断为脑动脉瘤破裂，行开颅手术。在住院期间进行音乐治疗床边干预，出院后焦虑症状持续加重，引发惊恐发作。出院后，每次独自外出时都会出现心慌、出汗和肢体发麻等症状。他开始长期服用助眠药物，但仍然难以入眠，记忆力也越来越差。最近，他感觉自己的身体不适症状更加严重，伴随着濒死感、紧张、恐惧和焦虑情绪。因此继续进行音乐治疗干预。这些症状不仅影响了他的工作，甚至成为心理上无法跨越的鸿沟。他十分痛苦，越是试图逼迫自己忘记过去，就越感到恐惧和焦虑。

【评估分析】

情绪认知：在晕厥事件和手术经历后，翟越面临着诸多心理挑战，包括焦虑、恐惧、紧张等，这些对他的情绪和心理都造成了负面影响。

人际交往：由于社交场合中出现不适反应，翟越逐渐出现社交回避和社交恐惧等症状，导致他的人际交往受到影响。

工作：作为一名飞机制造工程师，翟越的工作需要高度集中的注意力和精准性，对晕厥事件的恐惧和焦虑，导致他的工作能力和工作效率下降。

表达与倾听：翟越在术后出现了记忆力下降等症状，缺乏表达和沟通，对倾听他人的反馈和建议表现出一定困难。

音乐表现：没有乐器和声乐基础，偶尔听音乐，但是单纯聆听音乐对焦虑和睡眠改善不明显，对即兴式音乐治疗方法比较排斥。

【综合目标】

缓解对晕厥事件的恐惧感，并改善术后焦虑情绪。帮助翟越恢复自信和人际交往能力。

【干预过程】

飞机建造师坐飞机晕倒了

翟越在机场晕倒系脑动脉瘤破裂所致，在神经外科行开颅手术，手术很成功。但是术后醒来的翟越在第一次进行床边音乐治疗干预时，显得非常紧张和不安，他的心率较快，脸色苍白，手脚发冷。治疗师通过询问了解到，他感到身体不适、焦虑不安、紧张害怕。与其他脑损伤的患者不同，翟越术后并不需要进行认知和语言康复训练，而是需要进行稳定情绪和缓解焦虑的治疗干预。

治疗师首先向翟越介绍治疗的流程和目的，帮助他了解音乐治疗可以缓解身体不适和情绪紧张的症状。然后，治疗师选择轻柔的古典音乐和舒缓的自然声音，通过音乐的节奏和旋律来引导他进行呼吸和放松。

接着，治疗师引导翟越通过渐进式音乐放松技术，帮助翟越逐渐进入放松状态，缓解身体的不适和紧张情绪。治疗师也会通过问询和观察，了解翟越在治疗过程中的感受和需要，适时调整音乐和干预方法。

翟越："音乐是挺舒缓的，但是对我好像没有用，我现在的思维容易混乱，难以集中注意力，你说的放松还有身体发热什么的，我都感觉不到，有什么其他方法帮我放松吗？"

治疗师："我理解你现在的紧张和困惑，很多患者在术后初期都会出现类似感觉。我们可以尝试一些其他的放松方法，比如呼吸训练、主动式肌肉放松、音乐想象等。这些方法都可以帮助你减轻紧张和焦虑，缓解身体不适。"

翟越："好的，我愿意尝试一下其他的放松方法。"

治疗师："好的，现在请闭上眼睛，进行深呼吸。"

翟越："能不能睁着眼睛，我现在闭上眼睛就害怕。"

治疗师："当然可以，现在请将双手放在腹部上方，然后将注意力放在你的呼吸上。像刚才一样，鼻腔吸气，嘴巴呼气，感受腹部的起伏。我们尽量保持吸气5秒、呼气5秒的频率。现在让我们一起尝试一下。准备，鼻腔吸气——2、3、4、5，感受肚子微微鼓起的感觉，嘴巴呼气——2、3、4、5，把气慢慢呼出去。"

随后治疗师播放了带有呼吸提醒节点的特制音频，在音乐和节律的引导下，治疗师观察到，随着翟越尝试控制呼吸的深度和频率，其心率和呼吸速度也慢慢降下来。15分钟后，翟越自己慢慢闭上眼睛，他虽然没有睡着，但是可以相对平静地进行聆听和呼吸了。

在之后的住院期间，治疗师每天来为他进行以主动式为主的放松技术和训练。在一次治疗中，他跟随治疗师进行主动式渐进式肌肉放松的练习，"请握紧你的拳头，感受手指和手腕的收紧，保持住，2、3、4、5。好，慢慢放松，感受放松。""请勾起双臂，感受手臂肌肉的紧张感。好，保持住，2、3、4、5。好，慢慢放松，感受放松。"治疗师考虑到他的实际情况，没有涉及头部和肩颈部的肌肉放松，而是集中在双手和双腿的肌肉状态体验上，这似乎对翟越缓解焦虑有一定作用。

"这次好像确实感到放松了。一直收紧肌肉感到很累。"翟越反馈说。

治疗师："当你感到紧张或不安时，可以随时使用这个方法，当然睡前也可以试试看，这个方法是否会对你的睡眠有帮助。"

一周后翟越出院，床边音乐治疗干预结束。结束前翟越表示在音乐主动式放松的陪伴下，已经可以勉强入睡了，但还是感到不安，也对今后的生活和工作表示担忧。

我又回来了

时隔一年，在音乐治疗门诊，治疗师再次见到翟越。

他描述了晕厥事件后一年的生活状态，表示感到身体不适症状越来越严重，伴随着濒死感、紧张、恐惧和焦虑情绪，记忆力也变差了。他觉得之前住院期间的放松方法有一定效果，但是回家后好像"失效"了，他只能通过服用助眠药物才能入睡。他希望这次音乐治疗能够帮助他缓解身体不适，同时提供一些方法帮助他平静下来，放松自己，最重要的是可以从晕厥事件的恐惧中解脱出来。

治疗师："你一定非常害怕再次经历晕厥，对吗？"

翟越："是的，每次我独自出门时，我的心跳加快，出汗和肢体发麻等症状就会出现，这种感觉真的很难受。"

治疗师："我能感受到你的担忧和恐惧，让我们试试一种新的放松方法——音乐振动放松。通过感受乐器声音产生的振动，帮助你同频共振并放松身心。"

治疗师分别展示了空灵鼓、手碟还有大提琴的音色，"可以告诉我你更喜欢哪个声音吗？"

翟越："大提琴的这个声音我觉得还行。"

治疗师："好的，那一会的振动放松练习，我将使用这个乐器带你进行体验，现在请躺在躺椅上，还记得我们曾经做过的深呼吸练习吗？鼻腔吸气，腹部鼓起，然后嘴巴吐气……"

几组深呼吸后，治疗师开始从大提琴的单音振动开始，随后加入双音和旋律，逐步引导翟越感受这种物理振动和感官体验的双重刺激，将他的注意力从对晕厥的担忧焦虑中转移出来。

在翟越呼吸平稳、肢体稍微放松后，治疗师停了一会儿，然后开始播放特制的导向性音乐，里面有自然场景声音如鸟鸣和溪水声。开始引导翟越想象一个安全的场所。

治疗师："想象一个安全的场景，一个你觉得非常舒适和安全的地方，它可以是一片海滩、一座山顶或者一个温暖的房间，任何你想象到的地方。"

翟越想了一会儿，说："我在一个四面都是墙的房间里。"

显然，翟越无法跟随治疗师的引导去想象积极美好的场景，"嗯，这个四面都是墙的房间，你能看到些什么吗？"治疗师追问。

翟越有些不安："这个房间好黑，而且有点阴冷，我感觉有点害怕。"

治疗师："嗯，房间太黑了，我们加一盏柔和的灯光，你觉得这个光是什么颜色会让你感到舒服和温暖呢？"

翟越："橘黄色吧。"

治疗师："橘黄色的灯光照亮了整个房间，但不会太刺眼，这让你感到舒适。你觉得房间的温度是否需要再调高一点？"

翟越："可以再高一点。"

治疗师："很好，我们是使用空调还是使用电暖气？"

翟越："电暖气好点，空调有点干。"

随着对房间的舒适构建，翟越开始逐渐进入安全岛的场景想象中。治疗师继续引导他调动联觉去加强沉浸感，"现在房间里很温暖，你在这里感到很安全，你想再加点什么让身体更舒服呢？"

翟越："嗯，还需要一把躺椅。"

治疗师："现在，你正躺在躺椅上面，有什么感觉？"

翟越："我觉得很安静，时间都慢下来了。"

治疗师："嗯，仔细体会时间慢下来的感觉，体会身体完全交给躺椅的感觉……"

在本次治疗中，翟越可以从对音乐振动和安全岛的想象场景中得到放松和舒适感。这种体验可以让他进入一个相对安全和舒适的状态，并且让他更加自信地面对未来可能出现的情况。治疗师也提醒他，如果他感到不适或焦虑，可以随时回忆起这个场景，通过深呼吸和放松来帮助自己平静下来。治疗师在后续的治疗中结合翟越的需求和反馈，随时调整干预方法。

过去

在进行了几次稳定化处理后，治疗师开始探寻晕厥事件背后的焦虑"元凶"。翟越说他小的时候就胆小自卑，与他人接触时也十分腼腆，尤其是与异性接触时会变得紧张。但是他积极进取，对自己要求也很严格。翟越觉得自己不比别人聪明，也不比别人优秀，就默默努力，朝着自己的目标前进。终于在不断努力下，他取得巨大的进步，考上了自己喜欢的专业，从事自己喜欢的工作。但是自己始终充满担忧，害怕现在拥有的一切会随时消失。

治疗师："什么时候开始觉得这种担忧的情况加重了？"

翟越："我好像一直就这样，最近经常想起晕厥的事情，这种恐惧感很强烈。"

治疗师："这种恐惧是对未来的担心吗？"

翟越："是的，我很小的时候我就会考虑未来的生活、工作甚至家庭。"

治疗师："那我们来回顾一下你的生活环境吧，一起来完成一幅生态图，可以从宏观社会背景、中观人际环境或最亲密的微观环境入手。"

翟越："那先从我最近的说吧。我现在已经有了自己的家庭，妻子和儿子。我很爱他们，但是有时候和他们接触也会有点累，尤其是我儿子。我这个人的性格就是比较冷清。"

治疗师："除了家庭呢？你有什么其他亲密的关系吗？"

翟越："我有两个比较要好的朋友，他们会给我很多支持和帮助。我的圈子差不多就这样吧，我不是特别擅长社交。"

治疗师："那工作环境如何？"

翟越："我这个工作需要高度集中注意力，不能出错。而且我确实是个粗心的人，我必须时刻提醒自己不能出错。"

治疗师："听上去让你感到有些吃力。"

翟越："对。所以就一直处于高度紧张和害怕出错中。这种感觉就是很不安，有时候我去人多的地方也会感觉不安。"

治疗师："比如哪些场合？"

翟越："商场啊，人很多我会有紧张感。然后就是机场，我现在非常害怕机场，不敢自己坐飞机。这很搞笑吧，我自己是造飞机的，搞得不敢坐飞机了。"

治疗师："我想经历过机场晕厥的人，都会产生这种情绪，这很正常。当你感到不安时会向家人求助吗？"

翟越："不会。我就自己在房间待着。因为有时候和家人相处我会觉得很累。"

治疗师："可以理解，就像你前面说到的可能有时候工作会很累。"

翟越："是的，很累。而且我不想让他们担心，我做了这个手术，他们已经很担心了，我不能再把这种焦虑传染给他们。"

治疗师："能看出来你非常有家庭责任感，想为他们搭一个安全的港湾。"

基于对翟越的生态图梳理以及过往的回顾，治疗师了解到翟越一直以来的担忧心理，而晕厥事件的发生使多年积压在心底的不安被激发出来。治疗师运用音乐积极资源强化的方式来帮助翟越增强情感表达，并引导他在音乐中将过往的积极力量进行提炼和赋能。在此基础上，治疗师引导翟越通过音乐来强化这种积极的情感体验，增强他的自信心，缓解其紧张情绪和不安感。

治疗师同时鼓励翟越与家人进行沟通，让家人了解他的状况，同时他也能够向家人寻求支持和帮助。家人是最亲近的人，也是翟越生活中的重要支持系统，通过与家人沟通，他也可以获得更多的关注和理解。

通过音乐带离恐惧

翟越对机场晕厥事件仍然耿耿于怀，这是他痛苦的源头，他一直试图回避这个话题。但是，他现在意识到需要面对它并且处理它，才能帮助自己摆脱困境。这个过程并不容易，需要循序渐进。每一次重新提起这段往事，都是翟越对自己发起的挑战。

在治疗师与翟越建立了一定的信任关系并且翟越的情绪逐渐稳定后，这一次，他们决定对"机场晕厥"这一扳机事件进行脱敏处理。

治疗师："我们刚才已经确定了脱敏的目标事件就是机场晕厥那个场景。

现在请你对这个事件的负面影响进行量化打分，假如消极情绪体验满分为 10 分，你会给这个事件打到几分？"

翟越："如果是刚去门诊那会，估计就是 10 分，最近这些日子，我也尝试着跟家人多沟通交流，睡眠也好些了，所以现在打的话，就给个 7 分吧。"

治疗师："7 分，那还是会有明显的不适感。如果可以的话，以后再次想起这个事件，你希望自己的理想状态是怎样的？"

翟越："我肯定希望不再害怕，也不用担心紧张。"

治疗师："可以用几个词具体形容一下这种理想状态的感觉吗？"

翟越："平静、无畏、勇敢。"

治疗师："有没有一首歌或者旋律能代表这种感觉。"

翟越平时听的歌曲并不多，治疗师根据他的描述提供了 3 首歌曲，他觉得《You Raise Me Up》的旋律很有力量感，与无畏和勇敢的期望很像。

接下来，治疗师开始用语言描述翟越当时在机场候机时的场景，此时可以明显感到他的身体开始变得僵硬和紧张，治疗师继续引导翟越进行事件的细节化探讨，翟越的呼吸变得急促："我感觉眼前一黑，濒死感离我越来越近……"

治疗师开始播放选定歌曲，在聆听 1 分钟后，进行语言强化："你感觉自己的身体充满力量，拥有了面对一切的勇气。You raise me up，是家人，是你的不懈努力，是你的顽强毅力，你不再畏惧，因为你一直拥有战胜一切的能力！"

（音乐结束）

治疗师："音乐结束了，现在请你再次回想这个事件，你的感觉是怎样的？"

翟越："我感觉现在好一些了，刚开始的时候我非常害怕，你看我手心都出汗了。后来歌一出来，加上你的语言，我觉得现在也就 5 分了。"

治疗师："你的进步很大，你之前是完全没有办法回想的。"

（治疗师又重复进行了两轮音乐脱敏的步骤）

治疗师："上一轮是 4 分，这次的分数如何？"

翟越："我觉得勉强可以打到 3 分了。因为当我想象机场的场景时，还是有点紧张，手不自觉地握紧了，像沉没在水里，那种窒息和濒死感还是有的，但是这次可以坚持下来。当我很想睁开眼睛的时候，听到音乐，我好像也放松了，心慌害怕的感觉没有那么强烈了。感觉这个音乐被贴上了'力量'的标签，好像我一害怕，它就能出来'打怪'似的。"

治疗师："你真的很勇敢。接下来我们还会继续使用这个方法，直到你的分数达到0或1，让你以理想的状态面对这个事件。"

在后续的治疗过程中，治疗师着重使用音乐脱敏技术，并加入音乐芳香联合技术，通过听觉和嗅觉的双重作用，帮助翟越降低对机场晕厥事件的敏感性。治疗师与翟越还共同制订了一套特定的音乐和气味组合方案，根据他的需求和喜好进行个性化选择。他们选择将迷迭香搭配薰衣草精油和歌曲《迷迭香》巧妙地结合在一起。迷迭香与薰衣草精油的芳香相互交织，共同营造出清新、宁静和舒缓的氛围。同时，《迷迭香》这首音乐作品的旋律和节奏与迷迭香的气味相呼应，进一步增强了翟越的感官体验。这种综合性的刺激对翟越的情感和心理产生积极影响，帮助他放松身心，减少焦虑和恐惧。他对机场晕厥事件的恐惧感逐渐降低，对事件负性体验的分数最终达到1分。这些欣喜的变化让翟越信心满满，他也意识到要学会表达自我，不要过得太"紧绷"。

治疗持续了一段时间后，翟越对机场的环境和过去晕厥事件不再耿耿于怀，他可以直面自己内心的恐惧，变得越来越坚强。他对周围嘈杂环境的耐受力逐渐增强。他学会了多种解压的方法，尝试和家人分享自己的情绪和烦恼，和家人的互动也变得不再"冷冰冰"。翟越的紧张感逐渐减弱，连躯体的症状都改善了，头痛、心慌、出汗等情况也逐渐减少，睡眠质量也有所提升。他在生活和工作中也找到自己的平衡点，开始尝试结交新朋友，一切都变得越来越好！

疾风过后，"飞机"再次重新启航！翟越也能够勇敢面对过去，让生活重新回到正轨。

【回顾总结】

飞机制造工程师翟越，经历了一次严峻的医疗挑战——脑动脉瘤破裂，并在神经外科手术后产生了对机场晕厥的恐惧心理。这种突发的恐惧不仅影响了他的个人生活，也对其工作产生了重大的负面影响。

在音乐治疗师的协助下，采取了一系列专业的音乐治疗干预措施，包括音乐呼吸训练、主动式肌肉放松、音乐振动放松、安全岛技术、音乐脱敏以及结合芳香疗法的导向性音乐想象技术，这些综合的方法帮助翟越一步步地克服了他的恐惧心理，并最终取得了显著的治疗效果。

在治疗的早期阶段，翟越常遭受头痛、心慌、出汗等生理症状的困扰，且难以控制自己的紧张和恐惧情绪。在治疗师的引导下，翟越学会了如何运用音乐和呼吸来调节自身状态，通过肌肉放松技术缓解紧张感，逐步重建了内心的宁静和自信。

治疗师还利用音乐脱敏技术和音乐芳香联合技术，有效地降低了翟越对机场晕厥这一特定刺激的敏感度，使他能够在不产生恐慌的情况下重新适应机场的工作环境。随着治疗的深入，翟越的恐惧感得到了显著降低，最终恐惧指数降至低点。

在整个恢复过程中，翟越还学会了更有效地表达自己的情绪，与家人的关系也因此变得更加和谐。他不仅掌握了多种缓解压力的技巧，消除了紧张和不安，其身体健康状况也得到改善，如头痛与心慌频率减少，睡眠质量得到了改善。通过音乐治疗，翟越在个人生活和职业工作中找到了新的平衡，开始积极地拓展社交圈，重燃了对生活的热情和信心。

综上所述，此案例展示了音乐治疗在应对神经外科手术后心理问题方面的疗效，尤其是在处理特定恐惧症状时的有效性。通过个性化的音乐治疗计划，翟越不仅克服了自身的恐惧，更在生理和心理上都获得了恢复。

 案例4

什么时候才可以放下"垃圾桶"

——准妈妈的角色调适

【背景资料】

潇潇：女/31 岁/孕吐反应强烈

干预次数：20 次

诊断：睡眠障碍；焦虑状态

其他治疗：无

干预技术：乐器演奏、歌曲改编和演唱（音乐胎教）、导向性音乐想象（春日草地）、音乐呼吸训练（联合拉玛泽呼吸法）

潇潇（化名）来就诊时已怀孕16周。怀孕后，潇潇孕吐反应强烈，情绪波动大，易哭泣，持续性焦虑，易发怒，还经常失眠，睡眠质量差。同时有下肢发麻、上肢发抖的情况。而孕前无类似病史。

【评估分析】

潇潇身材娇小，长相甜美，但是初来音乐治疗室时，她的精神状态不佳，以至让人忽略了她的美貌。她的脸上没有笑容，只有重重的黑眼圈、暗沉的皮肤和疲惫的神情。

情绪认知：情绪低落、烦躁不安，认为怀孕毁了自己的一切，导致严重失眠、睡眠质量下降等。

人际交往：家庭和睦，父母和丈夫与潇潇关系融洽。朋友不多，但有知己一二。与同事相处不太愉快，特别是孕期跟领导同事沟通不畅，工作给她带来较大压力，是导致其情绪变化的重要因素之一。

工作：从事数据运算工作，孕早期坚持工作；孕中期在家休息，但仍然居家办公；孕晚期停止一切工作。

表达与倾听：语言理解和应用能力较强，与人沟通顺畅。孕期倾听能力有所下降，遇到问题时容易暴怒和哭闹。

音乐表现：大学期间学过几个月的钢琴，但现在几乎不会弹了。对音乐有一定敏感性，掌握基本的乐理知识，对演奏乐器颇有兴趣。

【综合目标】

帮助潇潇缓解强烈的孕吐反应，调节焦虑状态，并改善睡眠质量。

【干预过程】

不是垃圾桶就是马桶的日子

跟潇潇的第一次见面，她的开场白不太"优雅"却让人心疼。

"垃圾桶在哪？"潇潇急匆匆进门后没有看向治疗师，而是低头四处找寻……

治疗师赶忙用手指向沙发旁边放垃圾桶的位置："在这！你还好吗？"治疗师还没说完"吗"字，潇潇已经把头埋进垃圾桶里了。

吐完的潇潇抬起头来，头发有些凌乱，说道："不好意思啊。"她的脸上看不出太多情绪。

治疗师边邀请她坐到沙发上边说道："没关系，怀着孕，你辛苦了！"

潇潇愣了一下，鼻子动了动，又忍住了："苦点没关系，就是体面是一点也没有了……"

她苦笑了一下，继续说："我以前很爱美的，没想到现在是这个鬼样子。"

治疗师："你的五官很漂亮，你刚进门我就注意到了。"

潇潇："你别安慰我了，我自己现在什么样我很清楚，我现在连朋友都不敢见。"

治疗师："我能理解。我怀孕的时候胖到 160 多斤，也有过你这种感觉。"治疗师通过自我曝露来共情潇潇的情绪与感受。

潇潇惊了一下，语气里有一丝好奇："真的啊？完全看不出啊，你现在一点都不胖。"

治疗师："是啊，那确实是一段很辛苦的经历，不过，你看，慢慢都会好的。"

潇潇："唉！不知道什么时候是个头啊！我怀孕后睡眠一直很差，脾气也变得暴躁。"潇潇说着又吐了，"你看，我不是对着垃圾桶就是对着马桶，连胆汁都快吐干了。不知道是不是孕吐导致的，感觉自己情绪波动很大。"

治疗师："你这个呕吐现象是什么时候开始的？"

潇潇："怀孕 6 周时我就开始出现呕吐的情况了，到孕 12 周时呕吐症状更加严重，甚至有时会连血一起吐出来。问了很多孕妇，她们在孕 16 周的时候基本就不太吐了，我却没有丝毫减轻。我的喉咙依然会感到不舒服，随时都有呕吐的感觉，不知道在哪一口气上就吐出来了。吐完了会有短暂的轻松，但是又要担心下一次恶心的来袭。"

治疗师："你一直坚持到现在真的很不容易。不知道你是否会有不那么难受的时候？"

潇潇："只有睡着的时候以及特定的一些体位，比如侧躺着摇动身体时，才不会这么难受。我爸还说我太娇气，我就感觉很委屈，他不理解我。"

治疗师："男性可能在这方面不太能感同身受，老公理解你吗？"

潇潇："老公还是不错的，他会安慰我，不然我就彻底绝望了，不过他也不是一直有耐心，我现在的脾气真的太差了！"

治疗师："你注意到你什么时候情绪波动比较大？或者说什么时候你会变得焦虑、烦躁？"

潇潇："感觉工作会影响自己的情绪，比如手机一来消息，看到微信上那个未读的红点我就会觉得心情烦躁，认为一定是工作的事情，就不是很想理会。"

治疗师："为什么对工作这么排斥呢？"

潇潇："我感觉现在的领导不支持也不关心我。在我怀孕前，主管就一直让我加班，怀孕后我也坚持了一段时间去上班。当时上班要坐地铁，因为是密闭的空间会感觉很闷，所以呕吐的状况也会加重，当时我瘦了15斤。反正上班体验不是很好，现在就居家办公。"

治疗师："居家办公会让你感到好一些吗？"

潇潇："是的，肯定比看见他们的嘴脸要好，但是只要他们给我发消息、打电话，我就很烦很烦！加上我现在入睡比较困难，哪怕睡着了也睡不好，经常做梦，所以白天也没什么精神工作。"

随后治疗师为潇潇做了一个音乐引导下肢体渐进放松的体验，结束后，潇潇的体验并不好，"感觉自己的大腿没有体会到你说的'发热'的感觉，反而感觉很酸。我老是走神，总是会想到公司那些'破事'。"

治疗师："没关系，不要给自己压力。这个练习并不是对所有人都有效，或者不是立刻有效。我会和你一起找寻一种让你感到舒适的方式，我对'我们'有信心。"

潇潇："好吧，希望可以吧。"

虽然音乐放松没有让潇潇感到满意，但是治疗师发现了一个契机——潇潇在躺椅上聆听音乐的全程中，一次也没有恶心呕吐过。

用音乐和宝宝对话

基于潇潇目前的生理和心理情况，治疗师与潇潇约定的治疗频次是每周1次。第二次的见面，潇潇的呕吐情况依然很严重。

治疗师："除了孕吐反应的不适，最近睡眠怎么样？"

潇潇："我最近睡觉还是不太好，也用过了一些音乐聆听，但效果不太明显。"

治疗师："白天吐，晚上又休息不好。你的身体让人有些担心啊。最近的工作感觉怎么样呢？"

潇潇："最近工作压力也很大，工作数据上出了点问题，明明不是我的错，我已经交接得很清楚了，可我们领导还是不相信我，冤枉我，感觉自己的尊严受到伤害。我现在连居家办公都不愿意了，我想生完孩子以后重新找一份工作。但是我们领导不同意，因为刚接替我的人还不熟悉业务，得过渡一段时间。我都说了这样的工作强度会影响我的身体，但是他们还是这样给我派活，感觉就像在剥削我。"

治疗师："听上去，这种现状确实对你的身体很不利。白天总是恶心呕吐，还要承担工作压力，晚上睡眠又不好，身体和精神上都没有得到休息和缓解。我想，这样的生活你每天都过得很辛苦吧？"

潇潇："是啊，我真的感觉快撑不下去了，可是，我同事还冷嘲热讽，说我在家躺着就能拿钱，多舒服，让我干点工作还这么不情愿。我怎么可能一直躺着，我是一直吐啊！她们以后都不怀孕吗？这么恶毒！"

治疗师："在遭遇这些不理解和不友好时，你能感觉到自己的情绪很激动吗？"

潇潇："嗯，很烦，有时候我在家里实在受不了了会大喊大叫！"

治疗师："那时宝宝的反应呢？"

潇潇："嗯？"

然后，她顿住了。似乎突然间想到了什么，说道："应该不舒服吧，我发火的时候，他（她）就一直动，越动我就越想吐，这个时候我就更烦了。我记得有一次对他（她）说，能不能别动啊，烦死了！"

治疗师："对宝宝说完之后，你是什么感觉？"

潇潇："他（她）好像真的不动了，不知道是不是能听懂我说话。宝宝总是动来动去，突然就不动了。"

治疗师："你觉得宝宝能听懂吗？"

潇潇："可能吧。"

治疗师："那你平时还会对宝宝说些什么呢？"

潇潇："没有说过，心里有时候会想。"

治疗师："那我们今天用一种新的方式跟他（她）说说话，好吗？"

潇潇："怎么说？"

治疗师："用音乐。用宝宝们喜欢的儿歌旋律。"

治疗师邀请潇潇来到钢琴前坐下。潇潇大学时学过几个月的钢琴，对于演奏儿歌的单音旋律完全能应对自如。治疗师坐在钢琴凳的左边，为坐在右边的潇潇进行即兴伴奏。她们共同合奏了《数星星》《雪绒花》《虫儿飞》。

治疗师："你觉得咱们的音乐，宝宝喜欢吗？"

潇潇："我好久没有弹琴了，有你跟我一起，好听多了。刚才弹琴的时候，宝宝都没有动来动去。"

治疗师："那我想，宝宝应该是喜欢妈妈用这种方式跟他（她）交流的。现在我们把想对宝宝说的话写成歌词，唱给他（她）听。你觉得刚才我们演奏的哪首歌更合适呢？"

潇潇："《虫儿飞》吧！"

治疗师和潇潇一起弹唱了这首改词后的歌曲，歌词如下：

晕晕的脑袋低垂

恶心的感觉伴随

为什么

想不通

是我在遭罪

工作的事情烦闷

每天的生活流泪

我不想

再面对

这撕心裂肺

想到你

很愧对

一次又一次受连累

不怕宝贝

我会回怼

不管他是谁

也不管他对不对

只要有你陪

我会勇敢去面对

在优美旋律的陪伴下，潇潇唱出来的歌词，从最初的"抱怨"，到对自己"撕心裂肺"的情绪觉察。想到宝宝陪自己一路走来"受连累"，潇潇不能接受孩子因为自己的"退让"和"妥协"而受伤害，告诉自己要变得勇敢，敢于"回怼"和"面对"。

看到"你"，我流泪了……

潇潇今天是笑着走进来的，治疗师察觉到她的情绪，问道："有什么高兴的事吗？跟我分享一下？"

潇潇："很奇怪，我最近的孕吐好像真的好一些了。"

治疗师："那太好了，确实是值得高兴的事。好转的具体情况，跟我说说吧！"

潇潇："孕吐没有之前那么剧烈了，但是吃饭的时候还是觉得胃里不舒服，喝东西会感觉有异物感，不过不会有立马想吐的感觉了。现在我都是少食多餐，体重已经涨了4斤，再涨几斤就可以恢复到孕前体重了。"

治疗师："看起来孕吐比之前是缓和不少，那睡眠方面有没有同步好转？"

潇潇："睡眠没有什么明显好转，睡觉前还是会想工作上的事，就睡不好。"

潇潇开始向我诉说生活与工作中的不如意：

"在超市买蜂蜜时，一个工作人员在自助买单结账的地方拦住我，说我没有结账，可我明明已经结了，就跟她吵起来了……"

"接替我的新同事，一直微信找我，交接工作特别累。新同事做的周报有问题，被领导骂了，然后她告诉我想去自杀，还因为这个事情在办公室砸东西……"

"新同事一方面很信任我，会找我倾诉，但又会对我翻白眼。她的消极情绪给我造成了很大困扰。"

"后来我虽然居家办公，但还是放心不下工作上的事情，害怕新同事出错被责骂。感觉自己很矛盾。"

……………

显然，工作上的负面体验对潇潇的情绪影响很大。治疗师试图把潇潇从烦恼琐事中引导出来，将注意力放在积极的事物上。

治疗师："生活中不免充斥着烦恼的事，就像你上次歌词里写的，虽然你做好面对它的准备，但是也需要一个慢慢调适的过程。"

潇潇："是的，一下子还没办法想出具体应对的做法，我得好好想想。"

治疗师："不要着急，只要你准备开始了，那就交给时间，它会告诉你答案。最近，宝宝还是频繁胎动吗？"

潇潇："还好。不知道是我不吐了，所以他（她）不动了，还是说他（她）不动了，我就不吐了。总之比之前好些了，尤其情绪没有之前那么大波动了。"

治疗师："上次咱们改编的歌，你还唱给宝宝听吗？"

潇潇："有啊，但是上次写的词，我有点忘了，所以就给他（她）哼那个调，有时候就瞎唱……"说完潇潇大笑起来。这是治疗师第一次听到潇潇爽朗的笑声。

治疗师："不管是什么内容，宝宝都最喜欢妈妈的声音。这也是让宝宝感到最安全的声音。除了妈妈的声音，接下来，我会引导你进入一个场景想象中，看看你跟宝宝会不会喜欢这个地方。"

治疗师考虑到上次潇潇在音乐渐进式肌肉放松中的反馈，她不喜欢重复性催眠式的引导语，治疗师这次选择了情景想象的音乐放松技术。治疗师用手碟演奏五声调式的音乐片段，引导她将感官注意力集中到聆听上。

治疗师："聆听音乐，每一个音符的跳跃，都带出一缕光……一缕……又一缕……照亮了你眼前全部的漆黑，照亮你的是春日的阳光。那光，不是刺眼的白，而是柔和的暖。你看，阳光照耀的那片草地上，一朵花正在悄悄地开放着。看看那花的颜色和形状，看看花瓣上带着的几颗露珠儿，仿佛是刚刚绽放开一样。阳光下，花瓣上，闪着金光……几只蝴蝶在它身边飞着，又一只蝴蝶飞到了它的身旁。它们一定是一对好朋友吧！在阳光的照耀下，它们飞得更高了……春天，就在它们的翅膀上，飞翔着……蝴蝶越飞越高，花朵越开越艳。微风轻轻吹过你的脸颊，阳光微微照在你的身上，这一切是多么美好！远处蔚蓝天空下，几个小小的身影在雀跃，像是光把希望晒在了地上。你看，有一个小小的身影朝你飞奔过来，他（她）越来越近……你能看到他（她）的眼神是清澈的，嘴角微微上扬，好像很开心。他（她）伸出小手扑向你，你俯身抱住了他（她），那小小的身体，他（她）的温度就在你的手心里……你听，阳光的声音，随着旋律缓缓流出，流淌进你的身体，从双脚、双腿、腹部一直流进你的胸口，在你的心头荡漾……"

潇潇的眼角流下了眼泪。

音乐渐弱并最终停止，治疗师轻声唤醒了她，询问道："想到了什么，使你流泪？"

潇潇："就在你描述他（她）朝我怀里飞奔过来的时候，我心好疼，突然就哭了。我不应该因为自己不舒服，还有工作上的事那样吼他（她）。"

治疗师："你后来抱住他（她）了吗？"

潇潇："嗯，我紧紧抱着他（她），小小的一只……"

治疗师："抱着他（她），你是什么感觉？"

潇潇："很温暖，心里很温暖。然后你说阳光流进我的身体，你每说一个身体部位，我听到的音乐音随之越来越大，有一种被拖起来的感觉，好像感觉自己也变强大了！"

治疗师："很开心你有这种美好的体验，保存好这幅'画面'。答应我，在你再次感到焦虑难过时，让自己回到这个'画面'里，去感受这份美好和力量。我很期待你在日常生活中的体验反馈。"

潇潇："好！"

我打呼了吗

这次还未等治疗师开口，潇潇便主动笑着打招呼，治疗师邀她坐下，询问她的近况。

潇潇："最近工作上的交接依然很烦琐，我之前不是说我的领导冤枉我嘛，这期间我其实回公司了一趟，尝试与领导沟通，但感觉他在躲我，我一到办公室他就出去了，两个礼拜都没找到机会说上话。"

治疗师："回避交谈确实让人有些为难。但你很勇敢，换成以前，都是你躲他。"

潇潇："是啊，没想到我主动出击了，他退缩了。我有专业技术，大不了不在你这里干，我没啥怕的，如果我不给你交接好直接撂挑子，那该担心的是他们才对。"

治疗师："哇，你的思路转变后，气场全开啊！"

潇潇："哈哈，就感觉自己以前太软弱了，被人家当软柿子捏。我以为我怀孕了会得到照拂，心里也把自己放在弱势位置上，结果没想到反而遭受白眼。搞得好像我仗着怀孕，公司不能开除我，就一点工作不做似的。我做好自己的工作，拿我应该拿的工资，做得不好就扣钱。事情清清爽爽多好，谁也别心里不舒服。"

治疗师："这些就是你想跟领导沟通的想法吧？"

潇潇："是的，说开了反而没负担。"

治疗师："不管你有没有去说，我觉得你自己想通之后，首先你自己的心理负担小了很多。"

潇潇："是的，我都懒得去想这些糟心事了。"

治疗师："睡前也不想了？"

潇潇："基本不太会了，一般十一点左右就可以睡着了。你不是教我那个音乐想象的方法嘛，我会自己放点音乐，然后去想那个场景。对了，我前两天做大排畸检查的时候看到宝宝的 B 超四维照片了，当时真的觉得很感动，心情很复杂。然后睡前再去想象的时候，我就会把宝宝的模样带入到那个'画面'，确实能帮我愉悦地入睡。"

治疗师："看到你的呕吐和睡眠状态都在好转，真为你感到开心。跟宝宝的互动也在帮助你持续改善情绪，马上要进入孕晚期了，我们一起为顺产做准备。"

潇潇："感觉身边能顺利顺产的人真的很少，最近又听几个宝妈说顺转剖的，听了就害怕。"

治疗师："所以我们不仅要调适好心情，还需要掌握一些小技巧。"治疗师向潇潇做了音乐呼吸放松练习的示范，并跟随音乐（专门针对孕妇呼吸）进行卡点呼吸的训练，不仅可以增加孕妇的血氧饱和度、调节情绪，还可以起到镇痛作用。治疗师为潇潇制订了孕晚期的音乐呼吸训练计划（共 4 组），帮助她增强信心，掌握应对分娩宫缩阵痛的缓解方法。

第一组：吸、2、3、4、呼、2、3、4（重复 6 次）

第二组：吸、2、3、4、呼、2、3、4

　　　　吸、2、3、呼、2、3

　　　　吸、2、呼、2

　　　　吸、呼、吸、呼、吸、呼

　　　　吸、2、呼、2

　　　　吸、2、3、呼、2、3

　　　　吸、2、3、4、呼、2、3、4

　　第三组：吸、呼、吸、呼、吸、呼

　　　　　　吸、2、3、4、呼、2、3、4（重复6次）

　　第四组：吸、2、3、4、5、6

　　　　　　屏住、2、3、4、5、6

　　　　　　呼、2、3、4、5、6

　　在呼吸练习后，治疗师带潇潇进行了音乐想象的体验，没过多久，便听到她的呼吸变得越来越慢、越来越重，甚至有一点轻微的打鼾声。治疗师继续将潇潇的"美好画面"描绘完整，然后继续即兴演奏舒缓平静的钢琴旋律。大约过了5分钟，治疗师的演奏音量变大，然后用稳定而清晰的声音进行唤醒："再次体会这种舒适美好的感觉，随着我的倒数，你将逐渐清醒过来——5、4、3、2、1，不要着急睁开眼睛，先适应一会儿，活动一下，再慢慢坐起来。"

　　潇潇："我好像睡着了，后面你说的话我都听不到了。"

　　治疗师："嗯，我知道你睡着了，因为我听到了轻微的鼾声。"

　　潇潇："啊，我打呼噜了吗？哈哈哈，看来这个呼吸训练加上音乐想象很能催眠啊。"

　　治疗师："今晚睡前不妨再试试，希望你能睡个好觉。"

　　随着潇潇情绪和睡眠的改善，潇潇孕期阶段的治疗也进入尾声。治疗师鼓励她在孕晚期综合运用音乐想象、歌曲演唱、呼吸训练、渐进式肌肉放松等练习，帮助自己调节情绪、保持稳定，顺利度过孕晚期。同时，治疗师夸赞她现在的改变是显著的。得到积极肯定后，潇潇表示自己会好好准备，迎接宝宝的到来。

喜讯

　　后来，潇潇顺利产下一个女儿，整个产程非常顺利，全程只用了8个小时，比起潇潇自己预想的时间已经很"短"了。产后45天来院体检时，潇潇再次来到音乐治疗室，怀里多了一个小不点，她笑着给治疗师送来喜蛋，与她一起分享这份喜悦和荣耀。

　　潇潇："来，宝贝，看看，这就是你经常听到美妙音乐的地方哦。还有你喜欢的另一个声音，就是这位阿姨，打个招呼吧。"

　　治疗师："嗨宝贝，咱们这算是正式见面啦，见到你真开心！"

潇潇突然有些哽咽："时间过得真快，第一次来这里的时候，我觉得我不会好了。没想到真的改变了很多，最后我还生得那么快，当时宫缩的时候我就觉得你的声音在我耳边……总之谢谢!"她笑了，两行眼泪也滑了下来。

治疗师也忍不住湿了眼睛，说道："也谢谢你，带我一路见证蜕变的力量!"

【回顾总结】

潇潇在孕期遭遇了一系列心理挑战，其中包括但不限于情绪波动、焦虑和失眠等问题。内分泌变化、人际互动困扰以及职业压力交织成为影响她心理和生理状态的复杂因素网，进而诱发了包括睡眠障碍、恶心呕吐、烦躁易怒在内的症状。

在对潇潇进行详尽的心理评估和需求分析之后，音乐治疗师采纳了包括乐器演奏、歌曲改编及演唱、导向性音乐想象，以及音乐呼吸训练在内的多元音乐治疗策略。通过乐器演奏和演唱活动，不仅促进潇潇与胎儿的情感联结，也为她带来了显著的放松和愉悦感。指导性音乐想象中的春日草地场景使得潇潇在心灵上获得了平静与和谐，有效缓解其焦虑症状。此外，结合拉玛泽呼吸法的音乐呼吸训练，借由音乐的节奏与呼吸的协调，不仅改善了潇潇的睡眠状况，也为其即将到来的分娩过程提供了心理准备和疼痛管理。

在整个治疗过程中，治疗师巧妙地利用了潇潇本身所具有的音乐技能和对未来角色的期待，这些积极资源被转化为帮助她进行情感表达的工具，并在音乐想象中汲取力量，以增强其积极情绪和自我调节的能力。

潇潇作为准妈妈，同时也身处家庭和职业的多重角色之中，这些角色可能存在的冲突和张力对她的情绪稳定性构成了考验。音乐治疗在这方面的目标是协助潇潇实现角色之间的和谐过渡，维持情绪平衡，培养适应新角色的心理弹性和应对挑战的能力。

综合分析，潇潇的案例彰显了音乐治疗在孕期心理干预领域的功效。该治疗形式帮助来访者减轻心理压力，增进情绪正念和自我调节能力，同时支持她们在多重社会角色转换中保持平衡和韧性。治疗师在实践中应基于个体特性和资源，制订并执行个性化的治疗计划，以实现最优治疗效果。

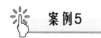

案例5

<h2 style="text-align:center">破茧成蝶 重回春天</h2>

<h3 style="text-align:center">——一位产后抑郁妈妈的自我蜕变</h3>

【背景资料】

梦佳：女/29 岁/产后抑郁

干预次数：18 次

诊断：抑郁症

其他治疗：无

干预技术：音乐泌乳联合技术、导向性音乐想象（海边沙滩）、渐进式音乐放松、音乐律动、音乐积极强化、乐器演奏和演唱（亲子互动）

在一所医院产房里，一个婴儿的哭声响彻整个房间。一个可爱的小生命诞生了。这个婴儿的母亲，一个刚刚成为宝妈的女人，却开始了她的煎熬之路。她名叫梦佳（化名），是一位在上海工作的年轻白领。在家人的催促下，她在上海产下了孩子，然后不得不放弃自己的工作，离开上海回到老家居住，以便照顾家庭。然而她面临着许多问题。首先，她的婆婆对她不友善，经常对她发脾气，使她感到沮丧。其次，她的孩子出生后体重偏轻。她的奶水不足，她感到自责和无能为力。此外，她没有工作、没有收入，让她感到无助和不自由。她感到非常迷茫，睡不着觉，甚至不敢见朋友，感到自己和身边的人有落差。她陷入了产后抑郁症的泥潭中，无法自拔。

【评估分析】

情绪认知：情绪较为低落，感到沮丧和焦虑，她对自己的价值产生怀疑，觉得自己在家庭和社会中失去了意义和重要性。

人际交往：梦佳与公婆相处不顺，感到压力很大。产后与朋友联系减少，社交圈子变小，人际功能下降。

工作：梦佳失去了就业机会，缺乏工作上的成就感和满足感，她对再就业有着不确定性和困惑，不知道如何调整自己的职业发展路径。

表达与倾听：梦佳很少主动与他人交流，她通常选择将自己的情绪和困惑内化，不愿向他人倾诉或寻求建议。

音乐表现：对自己的音乐表达能力不够自信，不太愿意在别人面前展示自己。

【综合目标】

减轻抑郁症状，促进泌乳，提高睡眠质量，改善亲子关系，提高自信和增强自我表达，促进人际交往和增强社会认同感。

【干预过程】

一个孩子，一地"鸡毛"

梦佳初次来到治疗室时，她看起来非常疲惫。治疗师察觉到她的眼神黯淡，肩膀低垂，似乎连保持身体的挺直都需要耗费很多的力气。她显然对自己的状态感到十分沮丧，整个面容表情看起来很痛苦，刚说几句就开始哭泣。

治疗师："你好，梦佳。实际上，这是我们第二次见面了。第一次是在产科病房，当时你因为产后 3 天还没有乳汁而请了音乐治疗会诊。很遗憾，我们只做了一次音乐泌乳治疗，不知道后来你的泌乳情况如何了。另外，可以告诉我这次你来进行音乐治疗的原因是什么吗？"

梦佳："我奶水一直很少，产后 45 天过来复查，结果被诊断出抑郁症，医生建议我来这里，家里人也同意了。你们之前在产科病房不是有音乐泌乳这个技术吗？家里人主要是关心奶水问题，我的情绪他们才不会管……"

治疗师："是的，音乐泌乳技术可以帮助你放松，缓解紧张情绪，同时促进乳汁分泌。除此之外，音乐治疗还有助于缓解情绪问题。你是否有情绪上的困扰？"

梦佳："（低头）我……我觉得自己很失败，不够好。"

治疗师："能否跟我说说具体的情况？"

梦佳："我生了孩子之后，感觉自己的世界变得很小，就只是照顾孩子，其他什么也不做。家里人也觉得我没什么用，老是批评我。我觉得自己很没有价值。"

治疗师："这听起来让你感到很痛苦。这也确实是很多产后新妈妈会出现的负面体验。"

治疗师耐心地倾听着梦佳的话，帮助她梳理思绪。梦佳开始逐渐敞开心扉，讲述自己的生活状况和感受。

梦佳觉得婆婆对自己很挑剔，有诸多不满，比如婆婆曾向自己妈妈告状，指责她乱花钱，还说她沟通能力也有待提高。除了日常说教，有一次婆婆还凶巴巴地骂了梦佳，这让她当时觉得无法忍受，提出要分家搬出去住，被婆婆和自己的父母劝阻了。梦佳的父母亲眼目睹了婆婆对她的责骂，父母担心她在婆家生活受委屈，而梦佳因此对父母产生了愧疚情绪。

除此之外，怀孕期间她一直想顺产，结果因为胎位不正，最后无奈选择剖宫产。这个经历让她反复回想起肚皮被层层切开又缝上，让她感到整个人是不完整的了，也对再次生育产生了抵触情绪。此外，梦佳的丈夫想要儿子，自己却生的是女儿，丈夫对此有失落感。

除了家庭，她在工作上也有一定的困扰。梦佳非常喜欢上海这座自己工作了多年的城市。由于全家人都住在苏州，以前她每天上下班都在上海和苏州之间往返，感觉还能够应付。但是现在有了照顾孩子的压力，所以自己不得不做出退让，选择放弃上海的工作，回到苏州全职带娃。想到自己彻底离开了生活工作多年的地方，忍不住难过流泪。

…………

梦佳在诉说这一切的时候已经泣不成声，她停了片刻，叹了口气："唉，这些事情真的是说也说不完，自从有了这个孩子，我的生活碎成了一地鸡毛。我都不知道要这个孩子到底是为了什么！"

治疗师给予了同理回应："听了你的故事，我非常能够理解你的感受。女人从怀孕、生产到照顾孩子，每一步都很辛苦，而且你还面临着工作和家庭的诸多压力。我觉得你很辛苦，你太不容易了。当然，我们也看到了你为了家庭克服种种困难、牺牲自我的勇气和坚强。我十分能够理解你的各种委屈和焦虑。很多产后妈妈跟你一样，都会有这些情绪反应。我的团队会尽我们所能地帮助你，让我们一起来面对产后抑郁情绪和泌乳不足的问题，早日找回快乐。"

治疗师尽力安抚她的情绪，让她感到被倾听和理解。同时，治疗师也为她介绍了音乐治疗的概念和治疗方式，帮助她更好地理解和接受治疗。

治疗师："音乐治疗可以帮助你放松身心，减轻压力，改善睡眠质量，缓解产后抑郁的症状。我们可以通过音乐的力量，来帮助你摆脱烦恼和忧虑，重新获得内心的平静和愉悦。现在躺下来，找到一个舒适的姿势，我会使用低频脉冲仪接触你的皮肤，帮助你增加乳汁分泌。你可以感受到仪器发出的轻微的振动感，它正在帮助你更好地分泌乳汁。它很安全，你无须担心，感受振动的同时，仔细聆听音乐。你在音乐里听到了什么？"

梦佳："我听到了大海的声音，还有海鸥。"

治疗师："很好，可以想象自己在大海边漫步，感受海风拂过你的脸庞，听着海浪拍打着礁石的声音，享受这份宁静和自由。同时，也可以感受乳汁分泌量正在增加，感受身体的舒适和愉悦。在这个过程中，你可以自由地感受自己的情绪和情感，不需要压抑和隐藏。好的，现在你可以缓缓地闭上眼睛，放松身体，全身心地投入到音乐的感受中去。"

治疗师开始增大音乐的音量，同步使用低频脉冲仪器帮助梦佳增加乳汁分泌。梦佳的身体开始慢慢地放松下来，呼吸也逐渐变得平稳。治疗师轻轻地演奏着海洋鼓，加入一波又一波的海浪声，为她营造出一个轻松、舒适、温馨的治疗环境。梦佳逐渐沉浸其中，身体也逐渐感到轻松和愉悦。

第一次的治疗，治疗师了解到梦佳身处的环境与面对的困难，她渴求多方面的改善和提升，如减轻抑郁，促进泌乳，改善睡眠，促进亲子关系和人际交往，增强社会认同感等。基于这种情况，在制订治疗方案时，治疗师需要考虑安排和设计具有多种治疗效果的干预技术，甚至是一个技术对应多个治疗目标。

不只是"奶牛"

后来的 3 次治疗干预，除了使用仪器和手法帮助梦佳促进泌乳之外，针对她的情绪和睡眠问题，治疗师为她同步进行了渐进或音乐放松、导向性音乐想象、音乐催眠等技术的体验。为了给梦佳营造安全和温馨的治疗环境，治疗师关上了灯光和窗帘，请她闭上眼睛、调节呼吸，在音乐和治疗师的引导下，让她从头部、肩部、背部到双腿、双脚等部位逐一进行放松，在全身放松后进入转换状态。整个过程持续了 30 多分钟，在这个过程中，梦佳虽然上半身绑着泌乳低频脉冲仪器的贴片让她有些许不适，但治疗师观察到她的面部表情和肢体逐步放松，到后来身体和精神的深度放松，甚至慢慢进入了睡眠状态，发出了轻微的鼾声。

治疗结束，梦佳被轻轻唤醒后，表示"整个过程很舒服，不知不觉就睡着了，好久没有在这么轻松的情境下入睡了"。

治疗师："在这个过程中，身体是什么感觉？"

梦佳："很沉的感觉，动不了一样。"

治疗师："那情绪上是什么感觉？"

梦佳："觉得和'自己'独处了一会，没有干扰，没有哭闹，没有责备，内心很平静，原来自己不只是'奶牛'。"

治疗师鼓励她学会这种自我调节的放松技巧，将其应用到自己的日常生活中，帮助自己改善睡眠和身心状态。

困在"茧"里

梦佳存在多方面的问题和诉求，因此治疗师除了安排常规的个体治疗外，还邀请她参加了几次团体音乐治疗活动，促进团体中的自我表达，以及提升社交能力。有一次，梦佳在团体活动的音乐律动环节中表现得有些拘谨。治疗师注意到了这一点，便主动询问她的感受。梦佳略带羞涩地说："其实我觉得自己的身材自从生产后就变得很难看，动作也不自然，不想被别人看到。"

治疗师："你的身材和动作都没有问题，刚才我给大家示范的几个动作，你做得很正确，只是太'收紧'自己了，你能感觉到吗？"

"是的，我感觉自己就像一只被困在茧里的蝴蝶，一直想挣脱出来，却找不到出路。"梦佳说道。

治疗师："我理解你的感受，你感到束缚和迷茫，那你向往外面的世界吗？"

梦佳："是的，我不知道怎么走出去。"

治疗师："先不要着急，我们先尝试着在这个'茧'里动一动。这里没有人会用'有色眼镜'看你，大家都为了自我突破而来到这里，跟我一起，尽情享受身体随音乐自由舞动的感觉……"

治疗师带领梦佳跟随动感的音乐，进行一些简单的律动动作。几遍过后，她已经对治疗师所教的动作非常熟悉了，治疗师便开始鼓励她跟随节奏自由舞动，放松身心。随着音乐音量的加强，梦佳开始慢慢地放开自己，她的舞姿也渐渐变得自然流畅起来。治疗师则不断鼓励和赞美她，让她感受到自己的身体可以舞动得很美好。

梦佳在音乐律动活动中的表现越来越好，她渐渐地开始接受自己的身体，从内心深处散发出一种坚定的力量。

治疗师说："你看，你的舞姿多自然啊，而且自创的动作很多样，我看到你跟其他同伴还有肢体的互动。"

梦佳点了点头，感慨道："我以前总是太在意别人的看法，太限制自己了。"

治疗师笑着说："没错，你要相信自己，不被限制的自己有无限可能性。"

梦佳："我以为音乐治疗就是跟治疗师的互动，没想到还有这么多跟我有相同境遇的姐妹。跟她们的几次接触之后，我感觉我也想拥有正常的社会生活。"

治疗师："很高兴你愿意接纳新事物并开始思考'打开'自己！"

"你说永恒是把一切宽恕"

在第12次治疗中，治疗师在梦佳面前放了几样乐器：音块、沙蛋、钢片琴、大鼓、海洋鼓、沙锤、响板、响棒、雨声筒、卡巴萨。在前期的治疗中，梦佳已经熟悉了这些乐器的演奏方式，治疗师引导她开始想象一下面对婆婆责怪她时的场景，并选择用乐器演奏的方式来表达她的情绪和感受。

她选择了响棒，敲了十几下，觉得声音不够大，放下后随即选择了大鼓。又敲了两声，对这个声音效果比较满意，便开始越敲越用力，声音越来越大，节奏越来越快……持续了一段时间后，她的鼓声慢慢回归平静。治疗师询问她的演奏体验，她觉得"好像把自己的不满都发泄出来了，但是到后面敲得逐渐没有力气了，觉得太吵了"。

治疗师："你觉得这种演奏体验跟现实中的婆媳关系一样吗？"

梦佳："不太一样，面对她的不满，我更多的是隐忍，但是心里很气愤，如果什么顾虑都没有的话，那我就会像刚才（指敲鼓）那样朝她爆发出来！"

治疗师："所以你在刚才的演奏中把内心的委屈和气愤都表达出来了？"

梦佳："是的。不过，后来不是没力气了嘛，那时候我有点不想继续了。我突然觉得跟婆婆去争执一些鸡毛蒜皮的小事，其实没什么必要，为了一些琐事相互较劲，最后是两败俱伤。"

治疗师："很高兴看到你不再委曲求全，而是认为那是'无谓'。现在，请你体会一下这种豁达的感受，想想有什么音乐或歌曲与你现在的感受一致。"

梦佳："《无尽美丽的事物》吧，我最近一直在循环播放这首歌。还有《彩虹的约定》，我女儿听到这首歌会笑，所以经常会放这首歌给她听。"

治疗师："那我们一起闭上眼睛进行聆听，我会有一些引导，当然你想到什么都可以。"

治疗师首先播放了《彩虹的约定》，引导梦佳开始想象宝宝的到来为自己带来的所有欢笑与泪水，感受伟大与奉献。随后当《无尽美丽的事物》想起，引导她想象自己一路走来，从懦弱隐忍到坚定强大，冲破茧，蜕变成自由飞舞的蝴蝶……

醒来的梦佳泪流满面，表情却静谧平和。

治疗师："是想到了什么让你流泪?"

梦佳："听第一首歌的时候，我跟着你的引导想到了宝宝出生以来的点点滴滴，歌词唱到'一起走过童年的记忆'，我就突然想到了妈妈，在我小时候放学路上，妈妈总是骑车自行车来接我，我坐在她的身后，摇晃着双腿，哼着小曲，现在想起那一幕真的觉得好温馨、好幸福，而她一直是那个给我全世界的保护伞。而我也是妈妈了，却没有做到她那样，很想妈妈，也很愧疚，就忍不住哭了……后来到了第二首歌，我好像真的觉得自己充满力量，有一种冲破束缚，重见天日的感觉。"

治疗师："是的，你已经冲破它了。"

梦佳："就像歌词唱得'你说永恒是把一切宽恕，再一次重走春天的路'，我可能目前只是做到了前一句'宽恕'，至于重走'春天的路'，我还没有做好准备。"

治疗师没有回应她为何没有做好准备，而是引导她去思考如何去做："这个'春天的路'你觉得该如何走呢?"

梦佳："我不知道应该做什么，有时候我感觉自己非常想要有一份工作，获得一些社会认同感，但是我又不知道怎么做。我会担心我的家人不支持，我也不舍得孩子，所以一直在这个矛盾中挣扎。"

治疗师："我理解你的感受，这是一个非常常见的问题，特别是对于刚成为母亲的女性。或许你可以先尝试了解一些工作机会，同时与家人沟通你的想法和需求。如果你觉得自己还没有准备好全职工作，也可以考虑一些兼职或自由职业的机会。无论你做出什么决定，我都会一直支持你，并陪着你一起走你理想的'春天的路'。"

梦佳："谢谢，我觉得你的支持和鼓励对我非常重要。我现在可以先尝试了解一些工作机会，看看哪些适合我。等我做好就业的评估和方案，我也会和家人好好沟通。"

在接下来的治疗中，治疗师帮助梦佳探索自己的兴趣和能力，并倾听她不断寻找适合自己工作机会的心路历程。她开始了解一些兼职和自由职业的机会，并逐渐尝试一些工作。在工作中，她重新找回了自信和生活动力，同时也获得了一些社会认同感。

彩虹之约

在最后的几次治疗中，梦佳反馈她在情绪状态、睡眠、自信心等方面有了明显改善，泌乳量也有所增加。现在担心的就是刚刚有起色的奶量会随着开始工作又变少了，并且陪伴宝宝的时间也会变少。因此，治疗的干预内容以亲子音乐互动为主，提升她对女儿的高质量陪伴。

例如，之前梦佳提到过的儿歌《彩虹的约定》，在治疗师的帮助下，梦佳改编了歌词，后来又在歌唱的过程中进行了作曲。在改编过程中，治疗师注重歌词的内容和旋律的节奏感，希望能够让梦佳和孩子一起享受音乐的乐趣。创作歌曲命名为《彩虹之约》，一首只属于梦佳和女儿的专属歌曲，治疗师鼓励她对女儿进行演唱的同时，并跟随节奏韵律与女儿进行肢体互动。

梦佳还将这首歌曲录进了一个会唱歌的小熊玩偶里，当她去工作时，女儿在家可以通过触动小熊手掌听到妈妈的歌声。梦佳还用改编演唱的方式，在孩子入睡前为她唱摇篮曲，让孩子感受到妈妈的爱和关心，亲子关系变得更加亲密。

《彩虹之约》
亲爱的宝贝，
我知道生命中的风雨总会来袭。
但是妈妈会变得更加坚强，
保护你健康成长。
我们一起用彩虹的颜色，
迎接未来的希望和光芒。

红色代表妈妈对你的热爱，

橙色代表妈妈对你的关怀，

黄色代表妈妈对你的感谢，

绿色代表妈妈对你的希望，

青色代表妈妈对你的期许，

蓝色代表妈妈对你的深情，

紫色代表妈妈对你的祝福。

我们一起走过每一个记忆，

快乐地成长，

迎接未来的光明。

彩虹代表了希望和爱，

我会用最真的爱，

保护你到永远，

陪伴你到永远。

半年后，我们按照惯例对结束治疗 6 个月的来访者进行回访。电话那头的梦佳说道："很开心再次听到你的声音，想到那段你陪我走过的艰难时光。真的非常感激你，感谢你在治疗过程中一直支持和帮助我。"

治疗师："是我们一起努力克服的所有难关。"

梦佳："那时候真的没想到自己可以走出来，我现在重回上海工作了，还是热爱这个城市，割舍不掉。现在的我更加自信、坚强，也学会了更好地面对困难和挑战。"

治疗师："听到你这样说，我非常高兴。你比以前更加坚强自信，这是非常可喜的进步。今后你如果有需要，我们随时会为你提供支持和帮助。"

梦佳："非常感谢，我目前感觉自己基本可以应对生活中的挑战了。当然，说不准哪天又遇到什么心里过不去的坎儿，还需要获得你的帮助，哈哈。再次感谢你。"

治疗师："我们一直在这里为你加油，祝你一切顺利。"

【回顾总结】

梦佳是一位产后抑郁症患者，接受了为期 3 个月的音乐治疗，这期间她显示出显著的康复迹象。治疗师综合运用了导向性音乐想象、音乐积极强化、音乐律动、乐器演奏及歌唱、音乐促进泌乳等方法，有效地缓解了她的焦虑情绪，改善了母婴互动，并促进了其心理与社会功能的恢复。

在情绪认知维度，梦佳最初受到抑郁情绪的严重困扰，常感无助、自责和恐惧，严重影响了她的生活质量。经过音乐治疗师的专业指导，她通过音乐放松技术学会了自我放松，通过音乐情绪调节提高了情绪认知能力，进而增强了应对生活挑战的积极情绪。在治疗师的协助下，梦佳通过音乐创作活动，增强了对个人情绪的觉察，并学会了以建设性的方式表达和调节这些情绪。

在人际交往层面，梦佳曾在家庭角色适应上遇到困难，包括与配偶及公婆的矛盾，以及与新生儿的情感联结问题。治疗师利用音乐为媒介，促进了梦佳与家人间的沟通与理解，通过音乐亲子活动（如亲子歌曲创作），加深了母婴之间的情感联系，优化了家庭动态。

在职业角色方面，梦佳产后面临职业身份的转变与挑战，治疗师通过职业重建理论引导她发现自我能力与潜质，帮她重燃工作热情，恢复职业自信。音乐治疗在此过程中作为一种媒介和工具，帮助梦佳重建了自我价值和职业认同感。此外，治疗中还通过音乐律动和指导性音乐想象等技术，帮助梦佳缓解产后情绪波动，增强心理抗压能力，提高自信心。通过干预，梦佳渐渐摆脱了产后抑郁症的困扰，重拾了生活的信心和热情。

综上所述，此案例充分展示了音乐治疗在处理产后抑郁症方面的独特优势和应用潜力。音乐治疗作为一种多模态干预手段，有助于患者在情绪、社交、亲子关系及职业角色等多个层面实现复原与增能。音乐治疗的显著疗效在于其个性化的干预策略，这要求治疗师对来访者进行全面评估，制订符合其需求的治疗计划，以达到身心整合的治疗目标。

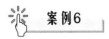 **案例6**

开启后半生的多彩生活

——一位退休老人的自我价值转变

【背景资料】

老裴：男/62 岁/退休价值感缺失/疾病焦虑

干预次数：8 次

诊断：肾功能损伤，焦虑状态

其他治疗：糖尿病、高血压、痛风等相关药物治疗

干预技术：音乐振动放松、歌曲讨论、导向性音乐想象（登高）、乐器合奏（二胡和大提琴）、音乐沙盘等

老裴，退休近 2 年了，每天都过得不开心。总是担心肌酐值增高（肾功能指标），退休后缺失自我价值，因为生活小事（如停车吵架）焦虑失眠，感觉生活无聊乏味，与妻子常常因宠溺孙子而发生争吵。以前喜欢旅游（去过58 个景点），现在也已失去兴趣。

【评估分析】

情绪认知：存在负向情绪的困扰，特别是在退休后。他对于肌酐值的担忧，以及因生活小事导致的焦虑失眠，表明了一种强烈的负向情绪体验。此外，他也表现出自我价值感缺失，这可能是他负向情绪的来源之一。对于老裴而言，情绪的认知和调节可能需要更多的关注和培养。

人际交往：他感到自己的生活缺少重要意义，孙子成为他与妻子目前沟通的主要话题之一。老裴需要更多地探索如何与家人、亲友等建立积极的人际关系，以缓解他内心的孤独和焦虑感。

表达与倾听：他表达的焦虑情绪引起了家人和亲友的不安和担心。面对治疗师滔滔不绝，期望获得理解和支持。能够倾听，但具有一定防御性。

音乐表现：热爱音乐，老裴年轻时在部队上是一名文艺兵，擅长唱歌和拉二胡，但是转业后的工作与音乐无关，已经几十年没有接触这类的音乐活动了。

【综合目标】

认识和调节焦虑情绪，改善睡眠，建立积极的人际关系，以及重拾对音乐的兴趣并参与相关的活动，重新获得满足感。

【干预过程】

刚退休，就这样了吗

阳光透过窗户洒在音乐治疗室地面上，铺上一层淡金色，使房间温馨宜人。就在刚才，治疗师接到了肾内科医生转介的电话，患者是一位退休老人，化名老裴，治疗师与转介医生初步沟通了老裴的情况，并得到医生的疾病康

复指导。初见老裴，他神色凝重，急于拿给治疗师看他的检查报告，并用手指着"肌酐"那一行，说道："医生你看啊，这个肌酐值已经175毫摩/升了，这个正常值是53～106毫摩/升，你看我高了这么多，是不是马上就要肾衰竭了？我工作辛苦了一辈子，刚退休，就这样了吗？"

治疗师："先别着急裴老，你先这边坐一下。"治疗师引导老裴到沙发就坐，然后继续说："我是你的音乐治疗师，刚才也跟你的主治医生了解过你的情况。我知道你有些担心肌酐值升高的问题，但是值得注意的是，肌酐值不是用来诊断肾衰竭的唯一指标，还需要结合其他检查结果进行判断。另外，一些生活习惯和药物使用也可能会影响肌酐值的结果。我们可以一起探讨如何改善生活方式，以及如何在医生的指导下合理使用药物，来缓解你的焦虑和担忧。对于刚才我说的这些，你可以先告诉我一些你的想法和感受吗？"

老裴："嗯，我都听你们的，只要能治好我的毛病，我肯定配合。"

治疗师："根据你的主治医生的建议，你目前可以通过调整生活方式来帮助改善肾功能和控制肌酐值，比如控制饮食、戒烟限酒、定期运动等。这个情况你知晓吗？"

老裴："嗯，刚才医生跟我说过了，说我这个指标没有那么严重，我不知道他是不是安慰我的，可能看我这么担心才这样说。他说我的情绪问题比指标问题还要凸显。"

治疗师："我希望你知道，在面对疾病和治疗过程中，情绪和心理健康也非常重要。如果你感到有任何压力和情绪上的问题，可以随时和我聊聊。我会尽力为你提供支持和帮助。也欢迎你分享一下你的日常习惯和生活方式，我们一起来讨论如何改善。"

老裴："嗯，我也知道情绪不好对疾病没什么帮助，但就是没办法不去想。有时候会想一整晚，想到万一我肾衰竭了，家里的这些人该怎么办。"老裴满脸倦容，黑眼圈看起来有些严重。

治疗师："你看起来有些疲倦，昨晚也因为思虑这件事情没有睡好吗？"

老裴："嗯，我的睡眠一直不好，经常失眠。"

治疗师："这种情况持续多久了？"

老裴："大概有半年了，这半年身体情况不太好，我有糖尿病，这个病是个富贵病，很折磨人。还有痛风病史，收缩压偏高。这些我也都接受了，但是这个肌酐值升高我觉得比较吓人，所以晚上经常想到这些，睡不着。就算睡着了，也睡不踏实，白天也没精神。"

治疗师："所以你现在担心肌酐值，又因为担心导致睡眠和情绪不佳，是这样吗？"

老裴："是的。好像是个恶性循环，唉……"

治疗师："非常理解你目前的处境，我们需要一起梳理这些问题，并有针对性地一一解决，这不是一蹴而就的事情，我们一起努力。我也想听你说说退休后发生的一些让你感到情绪不错的事情，我想我们可以发掘一下这些积极的资源。"

老裴："我退休后倒是有很多空闲时间，但是感觉过得很无聊，生活乏味。反正没什么开心的事。我总是担心我的肌酐值，我怕我的肾功能越来越不好。我以前很喜欢旅游，上班没什么假期也去过 58 个景点，但是现在有时间了，却得了这个病（指肌酐值偏高），啥心思也没了。"

治疗师："我能理解你的担心和失落感。音乐是一种非常有力量的工具，它可以帮助我们放松，改善情绪和睡眠。你平时是否有听音乐的习惯呢？"

老裴："我喜欢听老歌，尤其是红色歌曲。现在睡眠不太好，听说睡前听轻音乐也可以帮助入眠，但是对我好像没什么用。"

治疗师："很开心你尝试一些方法去解决问题。那今天我会使用现场演奏音乐加入引导的方式，这种方法可以通过音乐的振动来缓解身体紧张和焦虑。我们一起来试试？"

老裴："好啊，现场演奏，感觉很高级。我以为音乐治疗是给我播放音乐听。"

治疗师："现场演奏或者播放剪辑好的音频，都是音乐治疗师围绕治疗目标而使用的不同形式。咱们的目的是把情绪调节好，改善睡眠，我们需要一起去尝试和体验这些方法带来的影响。所以一会儿结束后，我很想听听你的感受。那现在我们就开始吧！请你躺在这边的躺椅上，调整到一个舒服的姿势。你可以集中注意力，感受身体的变化。"

（治疗师坐到手碟前面，开始引导老裴进行音乐振动放松）

治疗师："好，现在轻缓地闭上眼睛，你的视觉系统暂时关闭了。现在请将注意力集中到你的嗅觉上，仔细闻一闻此刻空气里的味道。用鼻子深深地吸气，让这个味道在你的胸腔停一会儿，然后用嘴轻轻地呼出去。再次闻一闻这个味道，吸气……让它在你的腹腔停留一会儿，把它呼出去……"治疗师观察老裴的呼吸频率，根据呼吸节点进行引导："吸气——，停留一会儿，呼气——吸气——，停留一会儿，呼气——。很好，现在请你将注意力集中到你的听觉上，仔细聆听周围的一切声音。"

（治疗师开始敲击手碟的高音音区）

随着手碟被敲击的音高振动，治疗师继续说："随着声音的振动，你感到头皮也开始跟着轻微振动了（敲击），振动了（敲击），振动了……振动的感觉使你的头皮感到发麻了（敲击），发麻了（敲击），发麻了（敲击）。体会头皮振动和发麻的感觉……"

随着治疗师从手碟高音、低音到 Ding 音（手碟最低音）的敲击演奏，分别引导老裴感受面部、肩部、双臂、双手、腹部、背部、臀部、双腿、双脚的振动体验。

治疗师："仔细体会身体每个部位都在振动的感觉，体会从头到脚都麻酥酥的感觉。"

治疗师观察到老裴的身体已经逐渐舒缓下来，然后即兴演奏了一段柔和的旋律，演奏持续了 3 分钟左右，然后逐渐减弱音量，直到手碟的声音完全停止。最后引导老裴逐渐恢复嗅觉、触觉、视觉的感受。

治疗师："清醒了，不要着急。感受你的情绪，希望此时的你是平静与放松的。"

老裴挺了挺身子，用力眨了一下眼睛，说："嗯，感觉很好，我很久都没有这种放松的感觉了。这个乐器的声音我从来没听过，很特别。"

治疗师："你能感到放松，我认为这是一个很好的体验。这个乐器叫手碟，它是一个很'年轻'的打击乐器，起源于 2000 年左右瑞士的一对乐手。除了听到了这种特别的音色，你是否感受到了振动？"

老裴："刚开始的时候没有，后来这个声音一个接一个传出来，你让我仔细体会振动和发麻，然后我好像真的觉得脸啊手啊有轻微的电流感了。"

治疗师："当手碟被敲击时，它会产生一系列振动，这些振动在空气中传播，形成声波。这些振动使得听者不仅能听到声音，还会产生微弱的触觉反馈。它可以间接作用于身体的神经系统，从而产生一种平静和放松的感觉。"

老裴："怪不得，原来是这样。这个音乐治疗比我想得要复杂，但还挺有意思的。"

治疗师："很开心你对我们的治疗感兴趣，也很期待我们今后的合作。今天治疗就要结束了，一会儿我会给你刚才的音乐振动放松的音频。你在睡觉前，可以尝试跟着音频进行振动放松的练习，期待下次你的反馈。"

还是年轻好啊

一周后，老裴再次来到了治疗室。这一次，老裴面部表情放松不少，微笑着跟治疗师打招呼。

治疗师："你状态看起来不错。上次回去后有做放松练习吗？"

老裴："有的。但是我感觉在家里放松效果一般，没有在这里（指音乐治疗室）的感觉好。做了练习能稍微帮助我入睡，但还是经常睡不好，有时候会惊醒、做噩梦。"

治疗师："没事，慢慢来，毕竟这才只有几天的时间。你上次说这周要复查肌酐值，去做检查了吗？"

老裴："去了。医生告诉我数值跟上次差不多，还是比较稳定的，我心安了点。我也不想让家里人太过担心。"

治疗师："数值浮动会和很多因素有关，我们要客观看待。"

老裴："嗯，是的，医生也这么跟我说。"

治疗师："同时，我们也要注意饮食和生活习惯的调整，以减轻肾脏的负担。你最近的饮食和运动情况如何？"

老裴："我平时吃得比较清淡，运动比较少，总感觉有点萎靡不振，动力不足。"

治疗师："在确保你摄入足够的营养和水分的同时，还是增加适度的运动。但是也不要着急，我们今天可以试着先在音乐中体验一下运动的感觉。"

老裴："你这个治疗每次都不一样啊，蛮有意思的。那是做什么运动呢？"

治疗师："你有过登山的经历吗？"

老裴："我挺喜欢爬山的，但是上海的山不多，中国的五岳我都爬过，那风景是真美啊！"

治疗师："那太好了，看来爬山给你带来了很多美好体验。关于山或者爬山的体验，你会想到什么歌曲吗？"

老裴："每次我站在山顶的时候，就会想到那英的《征服》那个调。"

治疗师："想象着把高山征服，是吗？"

老裴："是的，那个调加上那英那个嗓音就很有力量。"

治疗师："那一会儿我们就在高山之巅再次聆听这首歌曲。开始音乐想象体验之前，我会给你做一个渐进式音乐放松，也是跟上次一样，躺在躺椅上，然后闭上眼睛。"

治疗师开始播放音乐，引导老裴对身体进行从脚到头的全身渐进式放松，然后开始展开音乐想象："当音乐响起的时候，请开始想象自己正漫步在一条穿越山谷的小径上。这条小径通向高山的顶峰，你可以听到清澈的溪水声和轻柔的风声……仔细观察小径两旁的景色，茂密的树林中阳光透过树叶的缝隙洒下，让你感到温暖舒适。地上覆盖着金黄色的落叶，你可以仔细地感受到脚底下树叶的柔软触感。深呼吸，感受清新的空气和清风拂过的舒适感。随着不断向高山攀登，你可以感受到空气变得越来越清新，身体也变得越来越有力。抬头望去，你发现离山顶已经不远了。这时你的信心倍增，呼吸急促而有力，感受到汗水从额头上滑落，胸腔中充满了能量，更加努力地向山顶前进……现在，你已经登上了山顶，缓缓地停下来，感受一下运动后的愉悦感。请你再深呼吸几次，慢慢地恢复到平静的状态。"

治疗师开始播放《征服》，并继续说道："站在这高山之巅，看看周围的一切，头顶上是温暖的阳光，脚下是柔软的云朵。眺望远方，视野变得无限开阔，整个大地都展现在你的面前。你感觉自己拥有可以征服一切的力量，你感觉心情无比舒畅，尽情沉浸在大自然的美妙之中，感受自己生命中这美好的时刻……"

直到整首音乐结束。治疗师："再次体验一下自己站在高山之巅的感觉……音乐已经结束了，尝试着慢慢回到现实中来，感受身下的躺椅，呼吸新鲜空气，活动一下双手双脚。等感觉身体已经舒适后，再慢慢地睁开眼睛。"

老裴："太神奇了，跟真的爬山了一样！特别是在你说我爬到山顶的时候，《征服》那个歌一出来，我鸡皮疙瘩都起来了。"

治疗师："哇，那很好啊，有一种身临其境的感觉，是吗？"

老裴："是啊，我想象着站在山顶一览众山小，嘴里唱着《征服》，只不过歌词我改了下，哈哈。"

治疗师："是吗？我很想听呢！可以把刚才音乐想象里改写的歌词唱出来吗？"

老裴直起身子，清了清嗓子，唱道："就这样把你征服，一切都在脚下臣服"，唱了这两句后，继续说："哈哈哈，后面的没改了，听着歌就想到了一些其他的事了。"

治疗师："你唱得真好，我记得你以前当过文艺兵。"

老裴："是的，我年轻的时候在部队带战友一块合唱，我还会拉二胡。"

治疗师："你真是多才多艺啊！听起来，感觉你还是很怀念那段时光的。"

老裴："是啊。还是年轻好啊，我刚才站在山顶就想到了很多年轻时候的事，那时候有精力，身体也好。我现在老了，身体也不好，也没那个心思去唱歌、拉二胡了。"

治疗师："就像刚才你在音乐想象中的体验一样，虽然体力可能比不上年轻的时候，但是那种充满力量和开阔的感受依然在你心里。所以啊，我们不妨换个思路，也许重拾唱歌和二胡，可以给你的生活带来不一样的体验。"

老裴："唱歌还行，二胡真是好多年没摸了。"

治疗师："没关系，只要你想，我愿意陪着你一起。"

老裴："好，那就试试。"

此后的几次治疗，在治疗师的支持和鼓励下，老裴参与了歌曲演唱和改编、团体歌曲合唱、二胡演奏等音乐活动。并且在治疗师的建议下，老裴认真写下每一周的生活记录，每次治疗时带来跟治疗师分享。在老裴的"生活记录"中，治疗师看到他的生活内容越来越丰富，记录的内容也在发生着转变：从与孙子互动的日常、与爱人的争执、肌酐值的复查变化、停车吵架等，开始变成参加老年人合唱团、组建民乐团、带孙子去公园唱歌、陪老伴去买菜……

我家老太婆"吃醋"了

老裴的精神状态越来越好，他的步伐比第一次见面时更为矫健。

老裴："滕老师啊，给你看我这周的生活记录，记得满满当当的。"

治疗师："每次看你的生活分享，明显感觉到事项越来越多了啊。"

老裴："是啊，这一天天的，可不比上班轻松啊，哈哈哈。有点当兵时候那味了，每天都是跟音乐打交道。"

治疗师："很开心你能重新找到自我，年轻时的才能可以得到继续发挥。"

老裴："说到年轻，有一件事真是让我哭笑不得。我不是参加了社区的老年合唱团嘛，大家可能觉得我唱得还行，以前工作岗位上又是个小领导，就推选让我做这个团长，我推托不掉就当了。团里有一些骨干，我们就经常要聊一些合唱团管理演出之类的事情。这些骨干里有一些老太太，大家也不可能只说团里工作的事，也免不了会聊聊家常。有一次我们副团长，也是女的，就在群消息里称赞我唱歌时很有范，我家老太婆这就不乐意了，说不让我跟异性接触太多。这又不是小年轻了，怎么还搞嫉妒吃醋这一套啊！"

治疗师："歌声被称赞应该很开心吧，但是还要顾及老伴的感受，真是甜蜜的负担啊。"

老裴："谁说不是呢！最近真是感触蛮多的，不仅做着年轻时候的事情，连年轻时候才会担心的男女问题，还让我老伴不开心了，想到了年轻的时候，她就说我长得帅又有才艺，太招人惦记。哎呀，你看我这一老头跟你这小姑娘说这个，不合适不合适。"

治疗师："看到你谈论这些事情的神情，我能感受到你现在的积极状态。你最近的感受都跟年轻有关，是不是对过去的经历有所怀念呢？"

老裴："是的，年轻的事情还记得清清楚楚，但现在的事情就有点混乱。"

治疗师："那你觉得对过去最怀念的是什么？"

老裴："年轻时候有许多机会去尝试新的事物，而且也比较自由。那时候在舞台上发光发亮……"

治疗师："那你觉得现在的生活跟年轻时候比较，有什么不同呢？"

老裴："主要是身体上吧，体力跟不上了，自由其实还挺自由的。我老伴把家里都料理得挺好，没啥需要我操心的。我就可以搞搞我现在的'第二事业'。"

治疗师："在我看来，这个'第二事业'也似乎是你在尝试新事物呢，它给你带来了什么特别体验吗？"

老裴："还是挺有成就感的，在这个合唱团里，我也能够展示我的才艺，认识新的人，一起唱歌，还会跟民乐团的人一起演奏，共同创造美妙的音乐。这些事情都让我感到很有意义。"

治疗师："这听起来也非常有趣。我们近期也会组织参加过团体音乐治疗的患者一起办一个小型的音乐会，以此鼓励自己和正在接受治疗的同伴。其中有一个乐器演奏曲目《菊花台》，你现在也开始重新拉二胡了，我们现在非常需要这个二胡角色，你愿意加入我们的演出吗？"

老裴："听起来很棒，我很愿意参加。就是我这个二胡刚捡起来没多久，还没恢复到以前水平，不会拖你们后退吧？"

治疗师："你愿意参加那就太好了。参加演出的同伴大多没有音乐基础，每个人承担乐曲演奏的一个部分，你这个二胡的角色已经属于比较难的部分了。再说上次你在团体里的二胡表演，那可是吸引了很多粉丝哦。完全不需要担心，那我们这会儿尝试一下大提琴和二胡的合奏部分？"

老裴："没问题。你总是鼓励我这个小老头，我也不能给你丢脸。"

治疗师为老裴递上了二胡和《菊花台》乐器总谱，并支好大提琴，简单讲解后，便开始了合奏的尝试，几遍过后，整曲的旋律已经相当流畅了。

治疗师："这次的小型演出，我相信通过你的才华和自信展示，一定可以鼓励到其他同伴。"

老裴："我还要跟病友们分享一下我的心路历程，大家真的都需要多鼓励，总会扛过去的。"

治疗师："我替其他患者谢谢你！"

活着真好

"来访者之夜"患者小型音乐会结束后的一周，老裴最后一次出现在治疗室。他精神焕发，面色红润，已经看不到当初疲惫和焦虑的模样了。

治疗师："你精神头看着真不错，睡眠怎么样？"

老裴："都能睡着了，就是有时候半夜起夜再入睡有点困难，不过还好，老年人嘛，觉都少。"

治疗师："那最近生活状态你觉得怎么样？"

老裴："我感觉最近生活很丰富、很充实。我现在在家里的时间有限，有空了我会帮老伴做做家务，和孙子一起玩，还会在家人面前拉拉二胡。说来也奇怪，刚退休那会，没有参加合唱团和民乐团，根本没有现在这么忙，但是那时候我从来没帮老伴干过一点活，看她教育孙子也是各种不顺眼，总是跟她吵。"

治疗师："你觉得这种转变是从什么时候开始的？"

老裴："我也说不上来，可能是参加合唱团，也可能是老伴那次'吃醋'，也可能是……对了，前两天我去爬山了，我正想着这次来跟你说这事。"

治疗师："哇哦，登高从音乐想象中落地到现实了，有什么不同的感受吗？"

老裴："体力上确实不大行了，坐缆车再加上走路用了三四个小时，终于到了山顶，我就想起《征服》这歌了，然后用手机播放出来，就你说的去体会那种俯瞰一切，征服一切的感觉，最后感觉自己都飘了……突然脑子里飘过来几个字'活着真好'！当时那感觉怎么形容呢，有点想哭。你说有什么大不了的事啊，虽然我'半截身子埋土里'了，可是还有时间啊，想做什么就去做，多陪陪家人，人活这一辈子不就图这些嘛！"

治疗师："你这种充满阅历又通透的想法对我们年轻人真是一种醍醐灌顶的教诲啊。现在的生活状态让你感到满意吗？"

老裴："满意啊，如果肌酐值指标能一直这么稳定，我就更满意了，哈哈，现在晚上有时候睡觉前想起来还是有点担心。"

治疗师："如果让你一点也不在意和担心，那也不正常对吧，这种担心也是在提醒自己保持健康的作息和定期的复查，尽到了自己最大的努力去保持稳定，你现在已经做得很不错了。"

随后，治疗师和老裴一起讨论并选择了一首他喜欢的军旅歌曲，然后在聆听音乐的过程中，老裴在治疗师的引导下设计了沙盘作品。其中摆放了房子、桌椅、床、橱、钢琴、亭子、葫芦、兔子、花和桥等元素，代表了他向往的生活场景。

在欣赏着这幅作品的过程中，老裴表示："这大概就是我向往的生活场景：一栋房子，房子前面有凉亭、花园，再养些宠物。有家人，有音乐。我还向往旅游，之前也去过很多国家，以后有机会的话我还想带着全家一起出游。"

在这次音乐沙盘治疗中，老裴将内心的向往通过沙盘外化出来，让自己能够直观的看到，自己当下生活的美好和对未来生活的希望。

这是老裴最后一次接受音乐治疗，老裴告诉治疗师，通过几次治疗，他觉得自己的状态有了很大改善。他将更多的关注点放在兴趣爱好和自我价值上，对病情的担心反而没有之前那么强烈了。不仅心情好，连睡眠也改善了。原本应该再继续治疗一段时间巩固治疗效果，但是他的老年合唱团接下来要集中排练准备演出，实在抽不出空来。也许"下一次"心情再不好时，还会想回来这个让他"重新找回自己"的地方。

【回顾总结】

治疗伊始，老裴迫不及待地展示了所有身体检查的结果，这表明他非常关注并担忧自己的健康状况，这种担忧引起了他的失眠和焦虑。治疗师注意到，老裴对音乐治疗的理解还停留在简单的"听音乐治病"层面，因此，治疗师采取了较多的时间进行沟通，详细阐释了音乐治疗的形式、技术原理及其在身心健康中的作用，例如，如何通过音乐振动放松体验引导大脑产生放松反应，以及积极的反馈如何减轻焦虑和改善睡眠。在这一过程中，老裴首次体验到了数月以来的身心放松，体验到手碟敲击振动带来的深层次音乐体验，帮助他减轻了压力和焦虑。这种清晰的解释和正面的体验反馈有助于建立起一种有效的治疗联盟，为后续的治疗带来了更多的可能性。值得一提的是，治疗师还参考了专科医生的疾病诊疗指导，并为老裴提供了一套整体的心理生理康复方案。

在为期 2 个月的治疗干预中，治疗师针对老裴的疾病焦虑和失眠问题，运用了多种音乐治疗技术，包括音乐放松训练、歌曲讨论、音乐想象、乐器合奏和音乐沙盘。这些技术不仅放大了老裴的正向情绪，疏导了他的焦虑情绪，还强化了他现有的积极资源。特别是在音乐沙盘治疗中，他通过创造代表内心向往的场景，形象地展示了对美好生活的向往。同时，治疗师帮助老裴发掘了自己的爱好和技能，使他重新找到自我价值感，并通过加入老年合唱团和参与表演，重新点燃了对音乐的热情，这些活动不仅增强了他的社交网络，还提供了强大的社交支持。在治疗过程中，老裴逐渐学会了正确看待疾病，减轻了对健康指标的过度焦虑，能够更加轻松地享受多姿多彩的生活。

总体来说，老裴在音乐治疗中的经历显示了音乐治疗在缓解焦虑、增强心理资源、恢复自信以及享受音乐中的独特价值。通过综合运用多种音乐治疗技术，治疗师帮助老裴实现了身心健康和积极的生活体验的全面目标。在音乐治疗中，根据来访者的状况和需求设计个性化的治疗计划，这对促进治疗至关重要。

参考文献

［1］陈华，圣文．音乐放松治疗联合呼吸训练对神经衰弱患者 MRI 检查前心理压力和配合度的影响［J］．中国健康心理学杂志，2019，27（01）：113-117.

［2］戴晓阳．常用心理评估量表手册［M］．人民军医出版社，2010.

［3］杜玉春，张日昇．情感创伤青年的箱庭疗法个案研究［J］．心理与行为研究，2011，9（03）：219-224.

［4］高岚，申荷永．沙盘游戏疗法［M］．中国人民大学出版社，2011.

［5］高天．接受式音乐治疗方法［M］．中国轻工业出版社，2011.

［6］高天．音乐治疗导论［M］．世界图书出版公司北京公司，2008.

［7］高天．音乐治疗学基础理论［M］．世界图书出版公司，2020.

［8］胡洪伟．音乐放松疗法联合缩唇-腹式呼吸训练对肺大疱患者术后负面情绪及生活质量的影响［J］．河南医学研究，2020，29（07）：1337-1338.

［9］李静，孙燕霞，唐磊，等．呼吸训练联合音乐疗法对门诊患者肝脏 MRI 增强扫描效果的影响［J］．上海护理，2019，19（06）：13-16.

［10］李浅峰，何丽明，陶明佳．呼吸肌训练联合音乐疗法在脑卒中后疲劳患者生活质量及运动功能的影响研究［J］．按摩与康复医学，2021，12（15）：21-22.

［11］李浅峰，王尧，杨万章．呼吸训练仪联合音乐治疗对卒中后疲劳康复的疗效观察［J］．中西医结合心脑血管病杂志，2017，15（24）：3207-3210.

［12］卢义娟，高佩蓓．呼吸功能训练联合音乐疗法在心脏瓣膜置换术患者中的应用［J］．护理实践与研究，2019，16（19）：86-87.

［13］朴力．民族弹拨乐器演奏训练对自闭症患者功能恢复研究［J］．艺术教育，2015（05）：159-160.

［14］齐若雯．线上接受式音乐治疗对睡眠质量影响的个案研究［J］．科技资讯，2021，19（31）：175-177.

［15］苏浪．呼吸训练配合音乐疗法在分娩镇痛中的应用［J］．当代护士（学术版），2021，28（05）：57-58.

［16］宿鹏浩．浅谈"歌曲讨论"在解决大学生心理健康问题中的运用［J］．大众文艺：学术版，2013，315（09）：268-269.

［17］孙琪，沈燕萍．音乐疗法联合综合呼吸功能训练对心脏瓣膜置换术患者康复效果的影响［J］．当代护士：中旬刊，2018，25（02）：30-32.

［18］王建宏，田萍，王梅新．引导性音乐想象训练对视网膜病变患者术前焦虑的影响［J］．护理学杂志：外科版，2009，24（02）：71-72.

［19］王建荣，郭俊艳，马燕兰．音乐放松想象训练对腹腔镜肝切除患者术后恢复的影响［J］．中华护理杂志，2006（04）：293-296.

［20］沃尔夫冈·马斯特纳克，毛琦．国际视角下音乐治疗的历史演变［J］．艺术教育，2021（03）：29-34.

［21］夏萍．呼吸音乐训练对肛周手术后疼痛的影响［J］．健康之路，2015，14（12）：42.

［22］谢忠，银正民，廖思海，等．音乐治疗加放松内心意象法对癌症化疗病人生活质量的影响［J］．中国心理卫生杂志，2001（03）：176-178.

［23］张爱玲．浅谈再创造式音乐治疗对中学生抑郁症的影响［J］．卫生职业教育，2011，29（11）：152-153.

［24］Acar X. Schizophrenia and creativity：A meta-analytic review［J］．Schizophrenia research，2018，195.

［25］Kenneth Aigen，Brian T. Harris，Suzannah Scott-Moncrieff. The inner music of analytical music therapy［J］．Nordic Journal of Music Therapy，2021，30（3）：182-198.

［26］Ainscough S. L.，Windsor L.，Tahmassebi J. F. A review of the effect of music on dental anxiety in children［J］．European Archives of Paediatric Dentistry，2019，20（1）：23-26.

［27］Albajara Sáenz A，Septier M，Van Schuerbeek P，et al. ADHD and ASD：Distinct brain patterns of inhibition-related activation?［J］．Transl Psychiatry. 2020，10（1）：24.

［28］Albrecht M. v，et al. Jamblichos：Pythagoras［M］．Legende-Lehre-Lebensgestaltung. Zürich & Stuttgart：Bibliothek der Alten Welt，1963.

［29］AlMohammed HI，A Alanazi N，Maghrabi EF，et al. Role of aromatherapy as a natural complementary and alternative therapy in cardiovascular disease：A comprehensive systematic review［J］．Evid Based Complement Alternat Med. 2022，5（20）：4543078.

［30］Altenmüller E，Schlaug G. Apollo's gift：New aspects of neurologic music therapy［J］．Progress in Brain Research，2015，217：237-252.

［31］ Altshuler I. M. The past, present and future of musical therapy ［M］. In E. Podolsky Ed., Music Therapy. New York: Philosophical Library, 1948: 24-35.

［32］ Amin H. Z., Amin L. Z., Pradipta A. Takotsubo cardiomyopathy: A brief review ［J］. Journal of Medicine and Life, 2020, 13（1）: 3-7.

［33］ Annerstedt M, Jönsson P, Wallergård M, et al. Inducing physiological stress recovery with sounds of nature in a virtual reality forest results from a pilot study ［J］. Physiol Behav. 2013, 6（1）, 118: 240-50.

［34］ Annerstedt M, Jönsson P, Wallergård M, et al. Inducing physiological stress recovery with sounds of nature in a virtual reality forest results from a pilot study ［J］. Physiol Behav. 2013,（6）13: 240-50.

［35］ Ansdell. G. Community music therapy and the winds of change: A discussion paper ［J］. Voices: A World Forum for Music Therapy. 2002, 2（2）.

［36］ Arthur C, Swanson J M, David C, et al. Treatment strategies for ADHD: An evidence-based guide to select optimal treatment ［J］. Molecular Psychiatry, 2019, 24（3）: 390-408.

［37］ Bacus I. P., Mahomed H., Murphy A. M., et al. Play, art, music and exercise therapy impact on children with diabetes ［J］. Irish Journal of Medical Science, 2022, 191（6）: 2663-2668.

［38］ Baedeker C.. Improving timing abilities of patients with Parkinson's disease through rhythmical training as a new method in music therapy ［J］. A meta synthesis. Musik, Tanz und Kunsttherapie, 2022, 32（1）: 54-61.

［39］ Barak Y. The immune system and happiness ［J］. Autoimmunity Reviews, 2022, 5（8）: 523-527.

［40］ Bathelt J, Geurts HM. Difference in default mode network subsystems in autism across childhood and adolescence ［J］. Autism. 2021, 25（2）: 556-565.

［41］ Beaman C P, Williams T I. Earworms（stuck song syndrome）: Towards a natural history of intrusive thoughts ［J］. British Journal of Psychology, 2010, 101（4）: 637-53.

［42］ Beaty RE. The neuroscience of musical improvisation ［J］. Neurosci Biobehav Rev. 2015, 4（51）: 108-17.

［43］ Benenzon R. O. Théorie de la musicothérapie à partir du concept de l'Iso ［M］. Parempuyre: Editions du Non Verbal/A. M. Bx, 1992.

［44］Bicciato G, Keller E, Wolf M, et al. Increase in low－frequency oscillations in fNIRS as cerebral response to auditory stimulation with familiar music ［J］. Brain Sciences, 2021, 12（1）：42.

［45］Bittman BB, Snyder C, Bruhn KT, et al. Recreational music－making: An integrative group intervention for reducing burnout and improving mood states in first year associate degree nursing students: Insights and economic impact ［J］. Int J Nurs Educ Scholarsh, 2004, 1: 12.

［46］Bong S H, Won G H, Choi T Y. Effects of cognitive－behavioral therapy based music therapy in Korean adolescents with smartphone and internet addiction ［J］. Psychiatry Investigation, 2021, 18（2）.

［47］Boning T. Functional vocal education in psychiatric settings ［D］. Salzburg: University Mozarteum, 2019.

［48］Boso M., Politi P., Barale, et al. Neurophysiology and neurobiology of the musical experience ［J］. Functional Neurology, 2006, 21（4）：187－191.

［49］Bouteloup, P. Musiques à l'hôpital. Spirale ［M］. 2010, 56（4）：83－88.

［50］Bradt J, Dielo C, Shim M. Music interventions for preoperative anxiety ［J］. Cochrane Database of Systematic Reviews（Online）, 2012, 2012（6）：1－84.

［51］Bradt J, Dileo C. Music for stress and anxiety reduction in coronary heart disease patients ［J］. Cochrane Database of Systematic Reviews, 2013, 12（2）：CD006577.

［52］Brazier M. Pioneers in the discovery of evoked potentials ［J］. Electroencephalography & Clinical Neurophysiology, 1984, 59（1）：2－8.

［53］Bringman H, Giesecke K, Thrne A, et al. Relaxing music as premedication before surgery: A randomised controlled trial ［J］. Acta Anaesthesiologica Scandinavica, 2009, 53（6）：759－764.

［54］Bruscia, K. E. An introduction to music psychotherapy ［J］. In K. E. Bruscia, The Dynamics of Music Psychotherapy. New Braunfels, TX: Barcelona Publishers. 1998: 1－16.

［55］Burrai, FrancescoLupi, RossellaLuppi, et al. Effects of listening to live singing in patients undergoing hemodialysis: A randomized controlled crossover study ［J］. Biological Research for Nursing, 2019, 21（1）.

［56］Camm AJ, Malik M, Bigger JT, et al. Heart rate variability: Standards of measurement, physiological interpretation and clinical use. Task force of the European society of cardiology and the North American society of pacing and electrophysiology [J]. Circulation, 1996, 17 (3): 354-81.

[57] Canino G, Polanczyk G, Bauermeister J J, et al. Does the prevalence of CD and ODD vary across cultures? [J]. Social Psychiatry & Psychiatric Epidemiology, 2010, 45 (7): 695.

[58] Cantekin I, Tan M. The influence of music therapy on perceived stressors and anxiety levels of hemodialysis patients [J]. Renal Failure, 2012, 35 (1).

[59] Chanda M L, Levitin D J. The neurochemistry of music [J]. Trends in Cognitive Sciences, 2013, 17 (4): 179-193.

[60] Chanda ML, Levitin DJ. The neurochemistry of music [J]. Trends in Cognitive Sciences, 2013, 17 (4): 179-93.

[61] Chang H C, Yu C H, Chen S Y, et al. The effects of music listening on psychosocial stress and maternal-fetal attachment during pregnancy [J]. Complementary Therapies in Medicine, 2015, 23 (4): 509-15.

[62] Chang MY, Chen CH, Huang KF. Effects of music therapy on psychological health of women during pregnancy [J]. Journal of Clinical Nursing, 2008, 17 (19): 2580-7.

[63] Chaste P, Leboyer M. Autism risk factors: Genes, environment and gene-environment interactions [J]. Dialogues in Clinical Neuroscience, 2012, 14 (3): 281-292.

[64] Chatterjee D, Hegde S, Thaut M. Neural plasticity: The substratum of music-based interventions in neurorehabilitation [J]. Neurorehabilitation, 2021, 48 (3): 1-12.

[65] Chew E., Loui P., Leslie G., et al. How music can literally heal the heart [J]. Scientific American, 2021, 9 (18).

[66] Chu, K. Y., Huang C. Y, Ouyang W. C. Does Chinese calligraphy therapy reduce neuropsychiatric symptoms: A systematic review and metaanalysis [J]. BMC Psychiatry, 2018, 18 (1): 62.

[67] Coenen A, Fine E, Zayachkivska O. Adolf Beck: A forgotten pioneer in electroencephalography [J]. Journal of the History of the Neurosciences, 2014, 23 (3): 276-86.

［68］Conrad A，Roth WT. Muscle relaxation therapy for anxiety disorders：It works but how？［J］. Journal of Anxiety Disorders，2007，21（3）：243-64.

［69］Corey R. Bedsidemusic therapy for women during antepartum and postpartum hospitalization［J］. MCN：American Journal of Maternal - Child Nursing，2019，44（5）.

［70］Cutrufello P. T.，Benson B. A.，Landram M. J. The effect of music on anaerobic exercise performance and muscular endurance［J］. Journal of Sports Medicine and Physical Fitness，2020，（6）：3.

［71］Dai W. S.，Huang S. T.，Xu N.，et al. The effect of music therapy on pain，anxiety and depression in patients after coronary artery bypass grafting［J］. Journal of Cardiothoracic Surgery，2020，15（1）：81.

［72］Degmečić D. Schizophrenia and creativity［J］. Psychiatria Danubina，2018，30（Suppl 4）：224-227.

［73］Denys D.. How new is the new philosophy of psychiatry？［J］. Philosophy，Ethics and Humanity in Medicine，2007，2：22.

［74］Devlin K.，Alshaikh J. T.，Pantelyat A. Music therapy and music-based interventions for movement disorders［J］. Current Neurology and Neuroscience Reports，2019，19（11）：83.

［75］Dezfoolian L.，Zarei M.，Ashayeri H.，et al. A pilot study on the effects of Orff-based therapeutic music in children with autism spectrum disorder［J］. Music and Medicine，2013，5（3）：162-168.

［76］Dickson G. T.，Schubert E.. How does music aid sleep？Literature review［J］. Sleep Medicine，2020，11：1695.

［77］Dogruoz Karatekin B.，Icagasioglu A. The effect of therapeutic instrumental music performance method on upper extremity functions in adolescent cerebral palsy［J］. Acta Neurologica Belgica，2021，121（5）：1179-1189.

［78］Duan L.，Shao X.，Wang Y.，et al. An investigation of mental health status of children and adolescents in China during the outbreak of COVID［J］. Journal of Affective Disorders，2020，275：112-118.

［79］Ebrahimi R，Shroyer A L，Dennis P，et al. Music can reduce the need for pharmacologic conscious sedation during invasive coronary angiography［J］. The Journal of Invasive Cardiology，2020（11）：32.

［80］Eerola T, Vuoskoski J K, Peltola H R, et al. An integrative review of the enjoyment of sadness associated with music ［J］. Physics of Life Reviews, 2018, 25: 100-121.

［81］Erhardt I., Ed.. Resonanzprozesse zwischen Werk und Biografie ［M］. Gießen: PsychosozialVerlag, 2021.

［82］Erkkilä J, Brabant O, Hartmann M, et al. Music therapy for depression enhanced with listening homework and slow paced breathing: A randomised controlled trial ［J］. Front Psychol, 2021, 2 (16) 12: 613821.

［83］Erkkilä J., Punkanen M., Fachner J., et al. Individual music therapy for depression: Randomized controlled trial ［J］. British Journal of Psychiatry, 2011, 199 (2): 132-139.

［84］Ers A, Qz B. A domain – general perspective on the role of the basal ganglia in language and music: Benefits of music therapy for the treatment of aphasia ［J］. Brain and Language, 2016: 104811.

［85］Esteller Cucala P., Maceda I., Børglum A. D., et al. Genomic analysis of the natural history of attention – deficit/hyperactivity disorder using Neanderthal and ancient Homo sapiens samples ［J］. Scientific Reports, 2020, 10: 8622.

［86］Evrard R., Pratte E. A., Cardeña E.. Pierre Janet and the enchanted boundary of psychical research ［J］. History of Psychology, 2018, 21 (2): 100-125.

［87］Fancourt D, Ockelford A, Belai A. The psychoneuro immunological effects of music: A systematic review and a new model ［J］. Brain Behavior & Immunity, 2014, 36 (Complete): 15-26.

［88］Fancourt D, Perkins R, Ascenso S, et al. Effects of group drumming interventions on anxiety, depression, social resilience and inflammatory immune response among mental health service users ［J］. PLoS One. 2016, 11 (3): e0151136.

［89］Fancourt D, Williamon A, Carvalho LA, et al. Singing modulates mood, stress, cortisol cytokine and neuropeptide activity in cancer patients and carers ［J］. Ecancermedicalscience. 2016, 4 (4): 631.

［90］Fancourt D.. An introduction to the psychoneuroimmunology of music: History, future collaboration and a research agenda ［J］. Psychology of Music, 2014, 44 (2): 168-182.

［91］ Fbh A, Aj B, Uh C, et al. Creative music therapy to promote brain function and brain structure in preterm infants: A randomized controlled pilot study-ScienceDirect ［J］. NeuroImage: Clinical, 2020, 25: 102171.

［92］ Felix MMDS, Ferreira MBG, da Cruz LF, et al. Relaxation therapy with guided imagery for postoperative pain management: An integrative review ［J］. Pain Manag Nurs. 2019, 20（1）: 3-9.

［93］ Feng F., Zhang Y., Hou J., et al. Can music improve sleep quality in adults with primary insomnia? A systematic review and network meta-analysis ［J］. International Journal of Nursing Studies, 2018, 77: 189-196.

［94］ Ferreri L, Mas-Herrero E, Zatorre R J, et al. Dopamine modulates the reward experiences elicited by music ［J］. Proceedings of the National Academy of Sciences, 2019, 26, 116（9）: 3793-3798.

［95］ Filler AG. The History, Development and impact of computed imaging in neurological diagnosis and neurosurgery: CT, MRI and DTI ［J］. Internet Journal of Neurosurgery, 2009, 7（1）: 1-85.

［96］ Fleur D Yen Pik Sang, Jessica P Billar, John F Golding, et al. Behavioral methods of alleviating motion sickness: Effectiveness of controlled breathing and a music audiotape ［J］. Journal of Travel Medicine, 2003, 10（2）: 108-11.

［97］ García González J, Miranda M V, Mullor M R, et al. Effects of prenatal music stimulation on state/trait anxiety in full-term pregnancy and its influence on childbirth: a randomized controlled trial ［J］. The Journal of Maternal-Fetal & Neonatal Medicine, 2017: 1-8.

［98］ GarzaVillarreal, E. A., Pando V., et al. Musicinduced analgesia in chronic pain conditions: A systematic review and metaanalysis ［J］. Pain Physician, 2017, 20（7）: 597-610.

［99］ Gehricke J. G., Kruggel F., Thampipop T., et al. The brain anatomy of attentiondeficit/hyperactivity disorder in young adults a magnetic resonance imaging study ［J］. PLoS One, 2017, 12（4）: e0175433.

［100］ Geretsegger M, Holck U, Gold C, et al.. Music therapy for people with autism spectrum disorder ［J］. Cochrane Database of Systematic Reviews, 2014（6）: CD004381.

［101］ Geretsegger M., Elefant C., Mössler K. A., et al. Music therapy for people with autism spectrum disorder ［J］. Cochrane Database of Systematic Reviews, 2014 (6): CD004381.

［102］ Geretsegger M., Mössler K. A., Bieleninik Ł., et al. Music therapy for people with schizophrenia and schizophrenialike disorders ［J］. Cochrane Database of Systematic Reviews, 2017, 5 (5): CD004025.

［103］ Gerlichová M., Mastnak W., Angerová Y., et al. Integrated music therapy in patients with acquired brain injury ABI with predominant cognitive impairment ［J］. Musik, Tanz und Kunsttherapie, 2021, 31 (2): 146-166.

［104］ Ghafari S, Ahmadi F, Nabavi M, et al. Effectiveness of applying progressive muscle relaxation technique on quality of life of patients with multiple sclerosis ［J］. Journal of Clinical Nursing, 2010, 18 (15): 2171-9.

［105］ Godoy L. D., Rossignoli M. T., DelfinoPereira P., et al. A comprehensive overview on stress neurobiology: Basic concepts and clinical implications ［J］. Frontiers in Behavioral Neuroscience, 2018, 12: 127.

［106］ Gómez Gallego M., Gómez García J. Music therapy and Alzheimer's disease: Cognitive, psychological and behavioural effects ［J］. Neurologia, 2017, 32 (5): 300-308.

［107］ GómezRomero M., JiménezPalomares M., RodríguezMansilla J., et al. Benefits of music therapy on behaviour disorders in subjects diagnosed with dementia: A systematic review ［J］. Neurologia, 2017, 32 (5): 300-308.

［108］ GorenBar A. Clinical expressive arts therapy in theory and practice: Psychodynamic snapshots ［M］. Newcastle upon Tyne: Cambridge Scholars Publishing, 2019, 116 (9): 3793-3798.

［109］ Gradus J. L.. Prevalence and prognosis of stress disorders: A review of the epidemiologic literature ［J］. Clinical Epidemiology, 2017, 9: 251-260.

［110］ Grau-Sánchez J., Münte T. F., Altenmüller E., et al. Potential benefits of music playing in stroke upper limb motor rehabilitation ［J］. Neuroscience and Biobehavioral Reviews, 2020, 112: 585-599.

［111］ Greenwood J D. Understanding the "cognitive revolution" in psychology ［J］. Journal of the History of the Behavioral Sciences, 1999, 35 (1): 1-22.

［112］ Griffiths, Thomas L. Manifesto for a new (computational) cognitive revolution ［J］. Cognition: International Journal of Cognitive Psychology, 2015, 135: 21-3.

［113］Grobman L. M. Music and social work：The connection ［G］. The New Social Worker, 2009.

［114］Gyrgy Buzsáki, Watson B O. Brain rhythms and neural syntax：Implications for efficient coding of cognitive content and neuropsychiatric disease ［J］. Dialogues in Clinical Neuroscience, 2012, 14（4）：345-67.

［115］Hagemann P. M. S. , Martin L. C. , Neme C. M. B. The effect of music therapy on hemodialysis patients' quality of life and depression symptoms ［J］. Jornal Brasileiro de Nefrologia, 2019, 41（1）：74-82.

［116］Hamre H. J. , Witt C. M. , Kienle G. S. , et al. Anthroposophic therapy for attention deficit hyperactivity：A two - year prospective study in outpatients ［J］. International Journal of General Medicine, 2010, 3：239-253.

［117］Hamza M. , Halayem S. , Bourgou S. , er al. Epigenetics and ADHD：Toward an integrative approach of the disorder pathogenesis ［J］. Journal of Attention Disorders, 2019, 23（7）：655-664.

［118］Hans-Eckhardt S. Music-evoked emotions—current studies ［J］. Frontiers in Neuroscience, 2017, 11：600.

［119］Happé F.. Autism：An introduction to psychological theory ［M］. London, UCL Press.

［120］Harmat L. , Takács J. , Bódizs R. Music improves sleep quality in students ［J］. Journal of Advanced Nursing, 1994, 62（3）：327-335.

［121］Harvey A R. Links between the neurobiology of oxytocin and human musicality ［J］. Frontiers in Human Neuroscience, 2020, 14：350.

［122］He H. , Yang M. , Duan M. , et al. Music intervention leads to increased insular connectivity and improved clinical symptoms in schizophrenia ［J］. Frontiers in Neuroscience, 2018, 11：744.

［123］Heiderscheit A. , Madson A. Use of the Iso principle as a central method in mood management：A music psychotherapy clinical case study ［J］. Music Therapy Perspectives, 2015, 33（1）：45-52.

［124］Heise S, Steinberg H, Himmerich H. The discussion about the application and impact of music on depressive diseases throughout history and at present ［J］. Fortschr Neurol Psychiatr, 2013：81（8）.

［125］Heng, Chun, Wong, et al. Neurostimulation in treating ADHD. ［J］. Psychiatria Danubina, 2019, 31（Suppl 3）：265-275.

［126］Hill B. , Soziale Kulturarbeit mit Musik. , In T. Hartogh, et al. Handbuch musik in der sozialen arbeit ［M］. Handbook Music in Social Work. Weinheim: Juventa, 2004: 83-100.

［127］Hohmann L. , Bradt J. , Stegemann T. , et al. Effects of music therapy and music－based interventions in the treatment of substance use disorders: A systematic review ［J］. PLoS One, 2017, 12（11）: e0187363.

［128］Hossain M. M. , Tasnim S. , Sultana A. , et al. Epidemiology of mental health problems in COVID: A review ［J］. FResearch, 2020, 9: 636.

［129］Hu Y. Social work intervention for anxiety and depression among medical workers during the COVID Pandemic: "Internet Plus Music Therapy" ［J］. Psychiatria Danubina, 2021, 33（4）: 634-638.

［130］Huang H, Zhang J, Zhu L, et al. EEG－based sleep staging analysis with functional connectivity ［J］. International Journal of Psychophysiology, 2021, 21（6）: 1988.

［131］Hudetz JA, Hudetz AG, Klayman J. Relationship between relaxation by guided imagery and performance of working memory ［J］. Psychol Rep, 2000, 86（1）: 15-20.

［132］Hyde KL, Lerch JP, Zatorre RJ, et al. Cortical thickness in congenital amusia: When less is better than more ［J］. Journal of Neuroscience, 2007, 27（47）: 13028-32.

［133］Jakubowski K, Farrugia N, Halpern A R, et al. The speed of our mental soundtracks: Tracking the tempo of involuntary musical imagery in everyday life ［J］. Memory & Cognition, 2015, 43（8）: 1229-42.

［134］Janthasila N, Keeratisiroj O. Music therapy and aromatherapy on dental anxiety and fear: A randomized controlled trial ［J］. J Dent Sci. 2023, 18（1）: 203-210.

［135］Jenkins L M, Skerrett K A, Deldonno S R, et al. Individuals with more severe depression fail to sustain nucleus accumbens activity to preferred music over time ［J］. Psychiatry Research Neuroimaging, 2018, 275: 21-27.

［136］Jenkins R. L. , Boyer A. Types of delinquent behavior and background factors ［J］. International Journal of Social Psychiatry, （1967-1968）.

［137］Jerath R, Edry J W, Barnes V A, et al. Physiology of long pranayamic breathing: Neural respiratory elements may provide a mechanism that explains how slow deep breathing shifts the autonomic nervous system ［J］. Medical Hypotheses, 2006, 67（3）: 566-71.

［138］Jung W, Jang KI, Lee SH. Heart and brain interaction of psychiatric illness: A review focused on heart rate variability, cognitive function and quantitative electroencephalography ［J］. Clinical Psychopharmacology and Neuroscience, 2019, 17 (4): 459-474.

［139］Kakar E., Billar R. J., van Rosmalen J., et al. Music intervention to relieve anxiety and pain in adults undergoing cardiac surgery: A systematic review and metaanalysis ［J］. Open Heart, 2021, 8 (1): e001474.

［140］Kavak Akelma F., Altınsoy S., Arslan M. T., et al. Effect of favorite music on postoperative anxiety and pain ［J］. Der Anaesthesist, 2020, 69 (3): 198-204.

［141］Keith DR, Weaver BS, Vogel RL. The effect of music-based listening interventions on the volume, fat content, and caloric content of breast milk -produced by mothers of premature and critically ill infants ［J］. Adv Neonatal Care. 2012, 12 (2): 112-9.

［142］Kelly B L, Doherty L. A historical overview of art and music-based activities in social work with groups: Nondeliberative practice and engaging young people's strengths ［J］. Social Work With Groups, 2016: 1-15.

［143］Khvostova O., Willmann M.. Tanz der anorexie: Bewegungs - und tanztherapie bei magersucht. Dance of Anorexia: Movement and dance therapy for patients with anorexia nervosa ［M］. Gießen: PsychosozialVerlag, 2018.

［144］Kiernan J. M., Conradi Stark J., Vallerand A. H. Chemotherapy induced nausea and vomiting mitigation with music interventions ［J］. Oncology Nursing Forum, 2018, 45 (1): 88-95.

［145］Kim K J, Lee S N, Lee B H. Music therapy inhibits morphine-seeking behavior via GABA receptor and attenuates anxiety - like behavior induced by extinction from chronic morphine use ［J］. Neuroscience Letters, 2018, 674: 81.

［146］Kim S, Kim H J, Yeo J S, et al. The effect of lavender oil on stress, bispectral index values, and needle insertion pain in volunteers ［J］. Journal of Alternative & Complementary Medicine, 2011, 17 (9): 823-6.

［147］Kim Y.. The early beginnings of Nordoff-Robbins music therapy ［J］. Journal of Music Therapy, 2004, 41 (4): 321-339.

［148］Kim K. B., Lee M. H., Sok S. R.. The effect of music therapy on anxiety and depression in patients undergoing hemodialysis ［J］. Taehan Kanho Hakhoe Chi, 2006, 36 (2): 321-329.

［149］ Knill P. . Ausdruckstherapie. Künstlerischer ausdruck in therapie und erziehung als intermediale methode ［M］. Halle：Ohlsen Verlag，1979.

［150］ Knill P. J. ，Nienhaus Barba H. ，Fuchs M. N. . Minstrels of the soul，intermodal expressive therapy ［M］. Toronto：Palmerston Press，1993.

［151］ Koelsch S，Andrews-Hanna J R，Skouras S. Tormenting thoughts：The posterior cingulate sulcus of the default mode network regulates valence of thoughts and activity in the brain's pain network during music listening ［J］. Human Brain Mapping，2022，43 （2）.

［152］ Koelsch S，Fritz T，V Cramon DY，et al. Investigating emotion with music：An fMRI study ［J］. Hum Brain Mapp，2006，27 （3）：239-50.

［153］ Kreutz G，Murcia C Q，Bongard S. Psychoneuroendocrine research on music and health：An overview ［M］. Oxford University Press，2012.

［154］ Krishna Priya A. ，Applewhite B. ，Au K. ，et al. Attitudes surrounding music of patients with anorexia nervosa：A surveybased mixedmethods analysis ［J］. Frontiers in Psychiatry，2021，12：639202.

［155］ Kristl E. ，Mastnak W. MusikKunstTherapie und die kreative Assoziation ［J］. Eine Praxisperspektive Musicarttherapy and the creative association：A practice perspective. Musik，Tanz und Kunsttherapie，2022，32 （1）：77-83.

［156］ Kumar A. ，Nayar K. R. COVID and its mental health consequences ［J］. Journal of Mental Health，2021，30 （1）：1-2.

［157］ Lai HL，Chen PJ，Peng TC，et al. Randomized controlled trial of music during kangaroo care on maternal state anxiety and preterm infants' responses ［J］. International Journal of Nursing Studies，2006，43 （2）：139-46.

［158］ Lam A，Wagner G S，Pahlm O. The classical versus the cabrera presentation system for resting electrocardiography：Impact on recognition and understanding of clinically important electrocardiographic changes ［J］. Journal of Electrocardiology，2015，48 （4）：476-82.

［159］ Landis-Shack N. ，Heinz A. J. ，BonnMiller M. O. Music therapy for posttraumatic stress in adults：A theoretical review ［J］. Psychomusicology，2017，27 （4）：334-342.

［160］ Lee J S，Kim J H，Lee S K. The relationship between neuropsychiatric symptoms and default-mode network connectivity in alzheimer's disease. ［J］. Korean Neuropsychiatric Association，2020，17 （7）：662-666.

［161］ Lee KS，Jeong HC，Yim JE，et al. Effects of music therapy on the cardiovascular and autonomic nervous system in stress-induced university students: A randomized controlled trial [J]. J Altern Complement Med. 2016, 22 (1): 59-65.

[162] Lee J. H. The effects of music on pain: A meta-analysis [J]. Journal of Music Therapy, 2016, 53 (4): 430-477.

[163] Lehrer, PM, Gevirtz. Heart rate variability biofeedback: How and why does it work? [J]. FRONT PSYCHOL, 2014, 5: 756.

[164] Leonardi S. , Cacciola A. , De Luca R. , et al. The role of music therapy in rehabilitation: Improving aphasia and beyond [J]. International Journal of Neuroscience, 2018, 128 (1): 90-99.

[165] Leubner D, Hinterberger T. Reviewing the effectiveness of music interventions in treating depression [J]. Frontiers in Psychology, 2017, 8: 1109.

[166] Levine E. , Levine S. , Knill P. Eds.. Principles and practice of expressive arts therapy: Toward a therapeutic aesthetics [M]. London: Jessica Kingsley Publishers, 2004.

[167] Levitin DJ, Tirovolas AK. Current advances in the cognitive neuroscience of music [J]. Annals of the New York Academy of Sciences, 2009, 1156: 211-31.

[168] Li J, Yu B, Qi X, et al. The effect of music therapy on emotional expression of depressed patients [J]. Journal of Taishan Medical College, 2015, 36 (4): 315-318.

[169] Li Y, Xing X, Shi X, et al. The effectiveness of music therapy for patients with cancer: A systematic review and meta-analysis [J]. Journal of Advanced Nursing, 2020, 76 (1) .

[170] Liang, LeileiRen, HuiCao, et al. The effect of COVID-19 on youth mental health [J]. The Psychiatric quarterly, 2020, 91 (3) .

[171] Liao H, Jiang G, Wang X. Music therapy as a non-pharmacological treatment for epilepsy [J]. Expert Review of Neurotherapeutics, 2015, 15 (9): 993-1003.

[172] Light S. . Music and occupational therapy [J]. Canadian Journal of Occupational Therapy, 1947, 14 (4): 76-78.

[173] Liikkanen L A. Musical activities predispose to involuntary musical imagery [J]. Psychology of Music, 2011, 40 (2): 236-256.

[174] Lin X. , Li L. , Heath M. A. , et al. Multiple levels of family factors

and oppositional defiant disorder symptoms among Chinese children [J]. Family Process, 2018, 57 (1): 195-210.

[175] Linnemann A., Ditzen B., Strahler J., et al. Music listening as a means of stress reduction in daily life [J]. Psychoneuroendocrinology, 2015, 60: 82-90.

[176] Liu YH, Chang MY, Chen CH. Effects of music therapy on labour pain and anxiety in Taiwanese first-time mothers [J]. J Clin Nurs. 2010, 19 (7-8): 1065-72.

[177] Logothetis N K, Pauls J, Augath M, et al. Neurophysiologi-cal investigation of the basis of the fMRI signal [J]. Nature, 2001, 412 (6843): 150-7.

[178] LópezOrtiz C., GaeblerSpira D. J., Mckeeman S. N., et al. Dance and rehabilitation in cerebral palsy: A systematic search and review [J]. Developmental Medicine and Child Neurology, 2019, 61 (4): 393-398.

[179] Lordier L, Meskaldji D E, Grouiller F, et al. Music in premature infants enhances high-level cognitive brain networks [J]. Proceedings of the National Academy of Sciences, 2019, 116 (24): 12103-12108.

[180] Ludwing AM. Altered states of consciousness [J]. Arch Gen Psychiatry, 1966, 15 (3): 225-34.

[181] M Bucharová, A Malá, Kantor J, et al. Arts therapies interventions and their outcomes in the treatment of eating disorders: Scoping review protocol [J]. Behavioral Sciences, 2020, 10 (12): 188.

[182] Machado Sotomayor M. J., ArufeGiráldez V., RuízRico G., et al. Music therapy and Parkinson's disease: A systematic review from 2015-2020 [J]. International Journal of Environmental Research and Public Health, 2021, 18 (21): 11618.

[183] MacRae A.. Should music be used therapeutically in occupational therapy? [J]. American Journal of Occupational Therapy, 1992, 46 (3): 275-277.

[184] Madsen C. K., Cotter V., Madsen C. H.. A behavioral approach to music therapy [J]. Journal of Music Therapy, 1968, 5 (3): 15-23.

[185] Malchiodi C. A.. Expressive therapies: History, theory, and practice [M]. New York, NY: Guilford Press, 2006.

[186] Maratos A S, Gold C, Xu W, et al. Music therapy for depression [J]. Cochrane Database Syst Rev, 2008, 108 (1): CD004517.

[187] Maratos AS, Crawford MJ, Procter S. Music therapy for depression: It seems to work, but how? [J]. British Journal of Psychiatry, 2011, 199 (2): 92-3.

[188] Maratos A. , Crawford M. J. , Procter S. . Music therapy for depression: It seems to work, but how? [J]. British Journal of Psychiatry, 2022, 2 (1): 26-33.

[189] Marek, Malik, et al. Components of heart rate variability — what they really mean and what we really measure [J]. The American Journal of Cardiology, 1995, 72 (11): 821-2.

[190] Marrades - Caballero E, Santonja - Medina C S, Sanz M J, et al. Neurologic music therapy in upper-limb rehabilitation in children with severe bilateral cerebral palsy: A randomized controlled trial [J]. European Journal of Physical & Rehabilitation Medicine, 2018, 54 (6) .

[191] Marron T. R. , Lerner Y. , Berant E, et al. Chain free association, creativity, and the default mode network [J]. Neuropsychologia, Pt A, 2018, 118 (Pt A): 40-58.

[192] MartínezMolina N. , Siponkoski S. T. , Kuusela L, et al. Restingstate network plasticity induced by music therapy after traumatic brain injury [J]. Neural Plasticity, 2021, 8, 6682471.

[193] Mastnak W. The evolution of music therapy: Five eras and their spirit [J]. Musik- Tanz und Kunsttherapie, 2015, 26 (4): 207-221.

[194] Mastnak W. , Mao Q. Mindful Chinese family therapy [J]. Crosscultural perspectives & an arts therapeutic model. BNU Scientific Arts Therapy Reports, 1 (1): 1-8.

[195] Mastnak W. . Music, sex therapy, China and the West: An endocrinological perspective [Musik und Sexualtherapie. Eine westlich und chinesisch akzentuierte, endokrinologische Perspektive] [J]. Musik, Tanz und Kunsttherapie, 2020, 30 (1): 3-9.

[196] Mastnak W. . Sound Work: Voice and body in psychiatry, psychosomatics and health promotion [J]. Musik, Tanz und Kunsttherapie, 2018, 28 (1): 109-121.

[197] Mastnak W. Music therapy and high resting heart rate: Underlying mechanisms and practical models [J]. Music Therapy Today, 2016, 12 (1):54-78.

[198] Mastnak W. Music, arts and cognitive behavioural therapy to treat sleep disorders [J]. Integrative Journal of Medical Sciences, 2022, 9: 1-4.

[199] Mastnak W. Polyästhetische therapie [M] . In H. H. DeckerVoigt & E. Weymann Eds. , Lexikon Musik therapie. Göttingen: Hogrefe.

[200] Mastnak W. Polyästhetische therapie [M] . In W. Mastnak, Sinne- Künste-Lebenswelten. Prešov: Matúš, 1994: 121-148.

［201］Mastnak W. Sound focusing ［M］. Therapie durch Stimme und gezielte Körperresonanz, 1992.

［202］Mastnak W. The COVID pandemic, associated mental health issues and music educational therapy: An international and Chinese approach ［J］. World Journal of Advanced Research and Reviews, 2022, 13 (1): 543-551.

［203］Mastnak W. The music stress-interface. A framework synthesis of music based cerebral mechanisms of stress modulation ［J］. Musik, Tanz und Kunsttherapie, 2018, 28 (1): 30-43.

［204］Mastnak W., Lipský M., Neuwirthová A.. Autism Crises: Music therapeutic practice research at the Social Care Centre Tloskov, Czech Republic ［J］. A Short Report. Journal of Russian & East European Psychology, 2018, 55 (1):42-52.

［205］Mastnak W., Vörösová A., Hittinger L., et al. Singing with people with dementia ［J］. Today's Geriatric Medicine, 2017, 10 (1): 5-7.

［206］Mastnak W., Wang L., He P., et al. Chinese music therapy to alleviate anxiety and depressive traits in breast cancer patients ［J］. The Shanghai Model. Journal of Clinical Research in Oncology, 2020, 3 (1): 1-9.

［207］Mavridis, Ioannis N. Music and the nucleus accumbens ［J］. Surgical & Radiologic Anatomy, 2015, 37 (2): 121-125.

［208］Mays K. L., Clark D. L., Gordon A. J. Treating addiction with tunes: A systematic review of music therapy for the treatment of patients with addictions ［J］. Substance Abuse, 2008, 29 (4): 51-59.

［209］McHugh R. K., Weiss R. D.. Alcohol use disorder and depressive disorders ［J］. Alcohol Research, 2019, 40 (1).

［210］McKinney C. H., Honig T. J.. Health outcomes of a series of Bonny Method of Guided Imagery and Music sessions: A Systematic Review ［J］. Journal of Music Therapy, 2017, 54 (1): 1-34.

［211］Meier J.. Positive effekte von musik im rennsport ［D］. Munich: University of Music and Performing Arts, 2022.

［212］Milenkovic I., Schiefer U., Ebenhoch R., et al. Anatomy and physiology of the auditory pathway ［J］. Der Ophthalmologe, 2020, 117 (11).

［213］Montinari M R, Giardina S, Minelli P, et al. History of music therapy and its contemporary applications in cardiovascular diseases ［J］. Southern Medical Journal, 2018, 111 (2): 98.

［214］Moon JR, Song J, Huh J, et al. The effects of music intervention on anxiety and stress responses in adults with CHD undergoing cardiac catheterization [J]. Cardiol Young, 2023, 33 (2): 213-220.

[215] Moss H., Nolan E., O'Neill D.. A cure for the soul? The benefit of live music in the general hospital [J]. Irish Medical Journal, 2007, 100 (10): 634-636.

[216] Mössler K. "I am a psychotherapeutically oriented music therapist": Theory construction and its influence on professional identity formation under the example of the Viennese School of Music Therapy [J]. Nordic Journal of Music Therapy, 2009, 20 (2): 155-184.

[217] Musiktherapeutische Umschau. Forschung und Praxis der Musiktherapie [J]. 13 (1): 30-47.

[218] Myriam V, Virginia P, Anouk L. A piano training program to improve manual dexterity and upper extremity function in chronic stroke survivors [J]. Frontiers in Human Neuroscience, 2014, 8, 8: 662.

[219] Nair P S, Kuusi T, Ahvenainen M, et al. Music-performance regulates microRNAs in professional musicians [J]. PeerJ, 2019, 7 (1): e6660.

[220] Najafi Ghezeljeh T, Mohades Ardebili F, Rafii F. The effects of massage and music on pain, anxiety and relaxation in burn patients: Randomized controlled clinical trial [J]. Burns, 2017: 1034-1043.

[221] Nápoles J., MacLeod R. B., Clifford K.. Madsen's contributions to music education and music therapy: Love of learning [M]. New York: Routledge, 2020.

[222] Nater UM, Abbruzzese E, Krebs M, et al. Sex differences in emotional and psychophysiological responses to musical stimuli [J]. International Journal of Psychophysiology, 2006, 62 (2): 300-8.

[223] Nayak CS, Anilkumar AC. EEG normal waveforms [D]. National center for Biotechnology Information, StatPearls, 2021.

[224] Newson JJ, Thiagarajan TC. EEG frequency bands in psychiatric disorders: A review of resting state studies [J]. Frontiers in Human Neuroscience, 2019 Nov, 12: 521.

[225] Ni X, Zhang-James Y, Han X, et al. Traditional Chinese medicine in the treatment of ADHD: A review [J]. Child & Adolescent Psychiatric Clinics of North America, 2014, 23 (4): 853-81.

[226] O'Grady L., Mcferran K.. Community music therapy and its

relationship to community music: Where does it end [J]? Nordic Journal of Music Therapy, 2007 (1): 14-26.

[227] Ong W. Y., Stohler C. S., Herr D. R.. Role of the prefrontal cortex in pain processing [J]. Molecular Neurobiology, 2019, 56 (2): 1137-1166.

[228] Orff G.. Key concepts in the orff music therapy [M]. London: Schott., 1989.

[229] Orff G. The orff music therapy [M]. New York: Schott Music Corporation, 1980.

[230] Ormerod W. Richard Caton (1842-1926): Pioneer electrophysiologist and cardiologist [J]. Journal of Medical Biography, 2006, 14 (1): 30-5.

[231] Ortigoza Castro, D. Die Bedeutung von Klavier - Einzelunterricht für Kinder mit Aufmerksamkeitsdezifiz / Hyperaktivitätsstörung [The Significance of Individual Piano Tuition for Children with Attention Deficit Hyperactivity Disorder, PhD-dissertation] [D] Salzburg: University Mozarteum, 2019.

[232] Ozgundondu B, Metin Z G. Effects of progressive muscle relaxation combined with music on stress, fatigue, and coping styles among intensive care nurses [J]. Intensive and Critical Care Nursing, 2019, 54: 54-63.

[233] Palmer E D, Finger S. An early description of ADHD (Inattentive Subtype): Dr Alexander Crichton and 'Mental Restlessness' (1798) [J]. Child Psychology & Psychiatry Review, 2001, 6 (2): 66-73.

[234] Pardini D A, Frick P J, Moffitt T E. Building an evidence base for DSM-5 conceptualizations of oppositional defiant disorder and conduct disorder: Introduction to the Special Section [J]. American Psychological Association, 2010, 119 (4): 683-8.

[235] Pelletier C L. Theeffect of music on decreasing arousal due to stress: A meta-analysis [J]. J Music Ther, 2004, 41 (3): 192-214.

[236] Peretz I, Cummings S, MP Dubé. The genetics of congenital amusia (tone deafness): A family - aggregation study. [J]. The American Journal of Human Genetics, 2007, 81 (3): 582-8.

[237] Perkovic R, Tustonja M, Devic K, et al. Music therapy and mental health in pregnancy. [J]. Psychiatria Danubina, 2021. 33 (Suppl 4): 786-789.

[238] Prensner JD, Yowler CJ, Smith LF, et al. Music therapy for assistance with pain and anxiety management in burn treatment [J]. Journal of Burn Care & Rehabilitation, 2001, 22 (1): 83-8; discussion 82-3.

［239］Prime DK, Garbin CP, Hartmann PE, et al. Simultaneous breast expression in breastfeeding women is more efficacious than sequential breast expression ［J］. Breastfeed Med, 2012, 7 (6): 442-7.

［240］Pruett D. B.. Orff before Orff: The Güntherschule (1924 – 1945)［J］. Journal of Historical, 2003. Research in Music Education, 24 (2), 178-196.

［241］Qi Y, Lin L, Dong B, et al. Music interventions can alleviate cancer-related fatigue: A metaanalysis ［J］. Supportive Care in Cancer, 29 (7): 3461-3470.

［242］Quay H C. Dimensions of personality in delinquent boys as inferred from the factor analysis of case history data ［J］. Child Dev, 1964, 35: 479-84.

［243］Raglio A, Zaliani A, Baiardi P, et al. Active music therapy approach for stroke patients in the post – acute rehabilitation ［J］. Neurological Sciences Official Journal of the Italian Neurological Society & of the Italian Society of Clinical Neurophysiology, 2017, 38 (5): 893-897.

［244］Raglio A. Effects of music and music therapy on mood in neurological patients. ［J］. World Journal of Psychiatry, 2015, 5 (1): 68-78.

［245］Raglio A. , Giambelluca E. , Balia G. , et al. Music as support to occupational therapy ［J］. Giornale Italiano di Medicina del Lavoro ed Ergonomia, 2020, 42 (2): 133-136.

［246］Raichle M E, Macleod A M, Snyder A Z, et al. A default mode of brain function ［J］. Proceedings of the National Academy of Sciences, 2001, 98 (2): 676-682.

［247］Raichle M. E.. The brain's default mode network ［J］. Annual Review of Neuroscience, 2015, 38: 433-447.

［248］Ramírez-Rivera S, Bernal G. Music is capable of inducing changes in gene expression in gastric cancer cells ［J］. Journal of Gastrointestinal Cancer, 2019, 50 (1): 175-180.

［249］Ramsay D T, Kent J C, Owens R A, et al. Ultrasound imaging of milk ejection in the breast of lactating women ［J］. Pediatrics, 2004, 113 (2): 361-7.

［250］Ravens-Sieberer U, Kaman A, Erhart M, et al. Impact of the COVID-19 pandemic on quality of life and mental health in children and adolescents in Germany ［J］. European Child & Adolescent Psychiatry, 2022, 31 (6): 879-889.

［251］Rebecchini L. Music, mental health and immunity ［J］. Brain, Behavior & Immunity-health, 2021, 18: 100374.

［252］ Reybrouck M, Vuust P, Brattico E. Music and brain plasticity: How sounds trigger neurogenerative adaptations ［J］. Neuroplasticity, 2018, 6 (6): 85-103.

［253］ Ribeiro M K A, Alcântara-Silva T R M, Oliveira J C M, et al. Music therapy intervention in cardiac autonomic modulation, anxiety, and depression in mothers of preterms: Randomized controlled trial ［J］. BMC Psychology, 2018, 6 (1): 57.

［254］ Riley M, Ahmed S, Locke A. Common questions about oppositional defiant disorder ［J］. American Family Physician, 2016, 93 (7): 586-91.

［255］ Rodriguez-Fornells A, Rojo N, Amengual JL, et al. The involvement of audio-motor coupling in the music-supported therapy applied to stroke patients ［J］. Annals of the New York Academy of Sciences, 2012, 1252: 282-93.

［256］ Romwell H C, Panksepp J. Rethinking the cognitive revolution from a neural perspective: How overuse/misuse of the term 'cognition' and the neglect of affective controls in behavioral neuroscience could be delaying progress in understanding the BrainMind ［J］. Neuroscience & Biobehavioral Reviews, 2011, 35 (9): 2026-2035.

［257］ Roscher, W. Polyästhetische Erziehung ［M］. Klänge, Texte, Bilder, Szenen. Köln: DuMont. (1976).

［258］ Rümeysa nce, Adanr S S, Sevmez F. The inventor of electroencephalography (EEG): Hans Berger (1873-1941) ［J］. Springer Berlin Heidelberg, 2021, 37 (9): 2723-2724.

［259］ Sandra S. ［Mindfulness-based intervention in attention-deficit-/hyperactivity disorder (ADHD)］. ［J］. Z Kinder Jugendpsychiatr Psychother. 2015, 43 (2): 123-31.

［260］ Santonja-Medina C S, Marrades-Caballero E, et al. Neurologic music therapy improves participation in children with severe cerebral palsy ［J］. Frontiers in Neurology, 2022, 13: 795533.

［261］ Santos M, Thomaz F, Jomar R T, et al. Music in the relief of stress and distress in cancer patients ［J］. Revista Brasileira de Enfermagem, 2021, 74 (2): e20190838.

［262］ Särkämö T, Tervaniemi M, Laitinen S, et al. Music listening enhances cognitive recovery and mood after middle cerebral artery stroke ［J］. Brain, 2008, 131 (Pt 3): 866-876.

［263］ Sayal K, Prasad V, Daley D, et al. ADHD in children and young people:

Prevalence, care pathways, and service provision [J]. Lancet Psychiatry, 2018, 5 (2): 175-186.

[264] Schlaug G. Musicians and music making as a model for the study of brain plasticity [J]. Progress in Brain Research, 2015, 217C: 37-55.

[265] Schwabe C. On some basic problems on music therapy according to Aleks Pontvik [J]. Z Psychother Med Psychol, 1967, 17 (3): 81-90.

[266] Schwarzbauer, M. Polyaisthesis, Therapie und Kunst [M]. In H. H. DeckerVoigt & E. Weymann Eds., Lexikon Musiktherapie. Göttingen: Hogrefe, 2009.

[267] Scudamore T., Liem A., Wiener M., et al. Mindful melody: Feasibility of implementing music listening on an inpatient psychiatric unit and its relation to the use of as needed medications for acute agitation [J]. BMC Psychiatry, 2021, 21 (1): 132.

[268] Seinfeld S, Figueroa H, Ortiz-Gil J, et al. Effects of music learning and piano practice on cognitive function, mood and quality of life in older adults [J]. Front Psychol, 2013 (11): 810.

[269] Selim R, Benbadis Sor Beniczky, Edward Bertram, et al. The role of EEG in patients with suspected epilepsy [J]. Epileptic Disorders: International Epilepsy Journal with Videotape, 2020, 22 (2): 143-155.

[270] Semyachkina Glushkovskaya O., Esmat A., Bragin D., et al. Phenomenon of musicinduced opening of the bloodbrain barrier in healthy mice [J]. Proceedings. Biological Sciences, 2020, 287 (1941): 20202337.

[271] Shaffer F, Mccraty R, Zerr CL. A healthy heart is not a metronome: An integrative review of the heart's anatomy and heart rate variability [J]. Front Psychol, 2014, 5: 1040.

[272] Shaffer F, Ginsberg JP. An overview of heart rate variability metrics and norms [J]. Frontiers in Public Health, 2017, 5: 258.

[273] Sharda M, Tuerk C, Chowdhury R, et al. Music improves social communication and auditory - motor connectivity in children with autism [J]. Translational Psychiatry, 2018, 8 (1): 231.

[274] Shen YM, Chan BSM, Liu JB, et al. The prevalence of psychiatric disorders among students aged 6-16 years old in central Hunan, China [J]. BMC Psychiatry, 2018, 18 (1): 243.

［275］Shih Y. N., Chen C. S., Chiang H. Y., et al. Influence of background music on work attention in clients with chronic schizophrenia［J］. Work, 2015, 51 (1): 153-158.

［276］Shum A., Taylor B. J., Thayala J., et al. The effects of sedative music on sleep quality of older community-dwelling adults in singapore［J］. Complementary Therapies in Medicine, 2014, 22 (1): 49-56.

［277］Sihvonen A J, Leo V, P Ripollés, et al. Vocal music enhances memory and language recovery after stroke: Pooled results from two RCTs［J］. Annals of Clinical and Translational Neurology, 2020, 7 (11): 2272-2287.

［278］Sihvonen A J, Srkm T, Leo V, et al. Music-based interventions in neurological rehabilitation［J］. Lancet Neurology, 2017, 16 (8): 648-660.

［279］Silverman M. J.. Musicbased affect regulation and unhealthy music use explain coping strategies in adults with mental health conditions［J］. Community Mental Health Journal, 2020, 56 (5), 939-946.

［280］Simavli S, Kaygusuz I, Gumus I, et al. Effect of music therapy during vaginal delivery on postpartum pain relief and mental health［J］. Journal of Affective Disorders, 2014, 156: 194-9.

［281］Simons LE, Elman I, Borsook D. Psychological processing in chronic pain: A neural systems approach［J］. Neuroscience & Biobehavioral Reviews, 2014, 39: 61-78.

［282］Smirmaul B. P. Effect of pretask music on sports or exercise performance［J］. Journal of Sports Medicine and Physical Fitness, 2017, 57 (7-8): 976-984.

［283］Soares JM, Ricardo M, Moreira PS, et al. A Hitchhiker's Guide to functional magnetic resonance imaging［J］. Front Neurosci, 2016, 10: 515.

［284］Song Y, Li J, Chen Y, et al. The development of clinical guidelines in China: insights from a national survey［J］. Health Research Policy and Systems, 2021, 19 (1): 151.

［285］Starcke K, Mayr J, von Georgi R. Emotion modulation through music after sadness induction-the iso principle in a controlled experimental study［J］. Int J Environ Res Public Health; Int J Environ Res Public Health, 2021, 18 (23): 12486.

［286］Stefan K, Julian F, Ulrich S, et al. Effects of music listening on cortisol levels and propofol consumption during spinal anesthesia［J］. Frontiers in Psychology, 2011, 2: 58.

［287］Stefan K, Lutz J. Music and the heart ［J］. European Heart Journal, 2015, 36 （44）: 3043-9.

［288］Stefano, Sandrone, Marco, et al. Angelo Mosso （1846-1910）［J］. Journal of Neurology, 2012, 259 （11）: 2513-4.

［289］Stewart J. , Garrido S. , Hense C. , et al. Music use for mood regulation: Self-awareness and conscious listening choices in young people with tendencies to depression ［J］. Frontiers in Psychology, 2019, 10: 1199.

［290］Streich H. . Musik im Traum ［M］. In D. Storz & D. Oberegelsbacher Eds. Wiener Beiträge zur Musiktheapie, Vol. 3, Theorie und klinische Praxis. . Wien: Edition Praesens, 2000, 73-98.

［291］Sükran, Pinar E, Havva, et al. The effect of music on auditory hallucination and quality of life in schizophrenic patients: A randomized controlled trial ［J］. Issues in Mental Health Nursing, 2019, 40 （1）: 50-57.

［292］Sung HC, Lee WL, Li TL, et al. A group music intervention using percussion instruments with familiar music to reduce anxiety and agitation of institutionalized older adults with dementia ［J］. International Journal of Geriatric Psychiatry, 2012, 27 （6）: 621-7.

［293］Szabo S, Yoshida M, Filakovszky J, et al. "Stress" is 80 years old: From hans selye original paper in 1936 to recent advances in GI ulceration ［J］. Current Pharmaceutical Design, 2017, 23 （27）: 4029-4041.

［294］Tamplin J, Baker FA, Grocke D, et al. Effect of singing on respiratory function, voice and mood after quadriplegia: A randomized controlled trial ［J］ . Archives of Physical Medicine and Rehabilitation, 2013, 94 （3）: 426-34.

［295］Tamplin J, Baker FA, Grocke D, et al. Thematic analysis of the experience of group music therapy for people with chronic quadriplegia. ［J］. Topics in Spinal Cord Injury Rehabilitation, 2014, 20 （3）: 236-47.

［296］Tang Q, Huang Z, Zhou H, et al. Effects of music therapy on depression: A meta-analysis of randomized controlled trials ［J］. PLOS ONE, 2020, 15 （11）: e0240862.

［297］Tapson C. , Noble D. , Daykin N. , et al. Live music in care ［M］. The impact of music interventions for people living and working in care home settings. University of Winchester & Live Music Now, 2018.

［298］Taruffi L，Pehrs C，Skouras S，et al. Effects of sad and happy music on mind-wandering and the default mode network ［J］. Rep，2017，7（1）：14396.

［299］Terry P. C.，Karageorghis C. I.，Curran M. L.，et al. Effects of music in exercise and sport：A meta-analytic review ［J］. Psychological Bulletin，2020，146（2）：91-117.

［300］Testa F，Arunachalam S，Heiderscheit A，et al. A systematic review of scientific studies on the effects of music in people with or at risk for eating disorders ［J］. Psychiatria Danubina，2020，32（3-4）：334-345.

［301］Thapar A，Cooper M. Attention deficit hyperactivity disorder ［J］. Lancet，2016，387（10024）：1240-50.

［302］Thaut MH，Mcintosh GC，Volker H. Neurobiological foundations of neurologic music therapy：Rhythmic entrainment and the motor system ［J］. Frontiers in Psychology，2015，5：1185.

［303］Thayer JF，Lane RD. The role of vagal function in the risk for cardiovascular disease and mortality ［J］. Biological Psychology，2007，74（2）：224-42.

［304］Thoma MV，La Marca R，Brönnimann R，et al. The effect of music on the human stress response ［J］. PLoS ONE. 2013，8（8）：e70156.

［305］Tonia L，Stefanidis A，Mparmpatzas N，et al. Music of the cosmos and the heart ［J］. European Heart Journal，2021，42（16）：1538-1540.

［306］Townsend E. A.，Polatajko H. J.. Enabling occupation II：Advancing an occupational therapy vision for health，wellbeing，justice through occupation ［M］. Ontario：Canadian Association of Occupational Therapists，2011，78（4）：255-9.

［307］Trachtman J N. Background and history of autism in relation to vision care ［J］. Optometry-journal of the American Optometric Association，2008，79（7）：391-6.

［308］Trimmer C，Tyo R，Naeem F. Cognitive behavioural therapy-based music（CBT-Music）group for symptoms of anxiety and depression ［J］. Canadian Journal of Community Mental Health = Revue canadienne de santé mentale communautaire，2016，35（2）：1-5.

［309］Trimmer C，Tyo R，Pikard J，et al. Low-intensity cognitive behavioural therapy-based music group（CBT -Music）for the treatment of symptoms of anxiety and depression：A feasibility study ［J］. Behavioural and Cognitive Psychotherapy，2018，46（2）：168-181.

［310］ Tsenova B. Regulative music therapy and training as a means for enhancing adaptive potentials and for overcoming fatigue and stress ［J］. Probl Khig, 1996, 21: 44-51.

［311］ Usui C, Kirino E, Tanaka S, et al. Music intervention reduces persistent fibromyalgia pain and alters functional connectivity between the insula and default mode network ［J］. Pain Medicine, 2020, 21 (8): 1546-1552.

［312］ Van Assche E, De Backer J, Vermote R. Music therapy and depression ［J］. Tijdschrift voor Psychiatrie, 2015, 57 (11): 823-9.

［313］ van der Steen J T, Smaling H J, van der Wouden, et al. Music-based therapeutic interventions for people with dementia ［J］. Cochrane Database of Systematic Reviews, 2018, 7 (7): CD003477.

［314］ Varişoğlu Y, Güngör Satilmiş I. The effects of listening to music on breast milk production by mothers of premature newborns in the neonatal intensive care unit: A randomized controlled study ［J］. P Breastfeed Med. 2020, 15 (7): 465-470.

［315］ Vaschillo E, Lehrer P, Rishe N, et al. Heart rate variability biofeedback as a method for assessing baroreflex function: A preliminary study of resonance in the cardiovascular system ［J］. Appl Psychophysiol Biofeedback, 2002, 27 (1): 1-27.

［316］ Wan CY, Schlaug G, Wan CY, et al. Music making as a tool for promoting brain plasticity across the life span. ［J］. Neuroscientist a Review Journal Bringing Neurobiology Neurology & Psychiatry, 2010, 16 (5): 566-77.

［317］ Wang C, Xiao R. Music and art therapy combined with cognitive behavioral therapy to treat adolescent anorexia patients ［J］. American Journal of Translational Research, 2021, 13 (6): 6534-6542.

［318］ Wang T, Liu K, Li Z, et al. Prevalence of attention deficit/hyperactivity disorder among children and adolescents in China: A systematic review and meta-analysis ［J］. Bmc Psychiatry, 2017, 17 (1): 32.

［319］ Wei TT, Tian X, Zhang FY, et al. Music interventions for chemotherapy-induced nausea and vomiting: A systematic review and meta-analysis ［J］. Supportive Care in Cancer, 2020, 28 (9): 4031-4041.

［320］ Weingarten S J, Levy A T, Berghella V. The effect of music on anxiety in women undergoing cesarean delivery: A systematic review and meta-analysis ［J］. American Journal of Obstetrics & Gynecology MFM, 2021, 3 (5): 100435.

［321］ White JM. Effects of relaxing music on cardiac autonomic balance and anxiety after acute myocardial infarction ［J］. Am J Crit Care. 1999, 8（4）: 220-30.

［322］ Wigram T, Gold C. Music therapy in the assessment and treatment of autistic spectrum disorder: clinical application and research evidence ［J］. Child Care Health & Development, 2010, 32（5）: 535-42.

［323］ Willms, H.（Ed.）. Musik und Entspannung ［M］. Stuttgart: Gustav Fischer Verlag, 1977.

［324］ Winkelman M. Complementary therapy for addiction: "Drumming out drugs" ［J］. American Journal of Public Health, 2003, 93（4）: 647-51.

［325］ Wong M M, Tahir T, Wong M M, et al. Biomarkers of stress in music interventions: A systematic review ［J］. Journal of Music Therapy, 2021, 58（3）: 241-277.

［326］ Wulff V, Hepp P, Fehm T, et al. Music in obstetrics: An intervention option to reduce tension, pain and stress ［J］. Geburtshilfe Und Frauenheilkunde, 2017, 77（09）: 967-975.

［327］ Xue J. EEGanalysis with wavelet transform under music perception stimulation ［J］. Journal of Healthcare Engineering. 2021, 2021: 9725762.

［328］ Yang M, He H, Duan M, et al. The effects of music intervention on functional connectivity strength of the brain in schizophrenia ［J］. Neural Plasticity, 2018; 2018: 2821832.

［329］ Yang T, Wang S, Wang R, et al. Effectiveness of five-element music therapy in cancer patients: A systematic review and meta-analysis ［J］. Complementary Therapies in Clinical Practice, 2021, 44（6）: 101416.

［330］ Yangöz Ş T, Özer Z. Effects of music intervention on physical and psychological problems in adults receiving haemodialysis treatment: A systematic review and meta-analysis ［J］. Journal of Clinical Nursing（Epub ahead of print）, 2022, 31（23-24）: 3305-3326.

［331］ Yap S S. Journey to find avoice for lucy. Music therapy with a cerebral palsy client: An action research ［D］. Krems/Austria: University for Applied Sciences, 2014.

［332］ Yeager J. Relaxationinterventions for antepartum mothers on hospitalized bedrest ［J］. Am J Occup Ther. 2019, 73（1）: 7301205110p1-7301205110p7.

［333］ Yung P M, Chui K S, French P, et al. A controlled trial of music and pre – operative anxiety in Chinese men undergoing transurethral resection of the prostate. [J]. Journal of Advanced Nursing, 2002 (4), 39 (4): 352-9.

[334] Zatorre R J, Salimpoor V N. From perception to pleasure: Music and its neural substrates [J]. Proc Natl Acad Sci U S A, 2013, 110 (Supplement 2): 10430-10437.

[335] Zhang A, Zou T, Guo D, et al. The immune system can hear noise [J]. Frontiers in Immunology, 2021, 11: 619189.

[336] Zhang J, Shuai L, Yu H, et al. Acute stress, behavioural symptoms and mood states among school – age children with attention – deficit/hyperactive disorder during the COVID-19 outbreak [J]. Asian Journal of Psychiatry, 2020, 51: 102077.

[337] Zhang J, Shuai L, Yu H, et al. Acute stress, behavioural symptoms and mood states among school – age children with Attention – Deficit/Hyperactive Disorder during the COVID-19 outbreak [J]. Asian Journal of Psychiatry, 2020, 51: 102077.

[338] Zhang Y, Cai J, An L, et al. Does music therapy enhance behavioral and cognitive function in elderly dementia patients? A systematic review and meta–analysis [J]. Ageing Research Reviews, 2017, 35: 1-11.

[339] Zheng M, Lin H, Chen F. An fNIRS study on the effect of music style on cognitive activities [C] // 2020 42nd Annual International Conference of the IEEE Engineering in Medicine and Biology Society (EMBC) in conjunction with the 43rd Annual Conference of the Canadian Medical and Biological Engineering Society. IEEE, 2020: 3200-3203.

[340] Zhu, YongjieWang, XiaoyuMathiak, et al. Altered EEG oscillatory brain networks during music-listening in major depression [J]. International Journal of Neural Systems, 2021, 31 (3): 2150001.